感覚の地図帳
The Atlas of Human Sense

山内昭雄・鮎川武二／共著

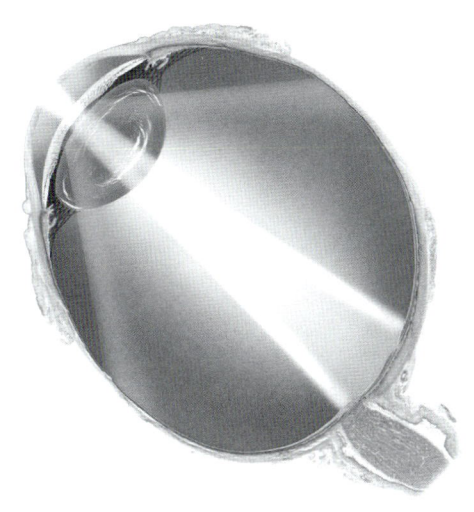

講談社

はじめに

　すべての生物は，生息する空間すなわち環境から大きな影響をうけている．むしろ，その環境に適合した生物が発生，進化，生息しているということをさきに述べるべきかもしれない．いずれにせよ，生物は環境の影響とくに外界からの影響をうけながら生命を維持していることは疑いのない事実である．

　わたくしたち人類は，太陽系に属するひとつの天体である地球上に，35億年前に生をうけた単細胞生物として発生し，外界からの刺激をたえずうけながら進化し，現在の形態と機能を保有して，生命を享受している．

　本書は，生体が外界からうける多種多様な刺激を，どのような器官が，どのようにして受容し，伝達して，最終的に感覚として認識するかという経路を，感覚受容細胞のレベルから感覚器の構造と機能，感覚刺激の脳における情報処理の機構にわたって解説を試みたものである．読者は，すべての感覚器がその機能を十分に発揮するために，精緻でおそらくは最適な構造をもっていることを知り，自然の叡智に驚嘆されるにちがいない．

　つぎに，執筆に際してとくに留意した点を二，三あげておこう．まず，「感覚」を理解するために，感覚器が外界からうける各種の刺激の性質に関して，比較的多くのページを割いたことである．そして，この理解のための構造図は，あえて立体的にえがくことを避け，平面的に図示した．それは，機能の本質を強調して表現するためには，この選択が最適であると考えたからである．また，発生学的見地から下等動物の感覚器についても言及した．

　もとより，感覚の生理学は他の分野と同様に完成した学問ではなく，発展の途上にあることはいうまでもない．したがって，可能なかぎり最新の研究成果にもとづいて解説したつもりであるが，すでに陳腐化した部分が生じているかもしれない．これは学問の進歩として認め，お許し願いたい．

　本書は，企画から出版にいたるまでに永い年月を要した．その理由は，非常に複雑な内容を可能なかぎり正確に，本質を強調して図示し，理解しやすい説明をすることに努めたからである．この制作に忍耐強く著者の要望に応えられ全力を傾注された講談社学芸局の明石千恵子氏と，多数のイラストレーションの作成に熱意をもってあたられ，デザインを担当された志賀紀子氏の両氏に，満腔の感謝の意を表したい．

　本書が，「感覚」に関心をもたれる一般読者のみならず，医療関係者や学生諸氏の学習の一助となれば幸いである．

　2001年10月

著者一同

目 次

はじめに ————————————————————————————— 1

総論

総論1 ——— 刺激とそれをとらえる生きものたち ———————————— 6
総論2 ——— 刺激はどのようにしてとらえられ, 伝えられるのか ————— 8
総論3 ——— 刺激の到達するところ ——————————————————— 10
総論4 ——— 感覚器はどのようにしてできてくるのか ————————— 12

特殊感覚

視覚1 ——— 光をとらえる ———————————————————————— 16
視覚2 ——— 光とはなにか ———————————————————————— 18
視覚3 ——— 光はどんな性質をもっているのかⅠ ———————————— 20
視覚4 ——— 光はどんな性質をもっているのかⅡ ———————————— 22
視覚5 ——— 眼はどのようなメカニズムでものをみているのか ———— 24
視覚6 ——— カメラと眼をくらべる —————————————————— 26
視覚7 ——— 眼のレンズとしてのはたらき —————————————— 28
視覚8 ——— 明るさ, 色, コントラスト, 動き, 形, 遠近などを見分ける ——— 30

聴覚1 ——— 音をとらえる ———————————————————————— 34
聴覚2 ——— 音とはなにかⅠ ——————————————————————— 36
聴覚3 ——— 音とはなにかⅡ ——————————————————————— 38
聴覚4 ——— 耳はどのようなメカニズムで音を集め, 伝えているのか ——— 40
　　　　　 ——外耳と中耳——
聴覚5 ——— 音を感じとる場所 ——内耳の蝸牛 ————————————— 42
聴覚6 ——— 音を神経信号に変える ——内耳のコルチ器 ———————— 44
聴覚7 ——— 音はどのようにして脳に伝えられるのか ————————— 46

平衡感覚1 ——— からだ, とくに頭の傾きや回転をとらえる ——————— 48
平衡感覚2 ——— 平衡斑とはなにか —————————————————— 50
平衡感覚3 ——— 半規管膨大部稜ではなにがおこるのか ———————— 52
平衡感覚4 ——— 平衡感覚と脳 ————————————————————— 54

味覚1	味をとらえる	56
味覚2	味とはなにか	58
味覚3	味の強さと感度	60
味覚4	味はどのようにして脳に伝えられるのか	62
味覚5	味わいと脳	64

嗅覚1	においをとらえる	66
嗅覚2	においとはなにか	68
嗅覚3	においの質と強さ	70
嗅覚4	においはどのようにして脳に伝えられるのか	72
嗅覚5	においと脳	74

一般感覚　77

痛覚1	痛みはどこから出てくるのか	78
痛覚2	痛みはどのようにして脳に伝えられるのか	80
痛覚3	痛みをやわらげる	82
痛覚4	痛みの原因と強さ	84
痛覚5	いろいろな痛み	86

触覚・圧覚 — わずかな圧迫をとらえる名手たち ——— 88
　　　　　—— 触覚・血圧監視・満腹感などをもたらす感覚ニューロン群 ——

固有感覚 — わずかな牽引をとらえる名手たち ——— 90
　　　　　—— 筋・腱・関節の状態を脳に伝える感覚ニューロン群 ——

冷温覚 — わずかな温度変化をとらえる名手たち ——— 92
　　　　—— 冷覚・温覚をもたらす感覚ニューロン群 ——

血液成分感覚 — 血液成分のわずかな変化をとらえる名手たち ——— 94
　　　　　　—— 化学受容性ニューロン ——

さくいん ——— 96

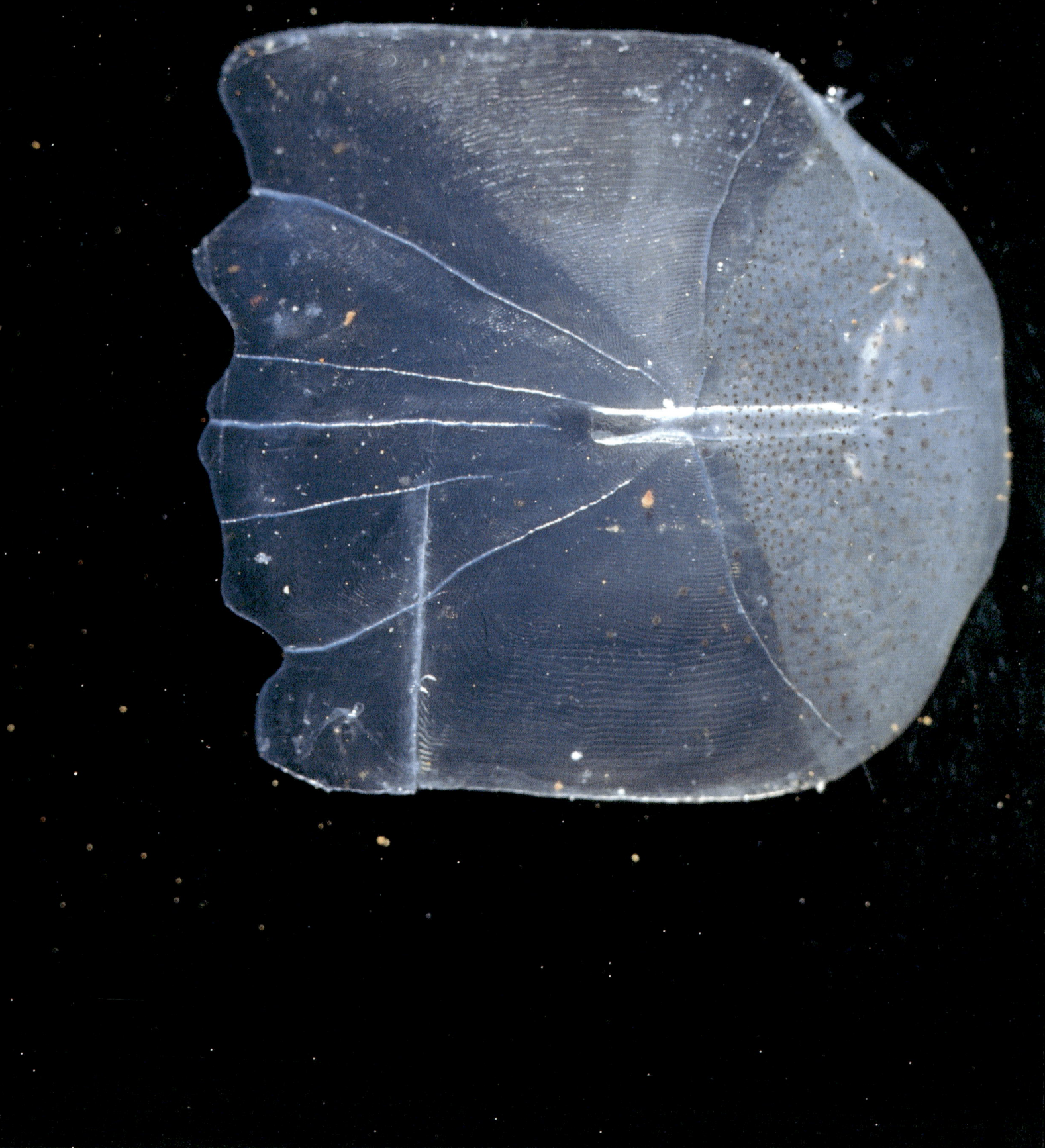

総論

刺激とそれをとらえる生きものたち

刺激はどのようにしてとらえられ,伝えられるのか

刺激の到達するところ

感覚器はどのようにしてできてくるのか

フナのうろこの拡大像
中央の白い2本線が側線管.ヒトの内耳という閉じこめられた空間内で音波振動をとらえている有毛細胞は,魚では外界に直接開口している側線管にすみついて,水中振動をとらえている.

総論 1
刺激とそれをとらえる生きものたち

❶生きものと外来刺激

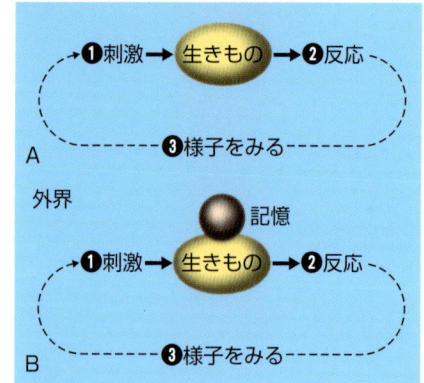

外来刺激には自己保全，捕食などがからんでいるので，これに上手に反応することは生きものにとって死活問題である．A図の〈様子をみる〉段階に達した生きものは，とりあえず生きのびている．刺激・反応のくりかえしが記憶装置（B図）を生みだす．

❷感覚受容細胞と感覚ニューロンの分化

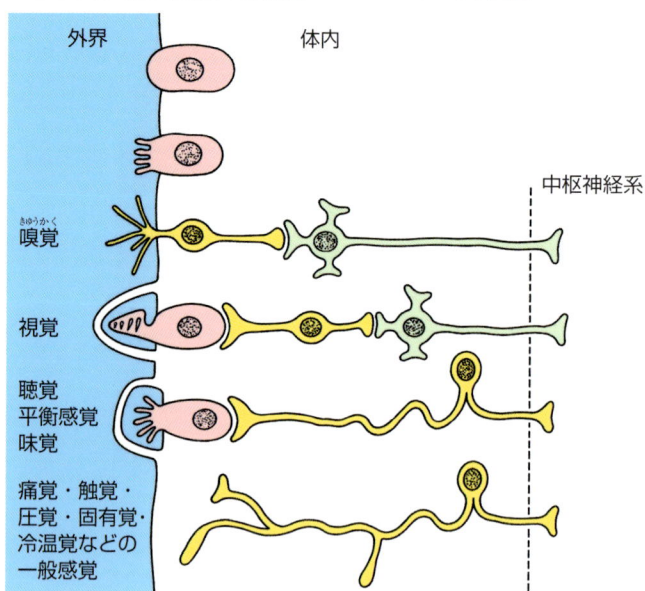

感覚受容細胞（赤色）と感覚ニューロン（黄色）とは信号伝達用の長い突起をもつか否かの1点でしかちがわない．体表に露出した嗅覚第1次感覚ニューロンは，原始的性格を温存するものといわれる．視覚や聴覚の感覚受容細胞は，2次的に体内にとりこまれた外界スペースへの露出を示す．第2次感覚ニューロン（緑色）は信号の1対1リレーを行うだけでなく，複数の感覚情報を統合・整理してから中枢神経系に送りこむ（多対1のリレー）．中枢神経系には，さらに第3・4・5……次の感覚ニューロンが存在する．

【感覚はすべての出発点】　適量の太陽光に恵まれているばかりか，水あり，おいしい空気ありの地球表面は，じつに多彩な生きものたちの楽園です．単細胞性の生きもの（人生最初の12時間ぐらいは，わたしたちも受精卵という名前の単細胞として頑張ったのです）の生活のしかたをみていると，①あらゆる種類の外来刺激をうけるたびに，②反応を外界に返し，③様子をみるという過程をくりかえしながら（図❶A），外界と上手につきあう賢さを記憶として身につけている（図❶B）ように思われます．多細胞性の生きものでは，刺激をとらえるスペシャリスト（感覚受容細胞）と反応屋さん（筋細胞など）の分業が進み，感覚受容細胞の一部がさらに神経細胞（別名：ニューロン）と呼ばれる，自己のからだの内部での刺激伝達屋さんにまで分化します（図❷）．

記憶や判断というはたらきをわたしたちのからだで担うものは脳ですが，その脳とは，特殊感覚（嗅覚・視覚・聴覚・平衡感覚・味覚）の検出器官がそろいもそろってからだの前端部分に集中したことが原因で生じた結果（中枢神経系前端部のふくらみ）にすぎないのです（嗅覚5参照）．

【特殊感覚と一般感覚】　からだのなかでのかぎられた特殊な場所，たとえば嗅粘膜（嗅覚1参照），眼球内の網膜（視覚1参照），内耳のコルチ器官（聴覚6参照），内耳の三半規管と前庭（平衡感覚1参照），口腔粘膜（味覚1参照）などだけで外来刺激をとらえるタイプの感覚が，特殊感覚（special sensations）です．これに対する一般感覚（general sensations）に該当するのが，痛み（痛覚1参照），触覚・圧覚（88頁参照），固有感覚（90頁参照），冷温覚（92頁参照），血液成分感覚（94頁参照）など，全身のひろい範囲の場所での刺激受容がおこりうるタイプです（図❸）．

【固有感覚とは】　運動器のとらえることのできる筋肉の緊張，動き，収縮の程度についての，意識にのぼることはむしろまれな感覚のことであり，深部感覚とも呼ばれます．〈固有〉の意味については，大きな食肉生産工場の最終産物としてつりさげられているような骨つきの肉塊を思いうかべてください．からだの表面（皮膚と皮下脂肪層，これに属する感覚を外部感覚と呼ぶことがある）でもなく，胸・腹部でのもっとも奥の体腔に位置している内臓（これに属する感覚は内部感覚と呼ぶ）でもない，両者の中間つまり骨格プラス筋肉のことを，内・外に対する第3の，固有の身体部分と呼ぶわけです（図❸）．

【感覚刺激の種類】　生体に外界からの刺激が加えられると，その刺激に特異的な感覚受容細胞が興奮して神経線維に電気信号（神経インパルス）を送り，感覚を誘起します．感覚をひきおこす原因となる刺激は，物理的刺激と化学的刺激とに大別されます．

物理的刺激には，皮膚の触覚・圧覚をおこす圧力，筋・内臓の伸張感覚をおこす張力，平衡感覚に影響する加速度や聴覚をひきおこす音（音波）などの機械的刺激のほかに，視覚の原因となる電磁波刺激，温度感覚をおこす熱的刺激や痛覚を与える侵害刺激などがあります．

化学的刺激は化学物質によってひきおこされ，味覚は水溶性物質，嗅覚は揮発性物質の刺激がひきおこします．また，血液成分の異常が刺激となって生じる感覚（空腹感など）もあります．

しかし，いずれの場合でも，刺激の強さが一定値（しきい値）よりも弱い場合には興奮はおこらないので感覚は生じません．

【刺激の強さと感覚の強さ】　刺激によって生じる感覚の強さは主観的で各人各様ですが，感覚器に加えられた刺激の強さにともなって増加します．しかし，一般には比例するわけではなく，すべての感覚について，感覚の強さ（I）は刺激の強さ（S）のべき関数：$I = k(S - S_o)^n$によって表されることが実験的に知られています．この関係式をスティーブンスの法則（図❹）と呼びます．ここで，べき指数（n）は感覚の種類によって異なる数値，S_oはその感覚に対する刺激のしきい値です．しかし，感覚受容器に一定の強さの刺激を加えつづけると，感覚の強さ（インパルス頻度）はしだいに低下します．この現象は順応と呼ばれます．

3 刺激の種類と感覚野

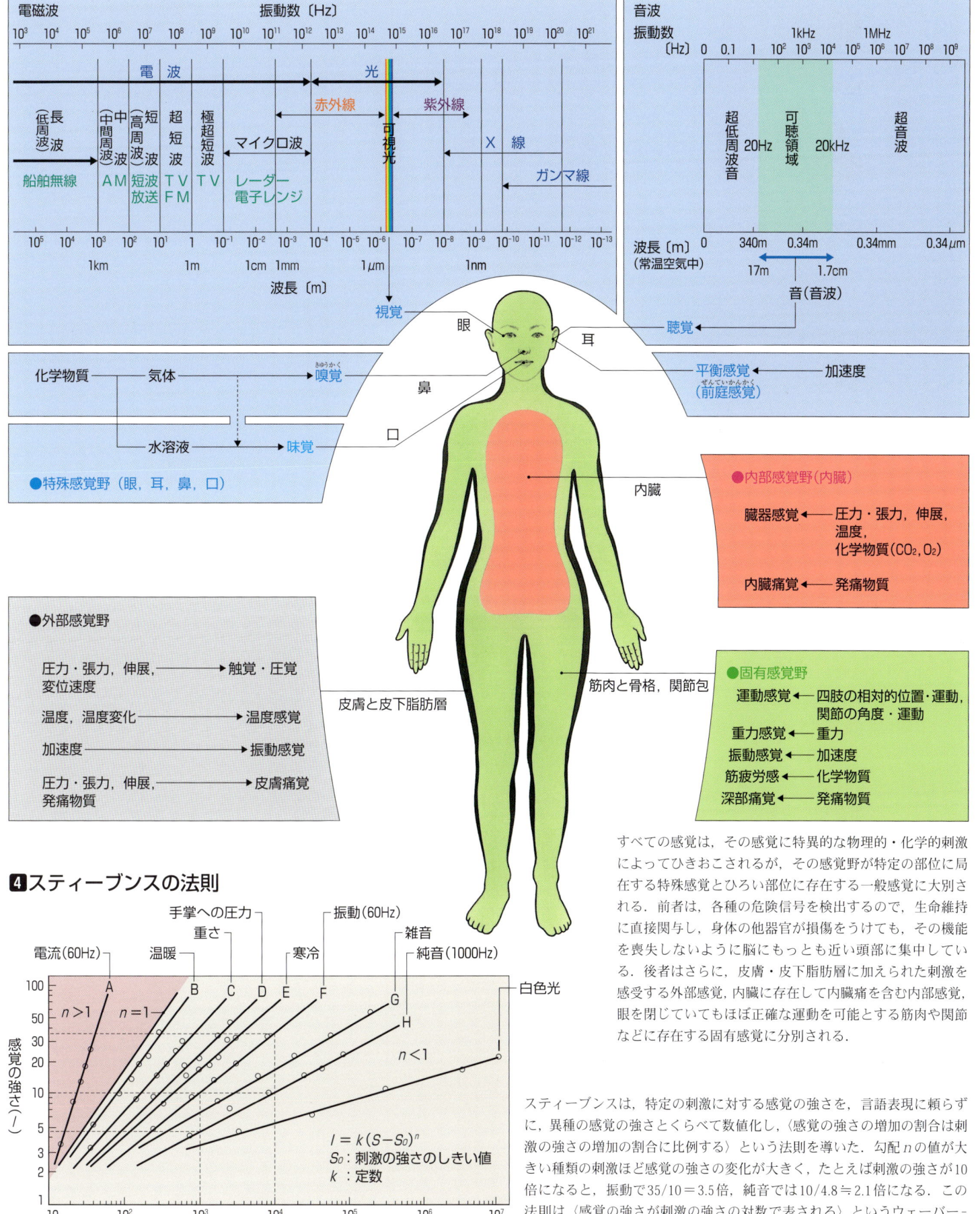

● 特殊感覚野（眼，耳，鼻，口）

● 外部感覚野
- 圧力・張力，伸展，変位速度 → 触覚・圧覚
- 温度，温度変化 → 温度感覚
- 加速度 → 振動感覚
- 圧力・張力，伸展，発痛物質 → 皮膚痛覚

● 内部感覚野（内臓）
- 臓器感覚 ← 圧力・張力，伸展，温度，化学物質（CO_2, O_2）
- 内臓痛覚 ← 発痛物質

● 固有感覚野
- 運動感覚 ← 四肢の相対的位置・運動，関節の角度・運動
- 重力感覚 ← 重力
- 振動感覚 ← 加速度
- 筋疲労感 ← 化学物質
- 深部痛覚 ← 発痛物質

4 スティーブンスの法則

$$I = k(S - S_0)^n$$
S_0：刺激の強さのしきい値
k：定数

すべての感覚は，その感覚に特異的な物理的・化学的刺激によってひきおこされるが，その感覚野が特定の部位に局在する特殊感覚とひろい部位に存在する一般感覚に大別される．前者は，各種の危険信号を検出するので，生命維持に直接関与し，身体の他器官が損傷をうけても，その機能を喪失しないように脳にもっとも近い頭部に集中している．後者はさらに，皮膚・皮下脂肪層に加えられた刺激を感受する外部感覚，内臓に存在して内臓痛を含む内部感覚，眼を閉じていてもほぼ正確な運動を可能とする筋肉や関節などに存在する固有感覚に分別される．

スティーブンスは，特定の刺激に対する感覚の強さを，言語表現に頼らずに，異種の感覚の強さとくらべて数値化し，〈感覚の強さの増加の割合は刺激の強さの増加の割合に比例する〉という法則を導いた．勾配 n の値が大きい種類の刺激ほど感覚の強さの変化が大きく，たとえば刺激の強さが10倍になると，振動で$35/10 = 3.5$倍，純音では$10/4.8 ≒ 2.1$倍になる．この法則は〈感覚の強さが刺激の強さの対数で表される〉というウェーバー-フェヒナーの法則よりもひろい範囲の刺激の強さにわたって成立する．

総論 2
刺激はどのようにしてとらえられ，伝えられるのか

❶細胞膜のしくみとはたらき
1. 細胞膜とタンパク粒子

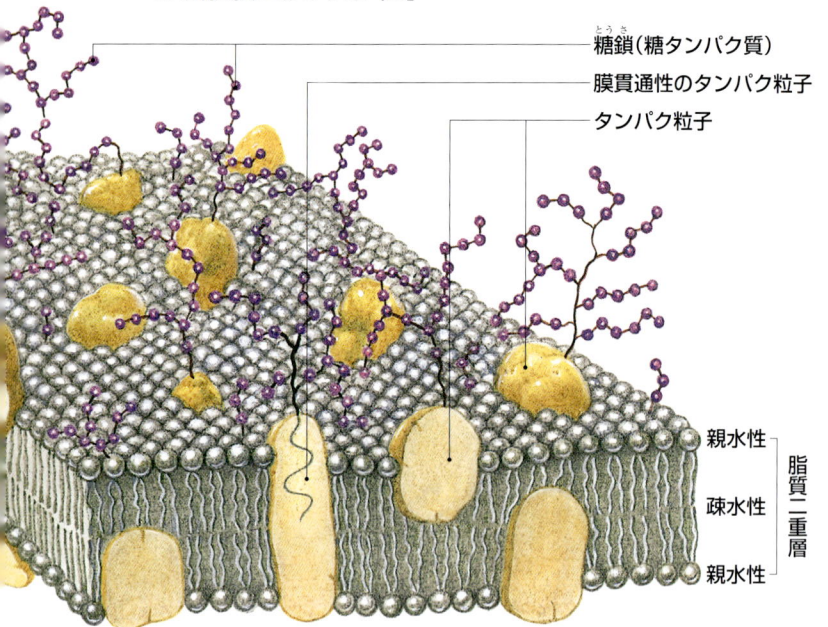

細胞膜では，整然とした脂質二重層内に多種類のタンパク粒子が乱入し膜面に沿って自由に動きまわっている．外界に向かう細胞膜面（図では上方）に糖鎖が生いしげる．コレステロールは細胞膜の脂質分子全体の2％程度を占めるにすぎないが，しかし膜流動性の調節因子として重要な役割を担う．

2. タンパク粒子のもつさまざまな機能

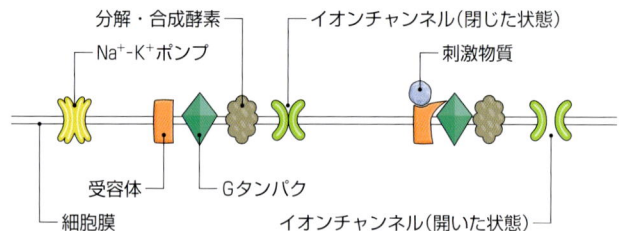

脂質二重層（2本の平行線）の貫通タンパク粒子5種類を示す．Na^+-K^+ポンプ（ ）はATPをたえず分解し，生じたエネルギーを使ってNa^+ 3個を細胞外へ排出する一方でK^+ 2個を細胞内に送る．受容体（ ）は感覚刺激物質（ ）と結合し変形受容体となるが，後者は多数のGタンパク（ ）を活性化させる．活性Gタンパク1個は何百もの酵素（ ）を刺激することができ，その結果，刺激受容細胞の内部にcAMPまたはcGMPの一時的ではあるが，しかし大規模な量変動が生じ，それが原因でイオンチャンネルは開閉する．

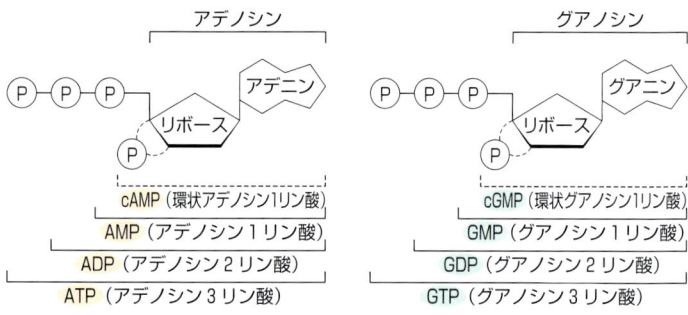

ATP, GTP, 上述のGタンパク（別名：GTP結合タンパク），cAMP, cGMPなどの化学構造を示す．Pはリン酸基であり，リボースは5炭糖のひとつ，アデニンとグアニンはプリン塩基に属する．ATPにおける2つのP間領域は高エネルギーリン酸結合であり，ATP分解時には高エネルギーが放出される．AMPからcAMP, GMPからcGMPを産生するために上図の酵素（ ）が役立つ．

❷細胞の内と外でのイオン濃度差（数値基準：ミリ当量/ℓ）

イオンの種類		細胞外	細胞内
ナトリウムイオン	Na^+	145	10
カリウムイオン	K^+	4	160
カルシウムイオン	Ca^{2+}	5	2
マグネシウムイオン	Mg^{2+}	2	26
塩素イオン	Cl^-	114	3
硫酸イオン	SO_4^{2-}	1	20
炭酸水素イオン	HCO_3^-	31	10
リン酸イオン	HPO_4^{2-}	2	100
＋（プラスイオンの荷電総数）合計		163	226
－（マイナスイオンの荷電総数）合計		151	253
差引		＋12	－27

細胞外はプラスに荷電し，細胞内はマイナスに荷電していることがわかる．細胞外をゼロ（基準電位）とすれば，細胞内のイオンマイナス度は39となる．静止時膜電位はおよそ－60mV．

❸細胞の興奮と抑制
1. 活動電位の発生と膜のイオンチャンネルの開口

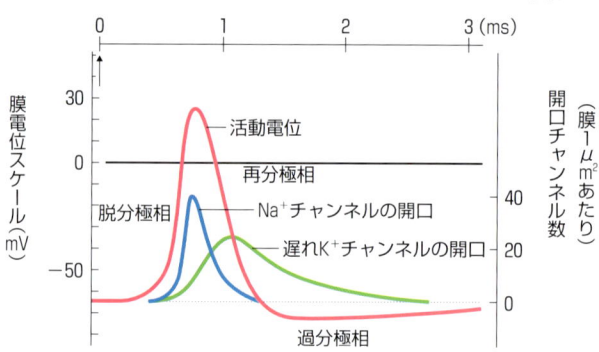

⑴ G.M.Shepherd : Neurobiology, 3rd Ed., Oxford Univ.Press, 1994 より改変．

矢印（↑）時点でヤリイカ巨大神経細胞の軸索突起を電気刺激したときの様子．1/1000秒（ms）以内に活動電位が生じるが，その立ちあがり部分では細胞膜内に分布するNa^+チャンネルがいっせいに開く（青の立ちあがり：これは膜のNa^+透過性増大とも表現され，細胞内への急速なNa^+流入，つまり脱分極をもたらす）．反対に細胞外へのK^+流出をもたらすものが，遅れK^+チャンネルの開口（膜のK^+透過性増大）であり，これには活動電位の長つづきを防ぐ意味がある（膜電位を静止時レベルに急速にもどす再分極効果，もどしすぎによる過分極効果）．

2. 脱分極, 再分極, 過分極と膜電位の変化

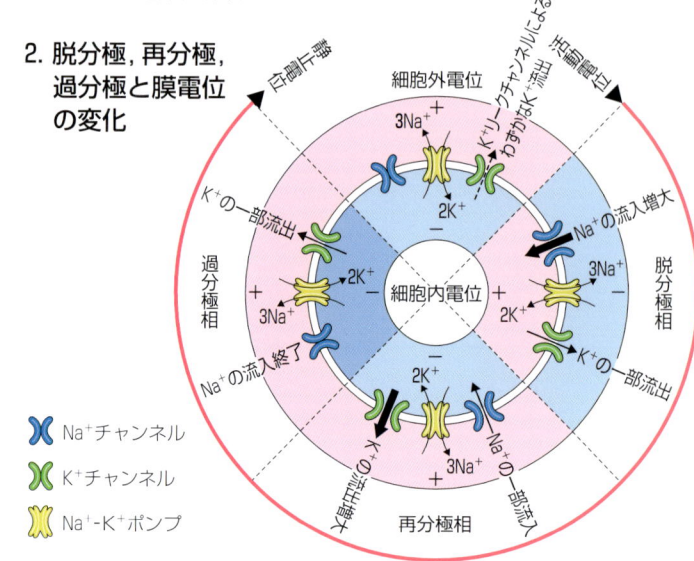

K^+チャンネルには，①遅れK^+チャンネル（活動電位が生じるときの脱・再・過分極相に開くもの），②K^+リークチャンネル（たえずすこし開いているもの），などの種類がある．脱分極相におけるNa^+の，1個のチャンネルあたりの通過数は，1個のポンプで排出されるNa^+数の約1万倍（単位時間内）である（矢印の太さに注意）．

❹感覚刺激をとらえ，伝える道すじ

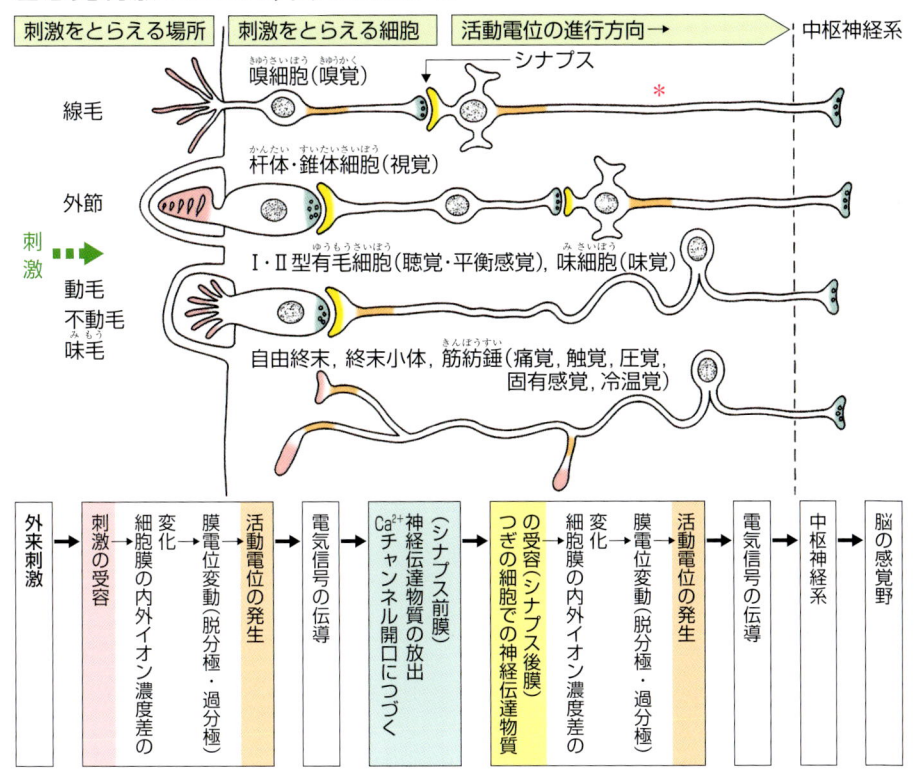

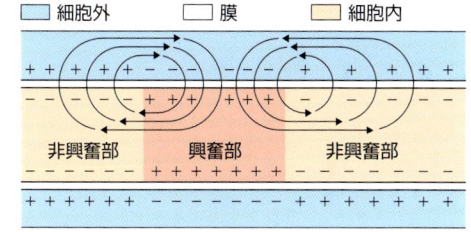

活動電位の伝導を媒介する局所電流の流れ

Na⁺チャンネルには，①膜電位変動に応じた開閉を示す電位作動型，②cAMP，cGMPなどの着脱で開閉する化学物質作動型，③膜の変形で開閉する機械的刺激作動型，などの種類がある．①は左図に描かれたすべての細胞のどの部分にも，多かれ少なかれ存在している（自然状態で活動電位の生じる橙色部分ではその個数が約1万/μm²，図❸-1の電気刺激実験が行われた場所に相当する＊印部分では数個/μm²）．②は感覚刺激受容部（赤色）とシナプス後膜（黄色）にだけ存在し，③は聴覚，平衡感覚，触覚などの感覚刺激受容部のみに存在する．いったん生じた活動電位は神経細胞の軸索突起の終端まで，減衰することなく伝えられるが，その機構を下図に示した．興奮部の電気現象が両方向性に非興奮部へと伝播するが，しかしどちらか一方の非興奮部は興奮直後の疲労期にある．

【細胞の膜電位】　細胞膜（別名：形質膜）は脂質分子の二重層の海にたとえられます．その海にただよう小島のようなタンパク粒子（図❶）のなかには，〈Na⁺-K⁺ポンプ〉と呼ばれる，細胞膜を境にした内外の電位差（約60mV）を維持する立役者たちがいます．このポンプが1回転ごとに3個のNa⁺を細胞外に出し，代わりに2個のK⁺を細胞内に流入させるという仕事を細胞膜内でつづけるので，細胞外液にはNa⁺がK⁺よりもずっと多く，細胞内ではその逆という定常状態が保たれます（表❷）．その定常状態では，細胞の外部をゼロ（基準電位）としたときの細胞内電位はおよそ－60mVであり，これを静止時膜電位と呼びます．

あらゆる種類の細胞がNa⁺-K⁺ポンプをそなえています．実際，細胞が生きている，ということはこのポンプが機能して静止時膜電位を維持していることにほかなりません．感覚受容細胞やニューロンでは，日に何回もおこる膜電位の臨時変動をもとに回復させる必要があり，細胞は自分が使う全エネルギーの約3分の2をイオンポンプ回転につぎこんでいます．

【細胞の興奮（脱分極）と抑制（過分極）】　細胞膜内のタンパク粒子には〈イオンチャンネル〉と総称されるグループもあり，これには細胞の刺激受容過程や膜電位変動（膜電位が弱まる向きの脱分極，あるいは膜電位が強まる向きの過分極）がおこったときにだけ瞬間的に開口するNa⁺チャンネル，K⁺リークチャンネル，Ca²⁺チャンネル，Cl⁻チャンネルなどの多数の種類が含まれています．チャンネル（通路）が開くとき，それぞれのチャンネル名が示すような特定イオンが細胞内外での濃度勾配を解消する向きに，エネルギーを消費せずいっせいに（Na⁺-K⁺ポンプのときの1万倍ものスピードで）流れるのです．

感覚刺激を細胞がとらえたときにまず最寄りのNa⁺チャンネルが開き，細胞内へのNa⁺流入つまり電気的脱分極がおこるケースがよくみられます（図❸）．しかし網膜での光受容のように，刺激受容過程では膜電位の過分極がおこる（Na⁺チャンネルは暗時に開いているのに対して光がくると閉じ，細胞へのNa⁺流入をストップさせる）という例もあります．

脱分極にせよ過分極にせよ，刺激受容による膜電位の変動自体に大きな意味があり，その変動が一種の細胞内での信号として，やがて刺激受容箇所から細胞膜全体へと伝播することになります．つぎの細胞との接触部位（シナプス）にまで達した脱分極性の膜電位変動は，そこに数多く存在しながら閉じた状態を保っていたCa²⁺チャンネルを開口させます．このチャンネルは分泌用のものであり，細胞外からのCa²⁺流入が神経伝達物質放出のための引き金の役目を果たします（図❹）．

【活動電位】　脱分極性の膜電位変動に対してだけ開口反応を示すようなNa⁺チャンネルが，細胞膜1μm²あたり1万個もぎっしりとつめこまれているような場所があり（その他の場所では2～3個/μm²），そのような場所では到着した脱分極がたとえジワジワという小規模なものであっても，超多数のNa⁺チャンネルがあるための大規模なNa⁺流入がおこって，そのたびにバーン，バーンという特別な膜電位の逆転現象（細胞内の電位が細胞外よりも高くなる）がくりかえされます．これが活動電位です．感覚ニューロンの末端からすこし離れた部位，ニューロン軸索のつけ根部分（図❹の橙色部分）などが活動電位の発生しやすい，電位作動型Na⁺チャンネルの密集地帯に相当しています．

総論 3
刺激の到達するところ

❶大脳皮質の機能地図（ブロードマンの分類）

1. 大脳半球外側面

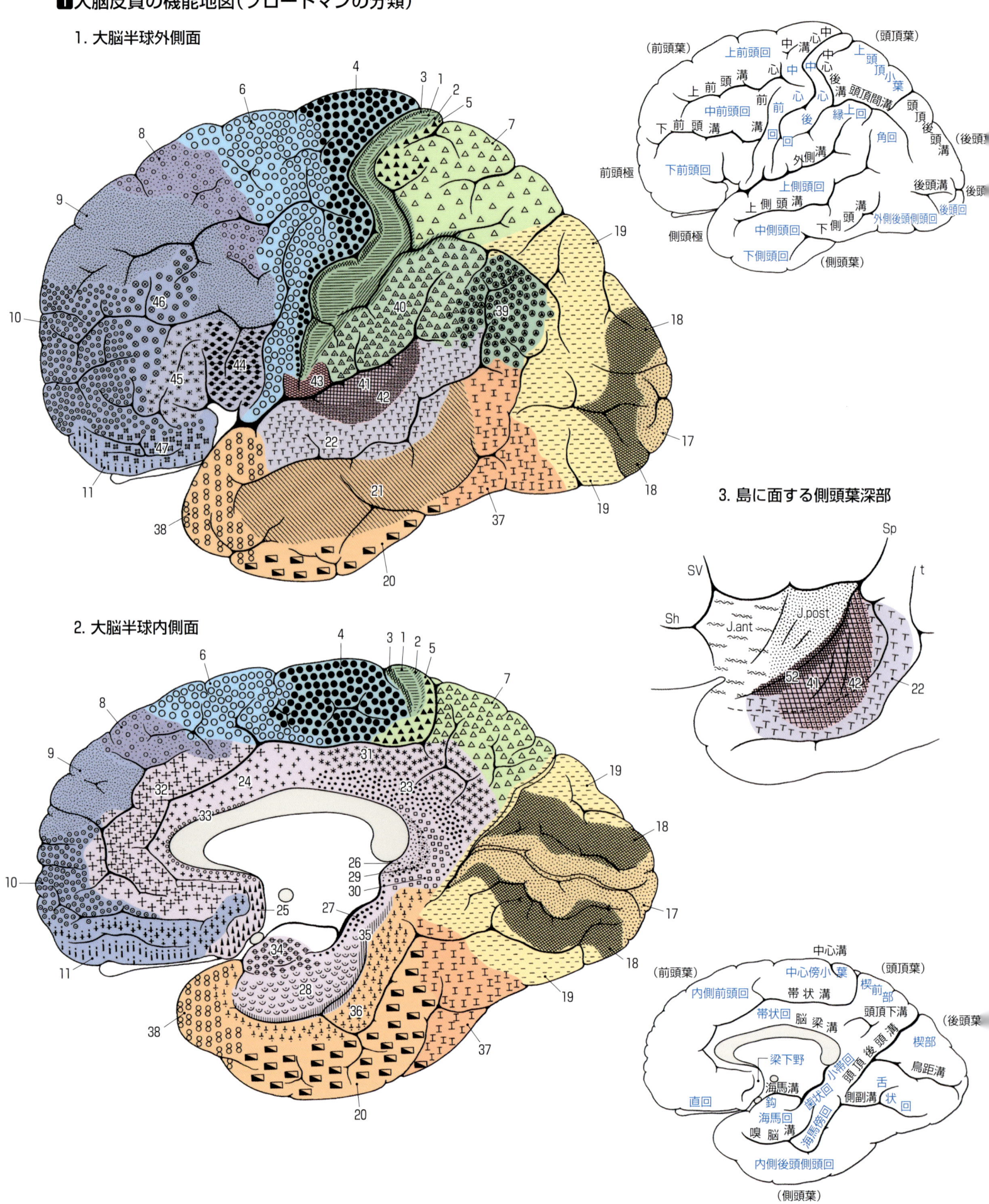

2. 大脳半球内側面

3. 島に面する側頭葉深部

❷ブロードマンの分類番号一覧

No	呼称	機能	部位
1	知覚野	皮膚の触覚・圧覚の刺激をうけいれる（体性知覚の1次中枢）	中心後回（内側面では中心傍小葉後部）
2	知覚野	関節, 深部覚, 平衡覚の刺激をうけいれる（体性知覚の1次中枢）	中心後回（内側面では中心傍小葉後部）
3	知覚野	皮膚の冷温覚・痛覚の刺激をうけいれる（体性知覚の1次中枢）	中心溝の後壁
4	運動野	上肢, 下肢, 顔面, 舌の運動を開始させる	中心前回（内側面では中心傍小葉前部）
5	知覚性連合野	体性知覚の意味を考える（2次中枢）	中心後回
6	運動前野（補助運動野）	骨格筋の運動を統合調節し補助する	上前頭回, 中前頭回, 中心前回
7	知覚性連合野	体性知覚の2次中枢	上頭頂小葉（内側面では楔前部）
8	前頭眼野	眼球の随意運動をもたらす	上前頭回後部
9	前頭連合野	┐知能的人格を形成する	上前頭回, 中前頭回
10	前頭連合野	┘	中前頭回, 下前頭回
11	前頭連合野	┐情緒的人格を形成する	直回
12	前頭連合野	┘	ヒトの皮質では存在しない
13	┐欠番	┐不明	┐島皮質
14			
15			
16	┘	┘	┘
17	視覚野（有線野）	視覚の刺激をうけいれる（1次中枢）	後頭極（内側面では鳥距溝周囲）
18	視覚性連合野（後頭野）	視覚の意味を考える（2次中枢）	後頭葉外側面
19	視覚性連合野（後頭前野）	視覚の2次中枢	後頭葉外側面（内側面では楔部, 舌状回）
20	側頭連合野	聴覚言語を弁別し, 記憶する	下側頭回（内側面では内側後頭側頭回）
21	側頭連合野	聴覚・視覚・嗅覚などの諸感覚刺激を統合する	中側頭回
22	聴覚性連合野（後部はウェルニッケの感覚性言語中枢）	聴覚の意味を考える（2次中枢）	上側頭回
23	辺縁系	記憶をとりだす	帯状回
24	辺縁系	記憶をとりだす	帯状回
25	辺縁系	嗅覚の1次中枢	梁下野（狭義の嗅脳）
26	辺縁系	記憶をとりだす	小帯回
27	辺縁系	記憶をとりだす	歯状回
28	辺縁系	記憶の貯蔵箇所	海馬回（狭義の嗅脳）
29	辺縁系	記憶をとりだす	帯状回
30	辺縁系	記憶をとりだす	帯状回
31	辺縁系	記憶をとりだす	帯状回
32	辺縁系	記憶をとりだす	帯状回
33	辺縁系	記憶をとりだす	帯状回
34	辺縁系	嗅覚の刺激をうけいれる（1次中枢）	鉤（狭義の嗅脳）
35	辺縁系	記憶の貯蔵箇所	海馬回の一部
36	側頭連合野	短期記憶に強く関与する	海馬傍回
37	後頭連合野	視覚と体性知覚を統合する	外側後頭側頭回（内側面では舌状回）
38	側頭連合野	嗅覚の意味を考える（2次中枢）	側頭極
39	ウェルニッケの感覚性言語中枢	言語の意味を理解する	角回
40	頭頂連合野	体性知覚を統合し認知する	縁上回
41	聴覚野	聴覚の刺激をうけいれる（1次中枢）	横側頭回内側部（島に面する側頭葉域）
42	聴覚性連合野	聴覚の意味を考える（2次中枢）	横側頭回外側部（同上）
43	味覚野	味覚の刺激をうけいれる（1次中枢）	中心後回・中心前回下端
44	ブロカの運動性言語中枢	┐言語の表出（書く, 話す）を開始させる	下前頭回弁蓋部
45	ブロカの運動性言語中枢	┘	下前頭回三角部
46	前頭連合野	知能的人格を形成する	中前頭回
47	前頭連合野	情緒的人格を形成する	前頭葉下面後部
48	┐欠番	┐不明	┐ヒトの皮質では存在しない
49			
50			
51	┘	┘	┘
52	聴覚性連合野	聴覚の意味を考える	横側頭回前端部（島に面する側頭葉域）

＊体性知覚の1次中枢（ブロードマン1・2・3野）を, 数字の順によらずに「3・1・2野」と表現する場合があるが, これは最前方（3野）, 中間（1野）, 最後方（2野）という位置順を重視することによる.

＊12野はサルにおける前頭極領域であり, ヒトの10野に対応する.

＊13〜16の島皮質は, 前障と呼ばれる特別な灰白質層が存在する場所である. ブロードマンは, これをたんに「13〜16野」と呼び, 内部を区分けすることは境界不鮮明という理由で, あえて行わなかった.

＊48・49・50・51野は, コウモリ, ウサギなどに認められるものの, ヒトでは対応野が不明とされる.

総論 4
感覚器はどのようにしてできてくるのか

❶からだの3胚葉と胎膜

❷外胚葉の体内進入

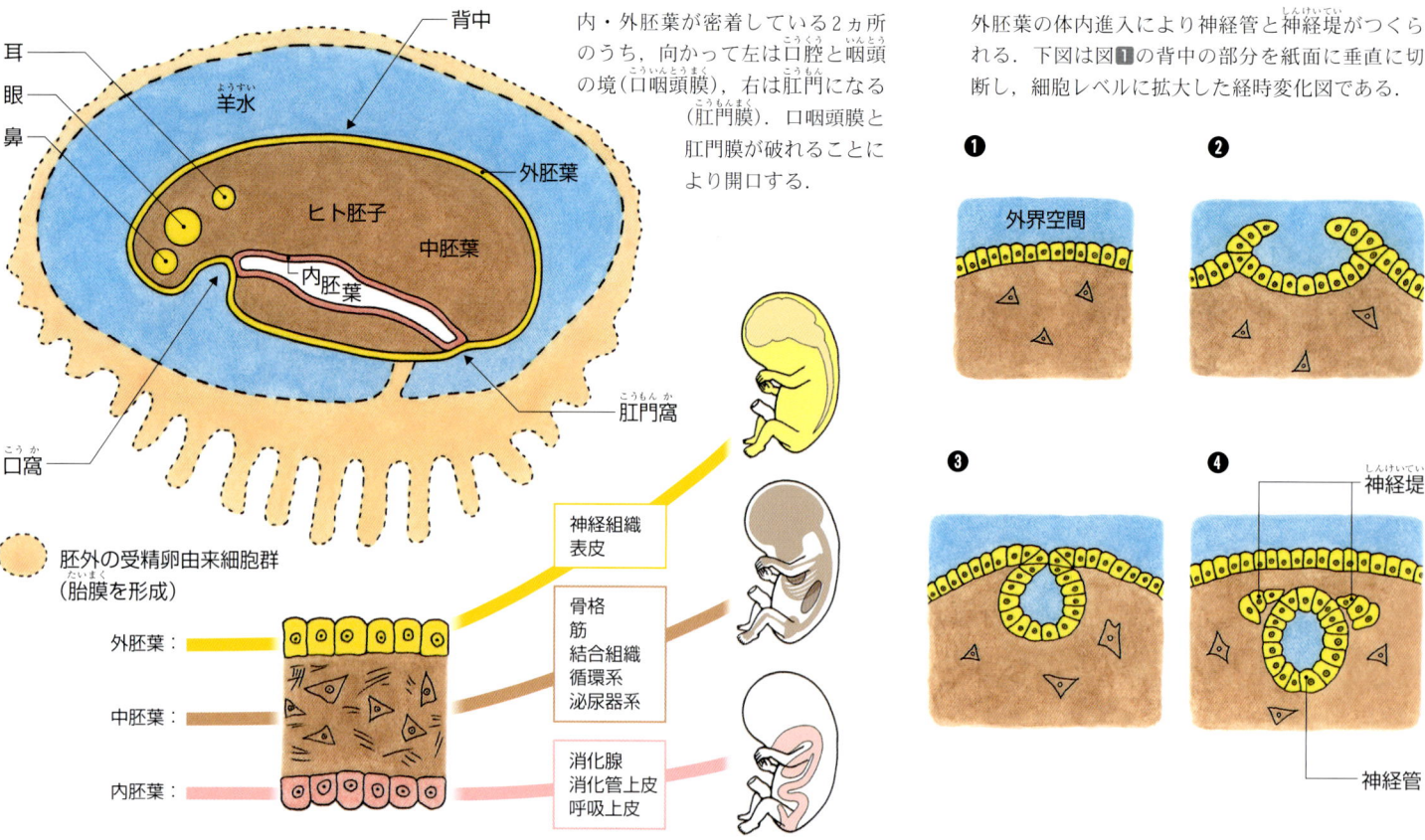

内・外胚葉が密着している2カ所のうち，向かって左は口腔と咽頭の境（口咽頭膜），右は肛門になる（肛門膜）．口咽頭膜と肛門膜が破れることにより開口する．

外胚葉の体内進入により神経管と神経堤がつくられる．下図は図❶の背中の部分を紙面に垂直に切断し，細胞レベルに拡大した経時変化図である．

【からだの外表面が変化して】 感覚器として眼・内耳・鼻・舌・皮膚・筋紡錘・ゴルジ腱器官・特殊血管壁など，いろいろなものを本書で紹介しますが，しかしどの場合でも特定刺激を実際にとらえ信号化するという本質的役割を担うものは，ひとつの感覚器のなかでは神経細胞か感覚受容細胞かのどちらか一方だけです．

この2種類の細胞は，ともにその祖先を胎生初期にわたしたちのからだの外表面をおおいつくしていた外胚葉（図❶）に求めることができるので，外胚葉の一部分がそののちどのように体内に進入したかを知ることが，感覚器の機能と構造を理解する鍵になりそうです．もともと体表の外界空間に向きあっていた外胚葉ですから，その体内進入後でも小さな外界空間がからだの内部のどこかで，しかも外胚葉由来細胞に接する位置に閉じこめられたかたちで残っているという点にも注意してください（図❷）．

【嗅覚と味蕾】 鼻粘膜，口腔粘膜ともに，その表面が外胚葉由来細胞でおおわれています（咽頭以降では内胚葉由来細胞によるおおいに変化する）．嗅覚刺激をとらえる鼻粘膜嗅部では体表外界に露出している神経細胞がみられ，また味蕾についてもやはり外界に露出した感覚受容細胞（味細胞と呼ばれるもの）がみられます（味覚1，嗅覚1参照）．

神経細胞と感覚受容細胞の大きなちがいは，前者は信号伝達のための長い線維状突起をもつけれども，後者はもたずに特定の神経細胞に信号をすぐ伝えてしまうという点にあります．嗅覚と味蕾の場合は，体内に進入せずに，体表のおおいという本来の状態を維持しつづけているような外胚葉部分が感覚をとらえる仕事をしている，といえるでしょう．

【皮膚】 表皮と真皮という皮膚の2成分のうちで，表皮は外胚葉由来細胞の集まり，真皮は中胚葉が変形して非常に丈夫になったものです．皮膚感覚の大部分では真皮または皮下脂肪層（これも中胚葉変形物），血管壁（同前）に分布する神経線維の末梢領域が刺激検出を行い，わずかに表皮のメルケル細胞だけが外胚葉由来の感覚受容細胞に該当し，粗触覚検出の仕事を行っています（触覚・圧覚参照）．

【網膜と内耳膜迷路】 これらでは体内に進入した外胚葉細胞群がひとつの閉じた外界スペースに面している，という状況がみられます．網膜での外界スペースは視細胞層（杆体・錐体層）と網膜色素上皮層とのすきま（これが大きく開けば網膜剥離と呼ばれる状態になる，図❸-❺）であり，内耳での外界スペースとは膜迷路上皮（外胚葉由来）が囲む内リンパを満たした場所（図❹-❼）のことです．視覚器と聴覚器のできかたを図❸，❹で示します．

【筋紡錘，ゴルジ腱器官】 伸展受容性神経線維の末梢端が体内の中胚葉変形物（筋，腱）にもぐりこんでいる形の感覚器です．わたしたちのからだの神経細胞（別名：ニューロン）は，鼻粘膜嗅部のものを除けばすべてが体内進入を果たした外胚葉部分が生みだしたものです．その外胚葉部分のうちで神経管（図❷）と呼ばれる，両端の閉じた1本の管状構造物は脳と脊髄に成長し，神経管壁に入りそこなった外胚葉細胞の小群（胎生期の神経堤をつくる）は，第1次感覚ニューロンや自律神経系節後ニューロン，皮膚のメラニン産生細胞，副腎髄質の内分泌細胞などになります．

3 眼球のできかた

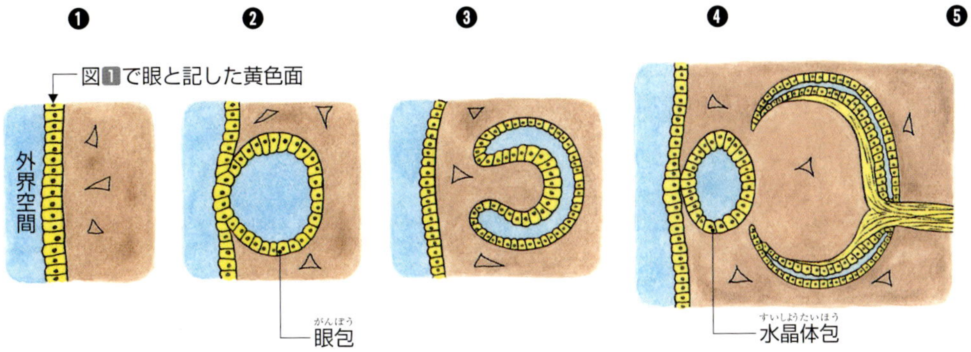

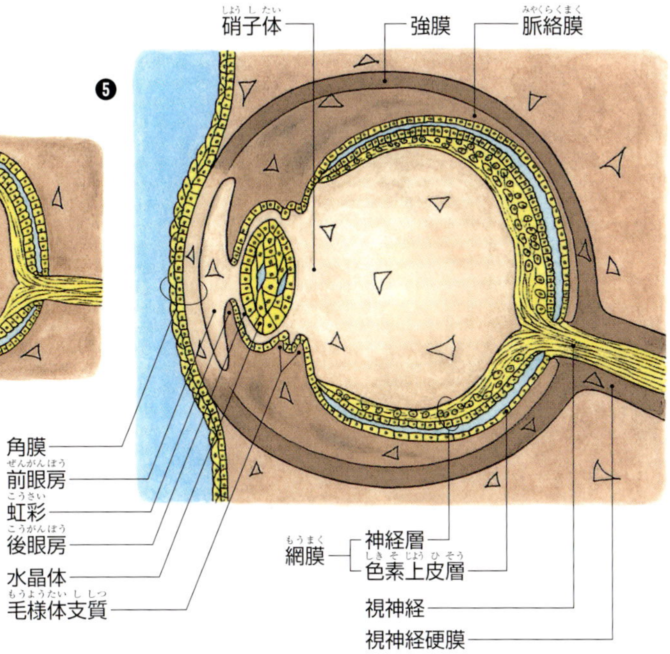

外胚葉の2回の体内進入が眼球形成のために必要である．1回目（❷，❸）は網膜，2回目（❹）は水晶体をもたらす．完成に近い状態（❺）では，濃い茶色（膠原線維の非常にふえた中胚葉：眼球線維膜，視神経硬膜をつくるもの），中間の濃さの茶色（眼球血管膜：脈絡膜・別名はぶどう膜，毛様体支質，虹彩をつくるもの），薄い茶色（透明度を高めた中胚葉：角膜支質，前眼房，後眼房，硝子体をつくるもの）の区別に注意されたい．

4 内耳の膜迷路のできかた

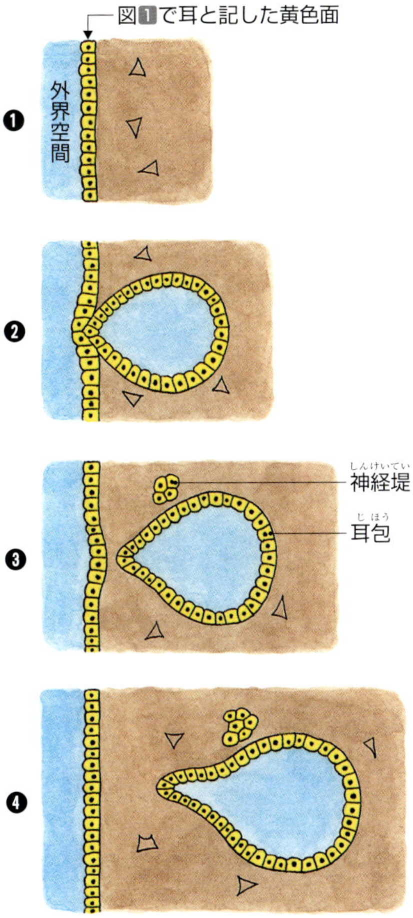

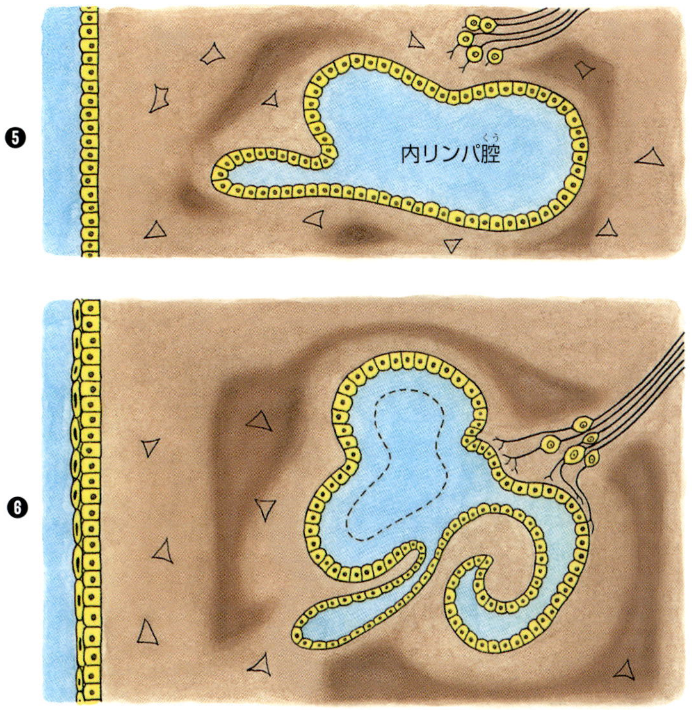

❸，❹の耳包に寄りそう4～5個の細胞塊は神経堤，❺～❼の濃い茶色は骨化部位である．❻の破線は，紙面よりもすこし手前の黄色細胞面シートとすこし向こうの同シートがたがいに癒合する場所を示す．癒合部で囲まれるシート面は脱落してしまう．それによって三半規管ができる．

なお，内耳の外リンパ腔は，中胚葉のなかにしみでた水（リンパ液）の溜まり場としてできてくる（❼の＊印）．

ちなみに眼球でも，外リンパ腔として前眼房，後眼房，硝子体ができてくる．

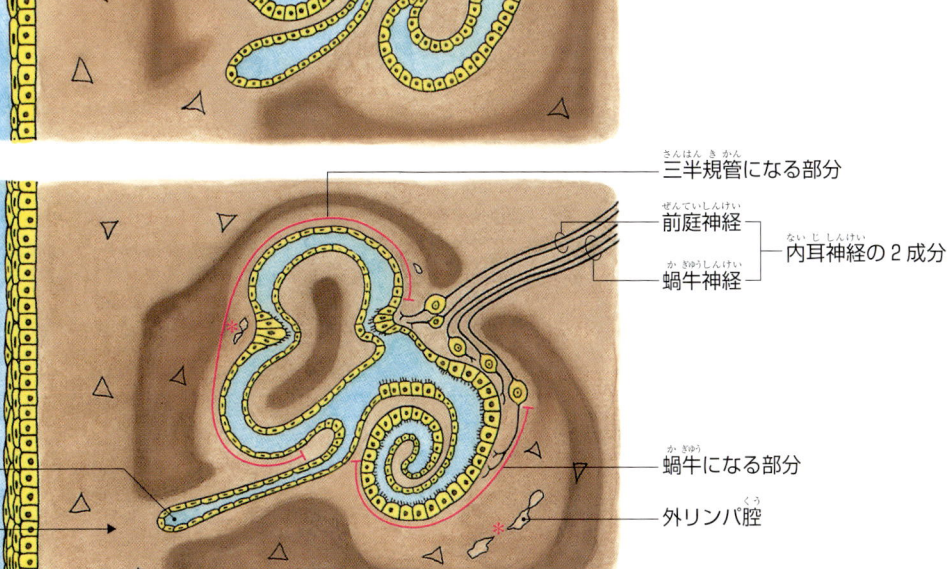

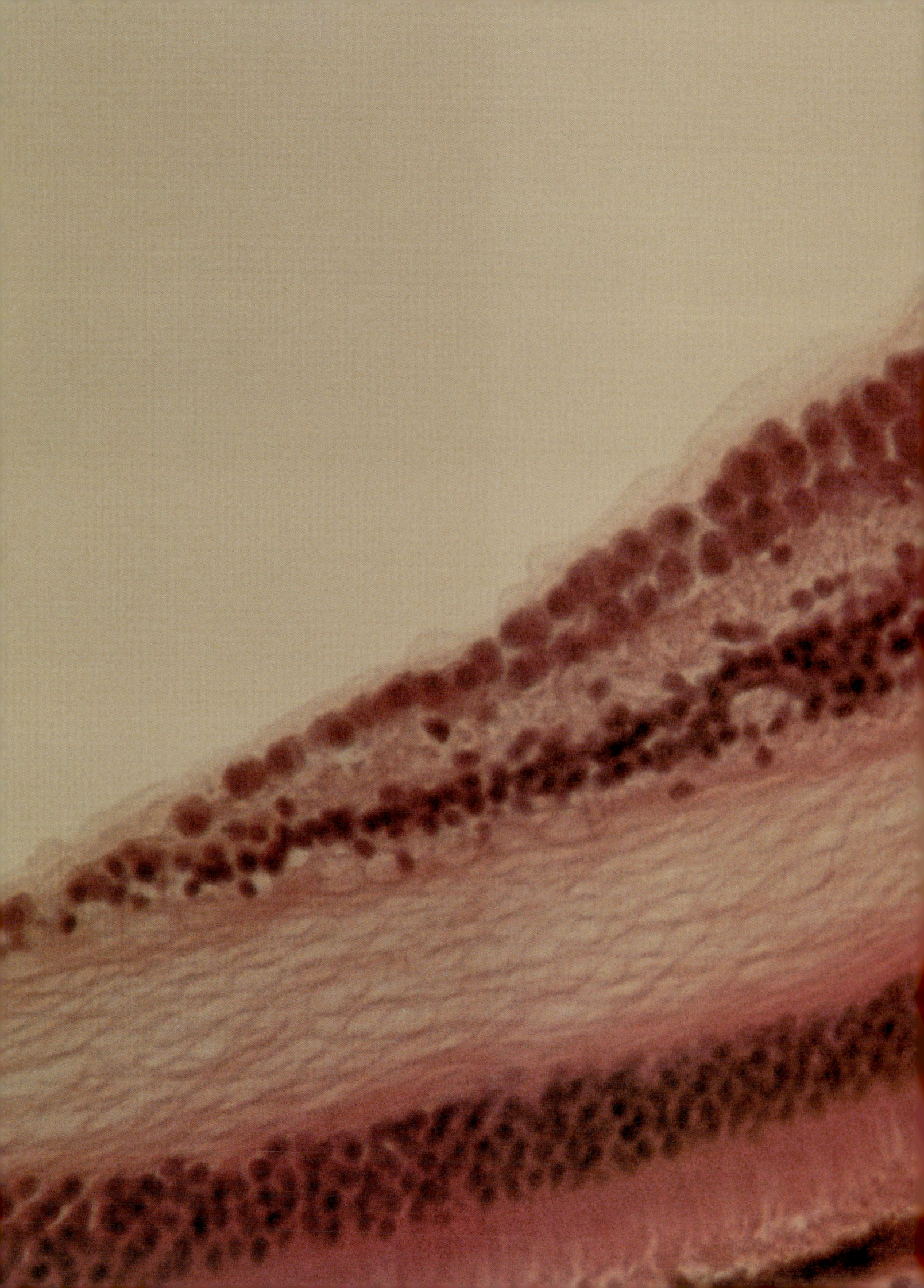

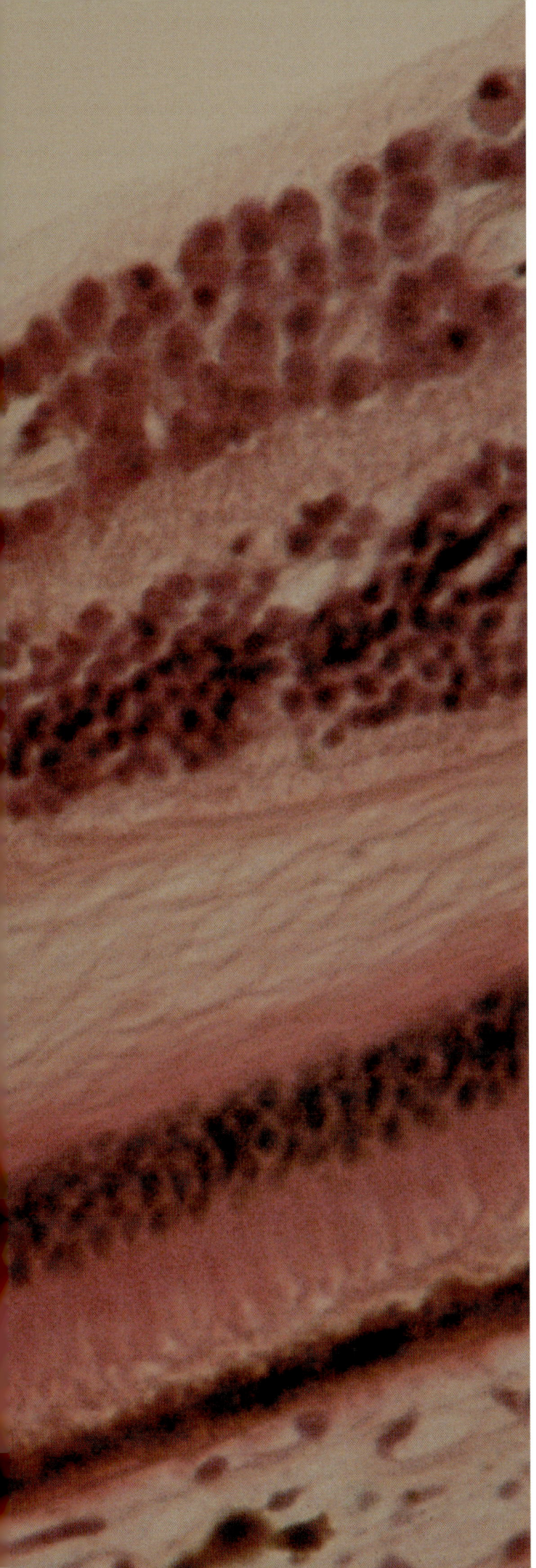

特殊感覚

視覚

聴覚

平衡感覚

味覚

嗅覚

網膜黄斑付近の拡大像
網膜の黄斑にある中心窩は，視力のもっとも鋭敏な部位である．中心窩に向けて網膜はしだいに薄くなり，網膜深層にある感光面に光子が到達しやすくなる．

視覚 1
光をとらえる

❶光をとらえる細胞—杆体細胞，錐体細胞

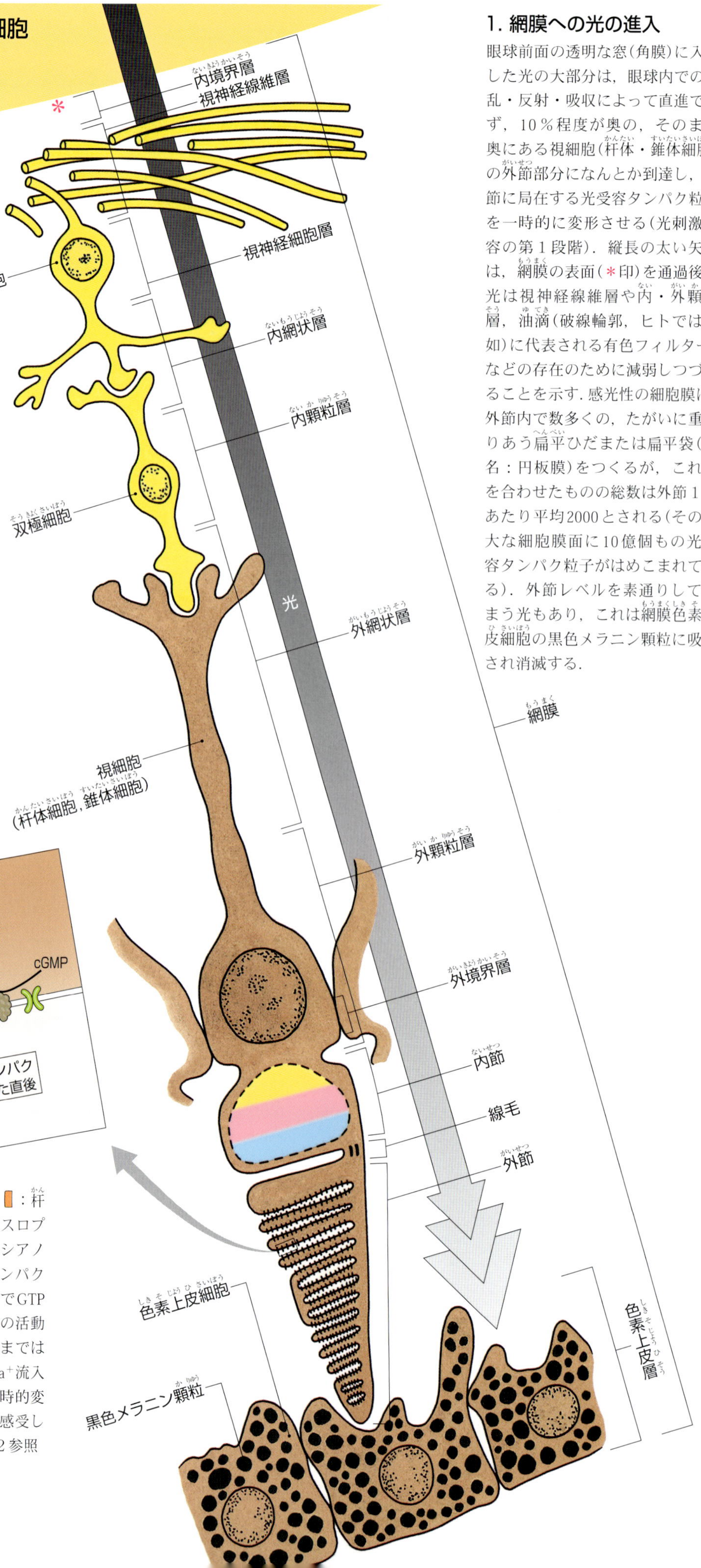

硝子体

1. 網膜への光の進入

眼球前面の透明な窓(角膜)に入射した光の大部分は，眼球内での散乱・反射・吸収によって直進できず，10％程度が奥の，そのまた奥にある視細胞(杆体・錐体細胞)の外節部分になんとか到達し，外節に局在する光受容タンパク粒子を一時的に変形させる(光刺激受容の第1段階)．縦長の太い矢印は，網膜の表面（＊印）を通過後も光は視神経線維層や内・外顆粒層，油滴(破線輪郭，ヒトでは欠如)に代表される有色フィルター，などの存在のために減弱しつづけることを示す．感光性の細胞膜は，外節内で数多くの，たがいに重なりあう扁平ひだまたは扁平袋(別名：円板膜)をつくるが，これらを合わせたものの総数は外節1個あたり平均2000とされる(その広大な細胞膜面に10億個もの光受容タンパク粒子がはめこまれている)．外節レベルを素通りしてしまう光もあり，これは網膜色素上皮細胞の黒色メラニン顆粒に吸収され消滅する．

2. 油滴の役割

 黄色油滴　青色光を吸収するフィルター(両生類，爬虫類，鳥類にみられるもの)

 赤色油滴　緑色光を吸収するフィルター(爬虫類，鳥類にみられるもの)

 青色油滴　赤色光を吸収するフィルター(爬虫類，鳥類にみられるもの)

++++++++ 感光性の細胞膜

右図では3色玉とした油滴であるが，実際は個々の油滴全体が一様に黄または赤または青，または無色である．ヒトとサルは黄色色素含有性の，脊椎動物界でも特異な水晶体をもち，これが眼球内での青色光吸収フィルターをなす．透明な黄色は青色光を吸収し，赤と緑の色光を通すので，①外界像の色収差によるぼけを軽減させ(青色カット効果)，②外界像の緑色コントラストを増加させる(周囲に緑の多い樹上生活に有利)．赤色油滴は昼行性の爬虫類，鳥類に存在し青のコントラストを高める(空をみるときに有利)．

3. 感光性の細胞膜でなにがおこっているか

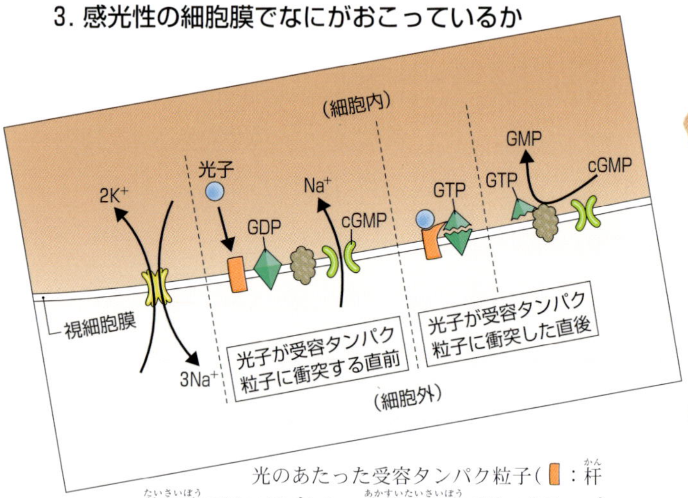

光のあたった受容タンパク粒子(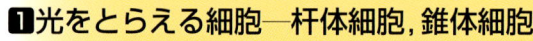：杆体細胞ではロドプシン，赤錐体細胞ではエリスロプシン，緑錐体細胞ではクロロプシン，青錐体細胞ではシアノプシン)は長方形からL字形となり，活性化してGタンパク(◆：トランスデュシンと呼ばれる)を刺激する．ついでGTPを獲得したGタンパク破片部分がcGMP分解酵素(●)の活動を促す．細胞内のcGMP量減少とともに，光にあたるまでは開放しつづけていたNa⁺チャンネル(✕)が閉じる．Na⁺流入の停止は過分極というかたちでの，視細胞膜電位の一時的変化をもたらす．その一時的変化こそが，視細胞が光を感受したことを脳へ伝える電気信号にほかならない．→総論2参照

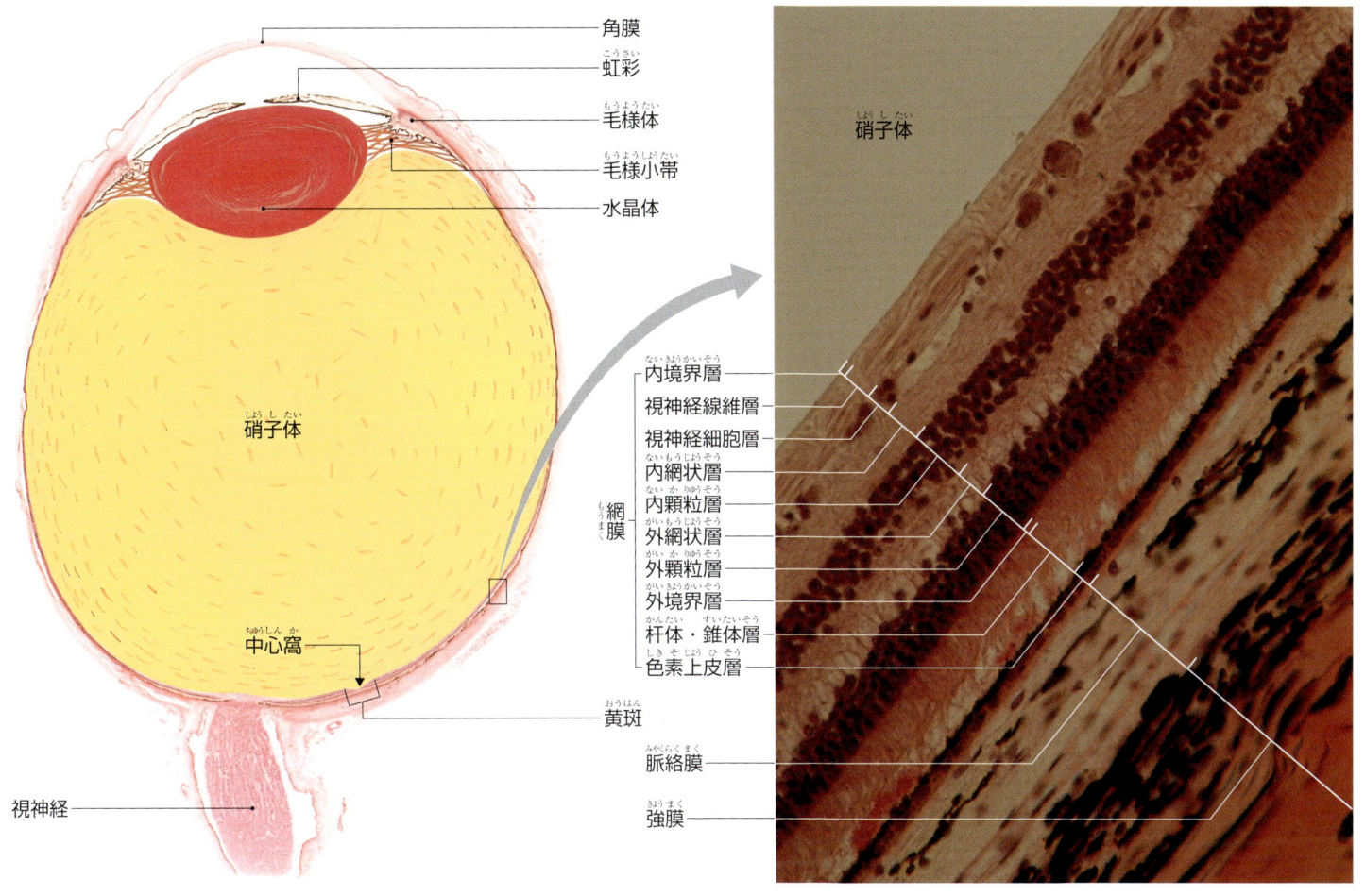

2 右眼球の水平断面(上からみた図)

3 網膜の顕微鏡像

　ふつうの意味で〈ものをみる〉とは，みられている外界の対象物から出た光(反射光や自発光)を眼が感じるということです．光の存在しない場所では，外界のものがまったくみえません．しかし暗闇でも網膜剥離の初期段階であるとか眼や頭を強く打った場合など，火花が瞬間的にみえた思いをすることがありうるのですが，これは眼から脳までの視覚専用の神経路そのものが圧迫，牽引，切断などあらゆる刺激をうけたときに，それを光によるものと混同してしまうための現象なのですから，内界の視覚(夢や空想での視覚もおなじ)に属します．以下では外界の視覚だけを扱います．

【なぜみえるのか】　月明かりほどの光ですと，たいていのものは白か黒かで，しかも不鮮明な輪郭を示すだけですが，日中の陽光のようなたっぷりとした光量のもとでは，色彩が鮮やかになるという大変化が生まれるほか，詳細がよくみえるようにもなります．これは，わたしたちの眼球での感光部位(網膜)に夜用の杆体細胞系統，昼用の錐体細胞系統という，べつべつの視覚情報処理系が並列して存在していることによります．

　眼球に光が進んだ直後に〈ものがみえる〉という意識が生まれるためには，まず網膜(図2，3)のなかで，光エネルギーを神経信号(電気エネルギー)に変えてしまうという杆体細胞と錐体細胞のきわめて特殊なはたらきが完結しなければならず，つぎにその信号が視神経(図1，2)を介して脳にまで無事に伝えられることが必要です．〈なぜみえるのか〉という問いに対して，〈杆体・錐体細胞の特殊作用があるからです．眼球，視神経，脳の健常性も見落とせませんが〉と答えることができましょう．

【杆体細胞と錐体細胞】　杆体細胞には，微弱な光を非常に敏感にとらえるが，強すぎる光にあたると活動飽和で半死状態に陥ってしまうという性質があり，しかも自身の創造した神経信号を網膜のなかで多数の双極細胞および神経節細胞にひとまず分散させてから脳に向かわせます(図1)．

　反対に錐体細胞は強い光をうけた場合にのみ，その光のうちの青または緑または赤の色光部分(光の分散現象，視覚2参照)をとくに能率よくとらえる性質をもち，自身の創造した神経信号を1個ずつだけの双極細胞，神経節細胞に集中リレーさせながら脳に向かわせます．とらえる色光の名を冠した青錐体細胞，緑錐体細胞，赤錐体細胞という3種類から発する1対1の伝達信号がやがて脳のなかで統合され，わたしたちの色彩認識(視覚8参照)や高分解能視力(視覚5参照)をもたらすのです．

　霊長類の網膜には中心窩というくぼみ(図2)を中心とする直径2〜3mmの円形領域(黄斑)があり，錐体細胞がそこに密集しています．

視覚 2
光とはなにか

❶光の波動—光波

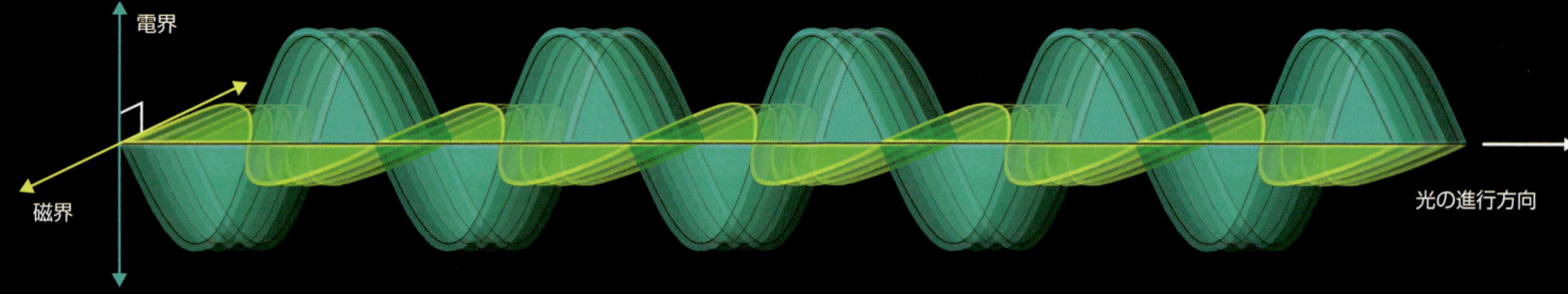

光は電磁波としての波動の性質をもっている．この波動は，強さが周期的に変化する電界と磁界がたがいに垂直に交わり，それらの振動方向と垂直な方向に，真空中では光速度で伝播する横波の一種である．しかも，一般には，その振動面は進行方向のまわりに対称性を保ったまま進行する(図は，単色光で，振動面が固定された偏りのある光—偏光を示す)．

電磁波は，このような波動性以外に粒子性を示すことがある．そこで，波動性か粒子性の一方を強調して表現する場合には，光は光波あるいは光子と呼ばれる．また，進行方向を示すだけで十分な場合には，光線という．
本書での光波は，特定の波長と振動面(偏り)をもつ電界(または磁界)の振動に着目して図示されている．

❷可視領域と色覚

ヒトの眼が感受できる電磁波の波長領域は，380～780nm程度であり，光あるいは可視光と呼ばれる．可視領域の光をすべてほぼおなじ強さで含む白色光と呼ばれる光には，ヒトは色を感じないが，特定の波長(領域)がとくに強い場合には，そのスペクトル分布に対応する色を感じる．動物種によって色覚の有無があり，また色覚を与える波長(領域)も異なる．

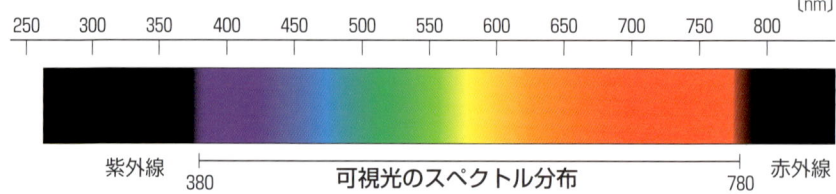

❸光の分散とスペクトル(ニュートンの説明図)

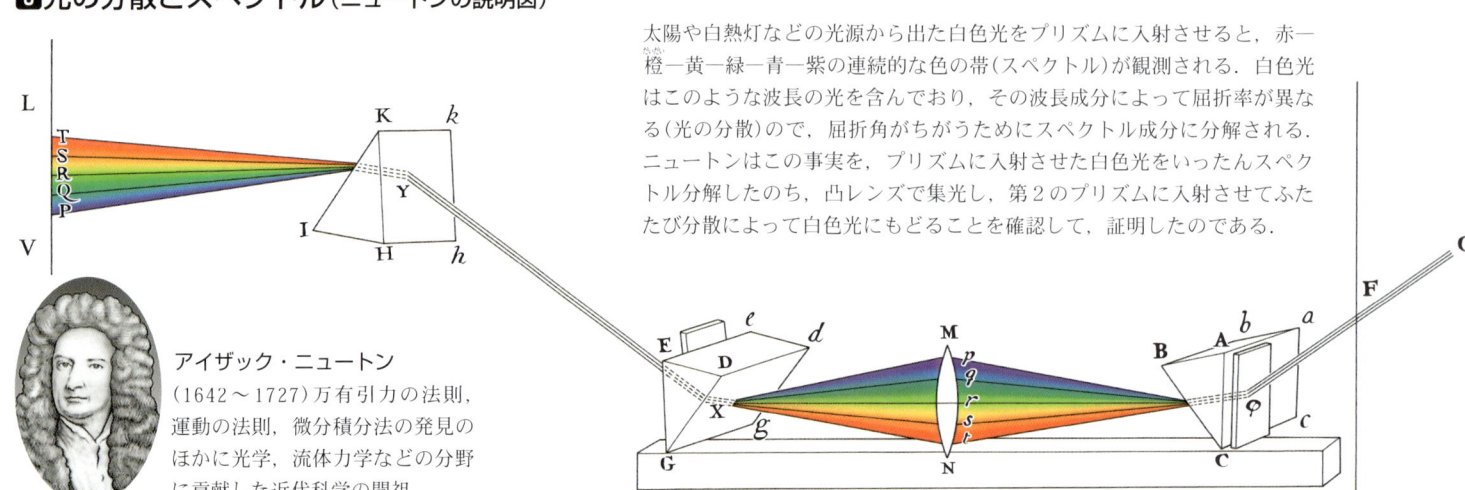

アイザック・ニュートン
(1642～1727)万有引力の法則，運動の法則，微分積分法の発見のほかに光学，流体力学などの分野に貢献した近代科学の開祖．

太陽や白熱灯などの光源から出た白色光をプリズムに入射させると，赤—橙—黄—緑—青—紫の連続的な色の帯(スペクトル)が観測される．白色光はこのような波長の光を含んでおり，その波長成分によって屈折率が異なる(光の分散)ので，屈折角がちがうためにスペクトル成分に分解される．ニュートンはこの事実を，プリズムに入射させた白色光をいったんスペクトル分解したのち，凸レンズで集光し，第2のプリズムに入射させてふたたび分散によって白色光にもどることを確認して，証明したのである．

　光は，テレビやラジオで放送局から送信されてくる電波の仲間で，電磁波と呼ばれる波動の一種です．電磁波とは，電気と磁気の空間(電界と磁界)の強さがたがいに垂直に交差し，周期的に振動しながら真空中では毎秒約30万kmで伝わっていく波動(図❶)ですが，水面の波のように物体が振動するのではありません．電磁波の基本的な性質は，波長，振動数，振幅によって決まります．
【可視光とは】　電磁波はその波長のちがいによっていろいろな特徴があるので，電波，紫外線，光，赤外線，X線，ガンマ線などのように区別されます．そのうちの光とは，波長が380～780nm(ナノメートル：10億分の1m)の電磁波のことで，ヒトの眼に色覚をおこさせることができるので，可視光とも呼ばれます(図❷)．ヒトは非常に狭い波長領域の電磁波だけを光として感じることができるにすぎませんが，たとえばミツバチのような昆虫は，ヒトがまったく感じることができない300～380nmの紫外線にも色を感じ，またヘビやフクロウなどの夜行性の肉食動物は，光よりも波長の長い赤外線を感じることが知られています．
　太陽の光をプリズムに入射させると，赤—橙—黄—緑—青—紫のように連続的に変化する色のスペクトルに分解されるので，太陽の光にはさまざまな色の光がすべて含まれていることがわかります．特定の波長の光(単色光)は固有の色を示しますが，これは光の波長によって屈折率がちがうためにおこる光の分散と呼ばれる現象です(図❸)．分散とは反対に，すべての波長の単色光を混ぜあわせると，色のついていない明るさだけをもつ光が得られます．このような成り立ちの光を白色光と呼びます．太陽の光は

4 なぜ虹がみえるのか

1. 二重の虹

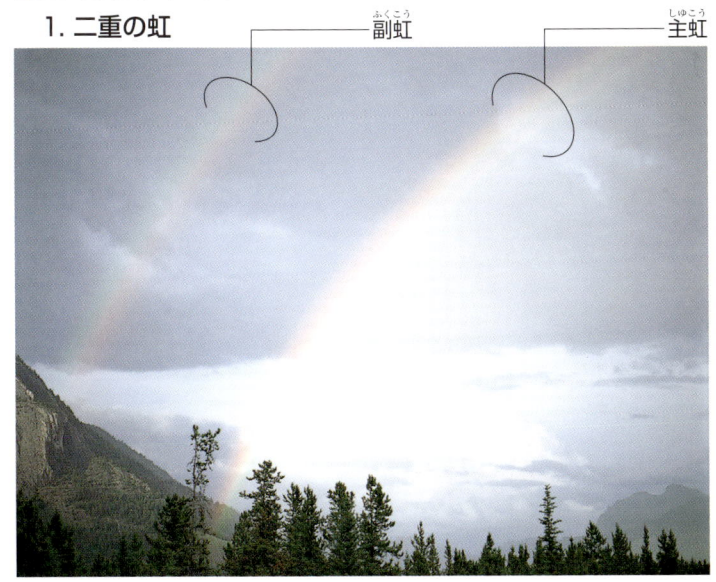

2. 虹の成り立ち

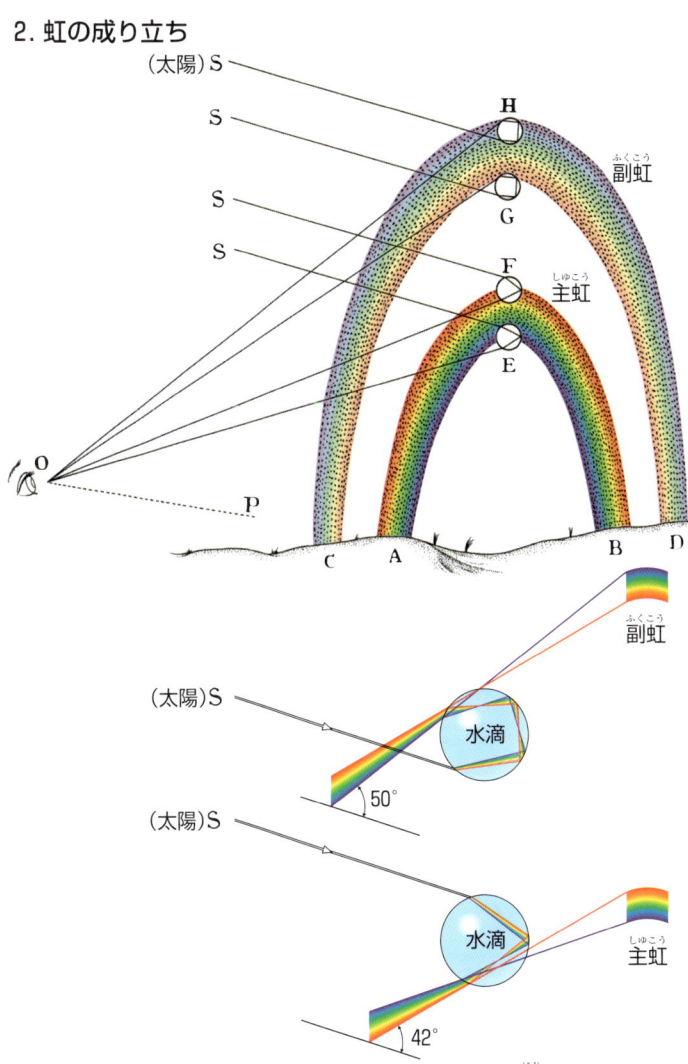

太陽を背にして遠方の雨の降っている方向を眺めると，虹がみえることがある．虹の色は，太陽光が水滴に入射し，屈折―全反射―屈折して出てくるときに分散によって生じた，外側から内側に向かって赤色から紫色にわたる太陽光のスペクトルである．この虹は，背にした太陽光の方向の上方に，赤色の約42°から紫色の約40°の角度（視半径）の幅をもつ円弧になっており，主虹と呼ばれる．その外側（視半径が約50°）に，スペクトルの順序が紫色から赤色へと逆転した虹がかすかにみえることがある．こちらは，屈折―全反射―全反射―屈折によって生じたもので，副虹と呼ばれる．

5 光と原子との相互作用

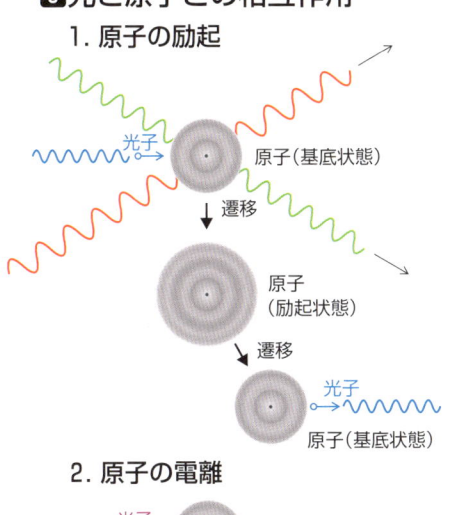

1. 原子の励起
2. 原子の電離

光と原子との相互作用では，光はいわばエネルギーの塊（光子：フォトン）としてふるまう．白色光が原子にあたると，そのうちの特定の波長の光にともなう光子だけが選択的に吸収される．光子を吸収した原子は，エネルギーの高い，いわば興奮状態（励起状態）になる．この状態は不安定なので，その原子はほぼ1000万分の1秒間に，吸収した光子とおなじエネルギーの光子を自発的に放出して，もとのエネルギーの低い状態（基底状態）にもどる．また，紫外線のような高いエネルギーの光子が原子内の電子に与えられると，電子ははじきとばされ，原子は電離されてイオンになる．

可視領域のすべての単色光の重ねあわせ（混合）によって成り立っている白色光なのです．

【光は波動か，粒子か】 光は空間を波動（光波）として伝わっていきますが，物体にあたってそのなかの原子や分子と相互作用するときは，光のエネルギーは分割されずに，全部が塊のようにいちどに吸収されるので，波動ではなく粒子のようです（図5）．粒子のような，この光のエネルギーの塊を光子（フォトン）と呼びます．しかし，ふつうの粒子とは異なり，不思議なことにこの光子には質量も大きさもありません．このように，光は伝わるときに示す光波としての波動性と，相互作用するときに示す光子としての粒子性の，両方の性質を兼ねそなえていますが，両方の性質が同時に発現することはありません．光波の振動数と光子のエネルギーとのあいだには一定の対応関係があり，振動数の高い，つまり波長が短い光ほど光子のエネルギーは高く，電子にあたると一瞬のうちにはじきとばすなど，粒子的性質をはっきりと示すことが知られています．また，光の強さは光子の個数で決まります．ヒトの眼は2，3個の光子を検出できるほど敏感です．光が電磁波としての波動性と光子としての粒子性を示すのと類似して，電子は質量と電荷をもつ粒子でありながら，波動の性質も示します．原子や分子などのミクロの世界では，マクロの世界とは異なり〈あれか，これか〉の一方の概念には決定できず，〈あれも，これも〉の矛盾した2つの概念が統一的に理解されなければならないのです．この〈ジキル博士とハイド氏〉ともいえる光の本質的な性質を，光の二重性と呼んでいます．

視覚 3
光はどんな性質をもっているのか I

❶光の直進と回折
1. ホイヘンスの原理

波動が伝播するときに，ある瞬間に生じている波面（波動の位相の等しい点を結んだ曲面）上の各点が，振動数と位相の等しい新たな波源となって，そこから素元波と呼ばれる観測されない球面波が発生し，それらの包絡面（ある条件にしたがう多数の曲面のすべてに接する曲面）がつぎの波面となる．ホイヘンスはこのように考え，光の直進性，反射や屈折を説明した．この事実によって光の波動説が認知されるようになった．

フレネルは，さらに数学的に精細化して回折現象も説明したので，現在は〈ホイヘンス-フレネルの原理〉と呼ばれ，すべての波動に共通の伝播のしかたとして認められている．図では，上方から物体に入射した光波の直進，反射と回折を示した．

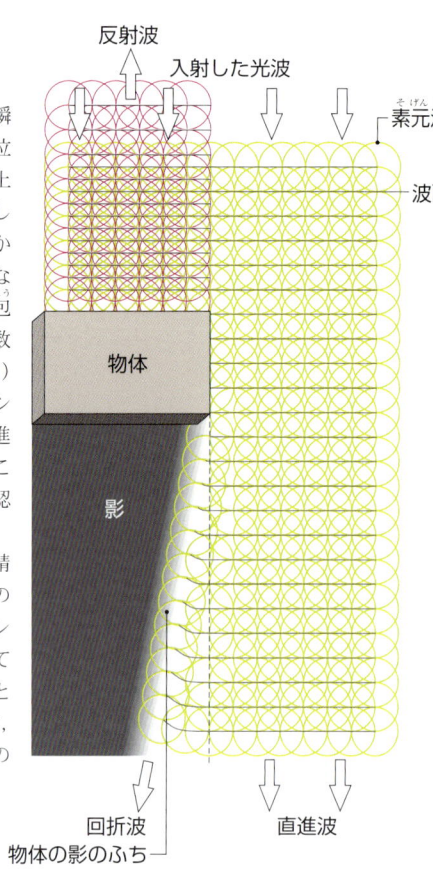

2. 直進と光芒現象

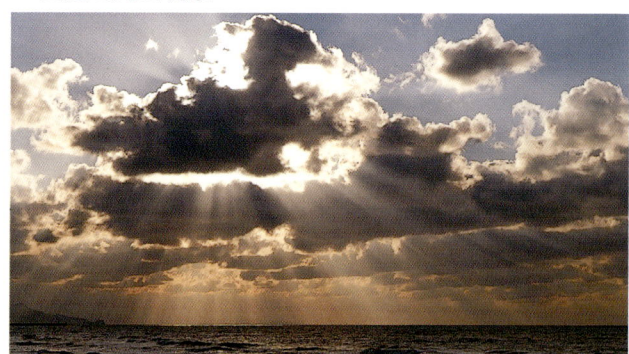

太陽光は平行光線であるにもかかわらず，雲のあいだから射しこむ光は放射状にひろがっているようにみえる．これは光芒と呼ばれる錯覚である．遠方の線路を眺めると，1点に集束しているように感じるのと同様である．

3. 回折と山の稜線の輝き

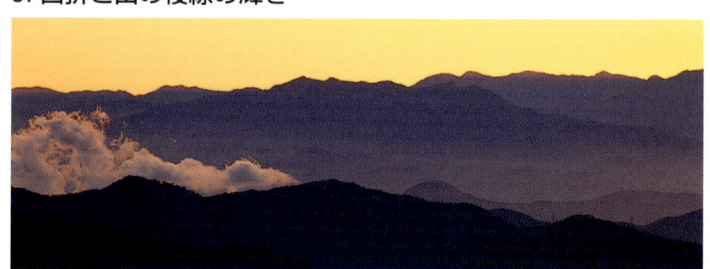

日の出前の山の稜線は，光と影との強いコントラストによってシャープにみえる以外に，その内側に光が回折してまわりこみ，不鮮明にみえることがある．

【直進と回折】 光は真空中や一様な空間では直進します．そこで，物体に光があたると，背後に明瞭な影が生じているように感じます．ところが注意深く観察すると，影のふちの部分は画然と暗くなっているわけではなく，明暗あるいは色のついた縞模様になっており，光が物体の背後にまでわずかにまわりこんでいることがわかります．このような現象を光の回折といいます（図❶）．これは光が波の性質をもっている証拠のひとつで，すべての波動に共通にみられる現象です．たとえば，港の防波堤の内側まで波長の長い波は入りこみます．また，物陰にかくれていると，人の姿はみえませんが声はきこえます．これは，水面の波や音波などの波長は長いので回折しやすいためです．これに対して，光波の波長は非常に短い（音波の10万分の1から1億分の1程度）ために回折しにくいので，日常的には光は物体のそばでも直進するように感じられるのです．

光の回折は，光学器械や眼の分解能（微細な物体を明瞭にみることのできる限界）に影響をおよぼします．望遠鏡や顕微鏡では対物鏡のレンズを保護する金属部分，また眼では虹彩が光の遮蔽物となるので，回折のため物体像が不鮮明になります．

【反射と屈折】 光がある物質から他の物質に向かって進むときに，その境界面で，光の一部はもとの物質にもどる反射と，残りの部分は先方の物質へと進入する屈折とを同時におこします（図❷）．物質の境界面が鏡や静かな水面のように完全になめらかな場合には，反射した光はすべておなじ方向に進む鏡面反射をおこしますが，微細な凹凸がある場合には，光がいろいろな方向に散乱される乱反射となります（図❷-3, 4）．わたしたちが鏡をのぞいたときには特定の方向にある物体がみえるだけですが，ふつうの物体の表面には微細な凹凸が多数存在するので，1方向から光があたっても乱反射によって四方八方に散乱されるため，方向によらず身のまわりのすべての物体がみえるのです．

光の伝わる速さ（光速度）は，真空中で秒速約30万kmですが，物質中では遅くなるだけでなく，物質の種類によっても異なります．そこで，物質中の光速度が真空中の光速度の何分の1に相当するかを表すために屈折率が用いられます．真空の光の屈折率は1.000です．光が屈折率の異なる物質中に進入するとき，その方向を表す入射角と，屈折光の方向を表す屈折角のあいだには，スネルの屈折の法則が成り立ちます（図❷-1）．この法則によると，光がある入射角で物質の境界面にあたると，2つの物質の屈折率の比（相対屈折率）で決まる屈折角の方向に進むことがわかります．特別な場合として，屈折率の大きな物質から小さな物質に光が進むとき，入射角をしだいに大きくしていくと，ある角度（臨界角）を過ぎると反射だけがおこるようになります．この現象を全反射といいます（図❸-2）．光通信に使われる光ケーブルや内視鏡のファイバースコープは，この現象を利用したものです．

屈折率は物質によって決まっていますが，光の波長によっても異なります（光の分散）．このため白色光をプリズムに入射すると，波長によって屈折率が異なるために光のスペクトルに分解されます．ダイヤモンドの輝きや虹の7色は，全反射と光の分散によって生じるのです．

❷光の反射と屈折

1. 反射の法則，屈折の法則

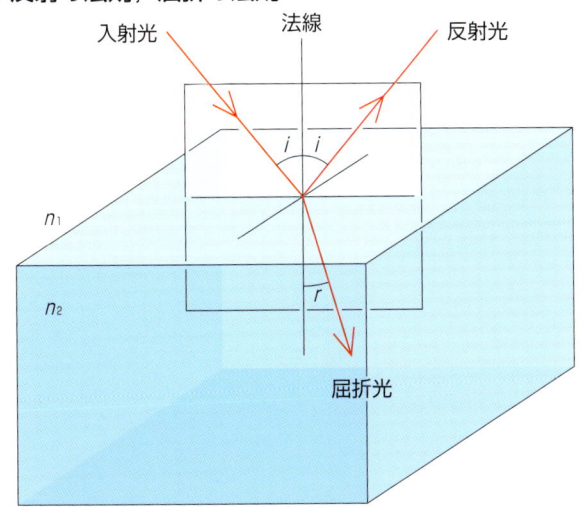

光は，一様な媒質中では直進するが，異なる媒質の境界面に入射すると，一部分はおなじ媒質中へと反射し，残りは屈折して新たな媒質へ進入する．このとき，反射光は入射点に立てた法線と入射光を含む平面内にあり，反射角は入射角に等しい（反射の法則）．屈折光は，入射点に立てた法線と入射光とを含む平面内にあり，入射角 i と屈折角 r とのあいだには，$\sin i / \sin r = n_1 / n_2$（スネルの法則）の関係式が成り立つ（屈折の法則）．ここで n_1，n_2 は，それぞれ入射側と屈折側の媒質の（絶対）屈折率と呼ばれる物質定数で，真空中の光速度の媒質中の光速度に対する比で表される．

2. ガラスによる屈折と反射

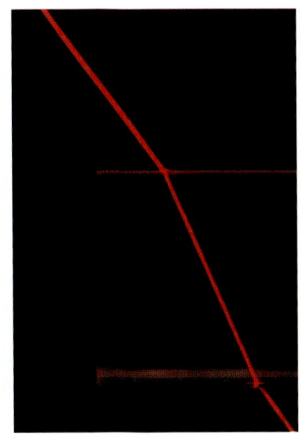

光が，屈折率1.6のガラスに入射角40°で入射すると，スネルの法則から，屈折角は24°と求めることができる．反射光は，表面が平滑な（波長にくらべて不規則性が小さい）場合には，反射の法則にしたがう（正反射）．表面が粗い（不規則性が波長程度以上）場合には，反射の法則は成り立たず，入射角には依存せずにあらゆる方向に散乱される（乱反射）．写真ではHe-Neレーザー装置の発振する波長633nmの光をそれぞれガラスブロック（2），表面鏡（3），すりガラス板（4）に入射して撮影した．

3. 正反射（鏡面反射）

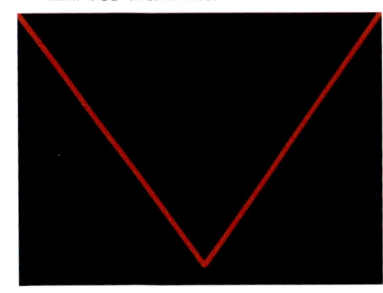

4. 乱反射（拡散反射）

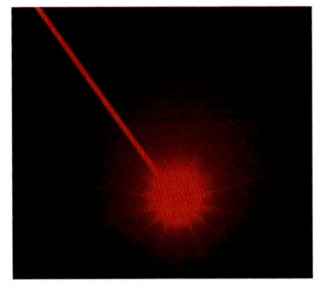

❸さまざまな屈折・反射現象

1. 蜃気楼（ウインスーモンジュ現象）

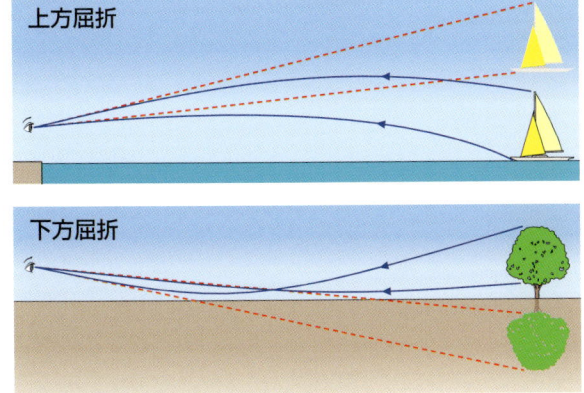

屈折率が連続変化する媒質中では，光は屈折率の減少するほうに連続的に屈折する．海面や地面の温度が気温よりもとくに低い場合，光は上空に向かって屈曲するので，遠方の物体の浮きあがった蜃気楼（しんきろう）が出現し，気温よりも地面の温度がとくに高い場合（砂漠や夏季の路面），遠方に水面のような蜃気楼が現れることがある（逃げ水）．

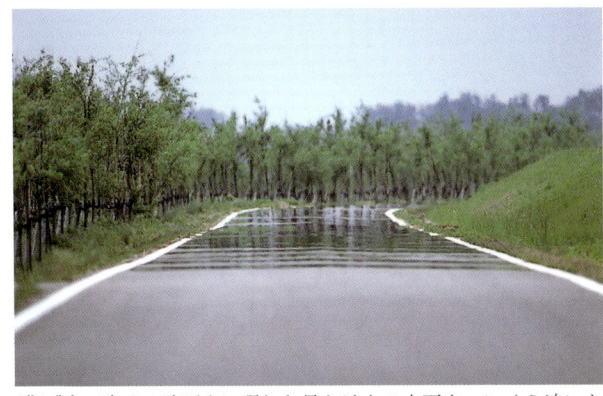

逃げ水　遠くの路面上に現れた見かけ上の水面を，いくら追いかけても追いつけないところから，逃げ水と呼ばれる．

2. 全反射

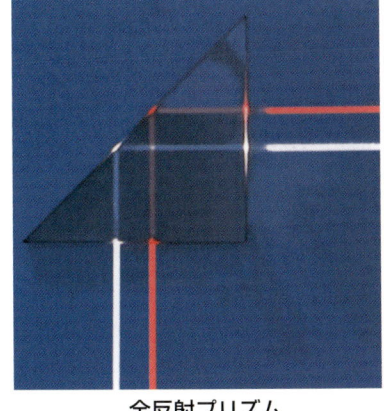

全反射プリズム

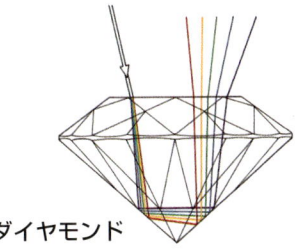

ダイヤモンド

光が屈折率の大きな媒質中から小さな媒質に進むとき，入射角が両媒質の屈折率によって定まるある値（臨界角（りんかいかく））よりも大きい場合には，その境界面で，エネルギー損失がなく完全に反射される現象を全反射という．この現象は，一眼レフカメラ，双眼鏡などで光の進行方向を変更するために利用されている（全反射プリズム）．また，ダイヤモンドの輝きは，全反射と大きな屈折率（2.417）とに起因する．

高屈折率のガラスを低屈折率のもので包んだ光ファイバーに入射した光は，それを屈曲させても，内部で全反射をくりかえしながら他端に伝達される．これを多数規則的に配列した光ファイバーケーブルは，正確な画像を伝達できるため，ファイバースコープとして内視鏡に利用される．

光ファイバー

視覚 4
光はどんな性質をもっているのか II

❶光の散乱
1. 分子や微粒子による光の散乱

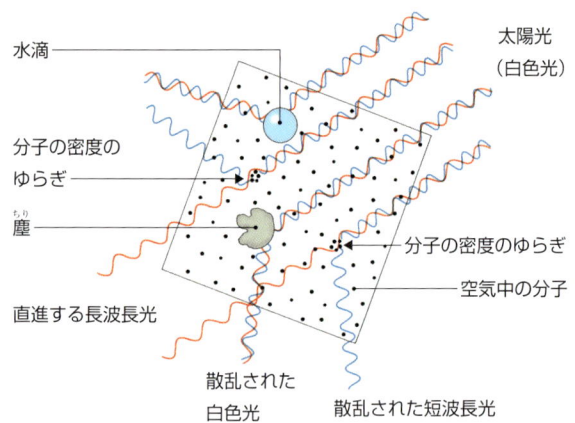

光が分子にあたると，光の波長は分子の大きさよりも長いため，その電磁波によって分子中に誘起された振動が新たに電磁波を発生する（レーリー散乱）．その確率は光の波長の4乗に反比例する．一方，塵や水滴は光の波長よりもはるかに大きいので，光はその表面で散乱される．この確率は波長に依存せず，白色光のすべての成分に関して一様におこるので，雲や霧は白くみえる．

2. 空の色（青空，夕日）

〈空気中の分子による太陽光のレーリー散乱では紫色光は赤色光の約18倍ほど強く散乱される〉という散乱確率と，大気圏の分子数密度とを用いて，紫色光と赤色光の空気中の侵入の深さを計算すると，赤色光は大気圏を紫色光の約20倍の距離を通過できる．空の青さ，夕日はこのためと説明される．

❷光の吸収と物体の色

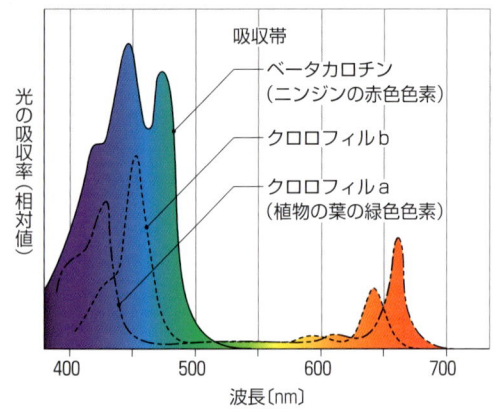

物質は，あてた光のうちの吸収されずに透過または反射した波長領域に対応する色を示すので，吸収帯が短波長側だけにあるベータカロチンは赤色，長波長側だけにある物質は青色，それを両側にもつクロロフィルは緑色である．

❸眼の色

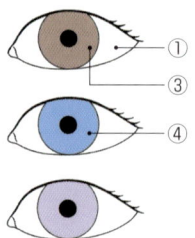

ヒトの眼での〈しろめ〉部分は，①の強膜が透けてみえる場所であり，〈くろめ〉部分の色は，黒色，③の茶褐色，④の青色，紫色など多様である．紫色は，青眼で虹彩内の血管拡張がおこっているときに生じる（青＋赤→紫）．

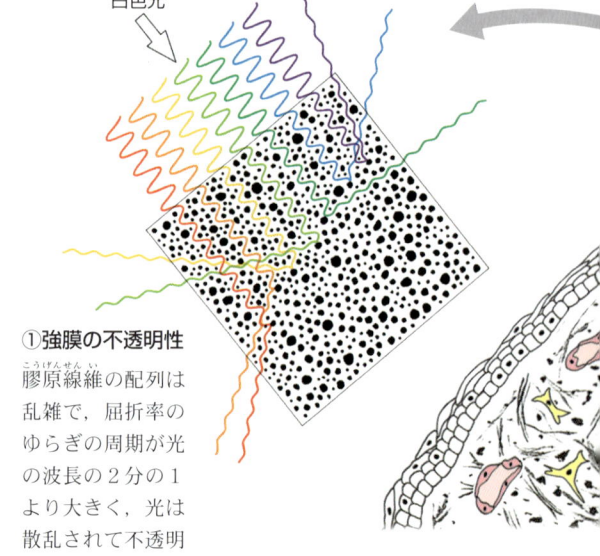

①強膜の不透明性
膠原線維の配列は乱雑で，屈折率のゆらぎの周期が光の波長の2分の1より大きく，光は散乱されて不透明（白色）になる．

【散乱】　光が大きな物体にあたってはねかえされるときには反射，粒子にあたって進行方向を変えるときには散乱といって区別します．光は微粒子にあたるたびに散乱されます．一般に，波長の短い光は波長の長い光にくらべて散乱されやすいのですが，微粒子の大きさと波長の大小によって散乱のようすは異なります（図❶-1）．光の波長よりも小さい粒子の場合には，散乱のおこる確率は波長の4乗に反比例します．したがって，紫色の光（波長380nm）は赤色の光（波長780nm）の約18倍ほど強く散乱されます．大気中で光を散乱する微粒子に相当するのは，分子そのものではなく，分子の密度のゆらぎです．

昼間には太陽光（白色光）のなかで強く散乱された短波長の光だけがみえるので青空が，夕方には太陽光は大気圏を斜めに通過するので，地表までの距離が長くなり短波長の光は到達できず，長波長の赤色や黄色の光だけがみえます．これが夕日で，雲に反射すると夕焼けです（図❶-2）．光の波長よりも大きな粒子である塵や微小な水滴の場合には，波長によらず一様に散乱されるので，霧や雲や曇天は白いのです．

また，血管や西洋人の瞳が青くみえるのは，皮膚組織や虹彩内部の微細構造によって短波長の光が散乱されるためです．角膜が透明で，強膜が白色不透明なのも，膠原線維の配列が角膜ではほぼ規則的なために光が透過するのに対して，強膜ではそれが乱雑なために光が強く散乱されて透過できないためです（図❸-①，②）．

【吸収】　光が物体にあたり，内部に進入すると，その経路にある多数の原子や分子によって，光子が散乱されたり選択的に吸収

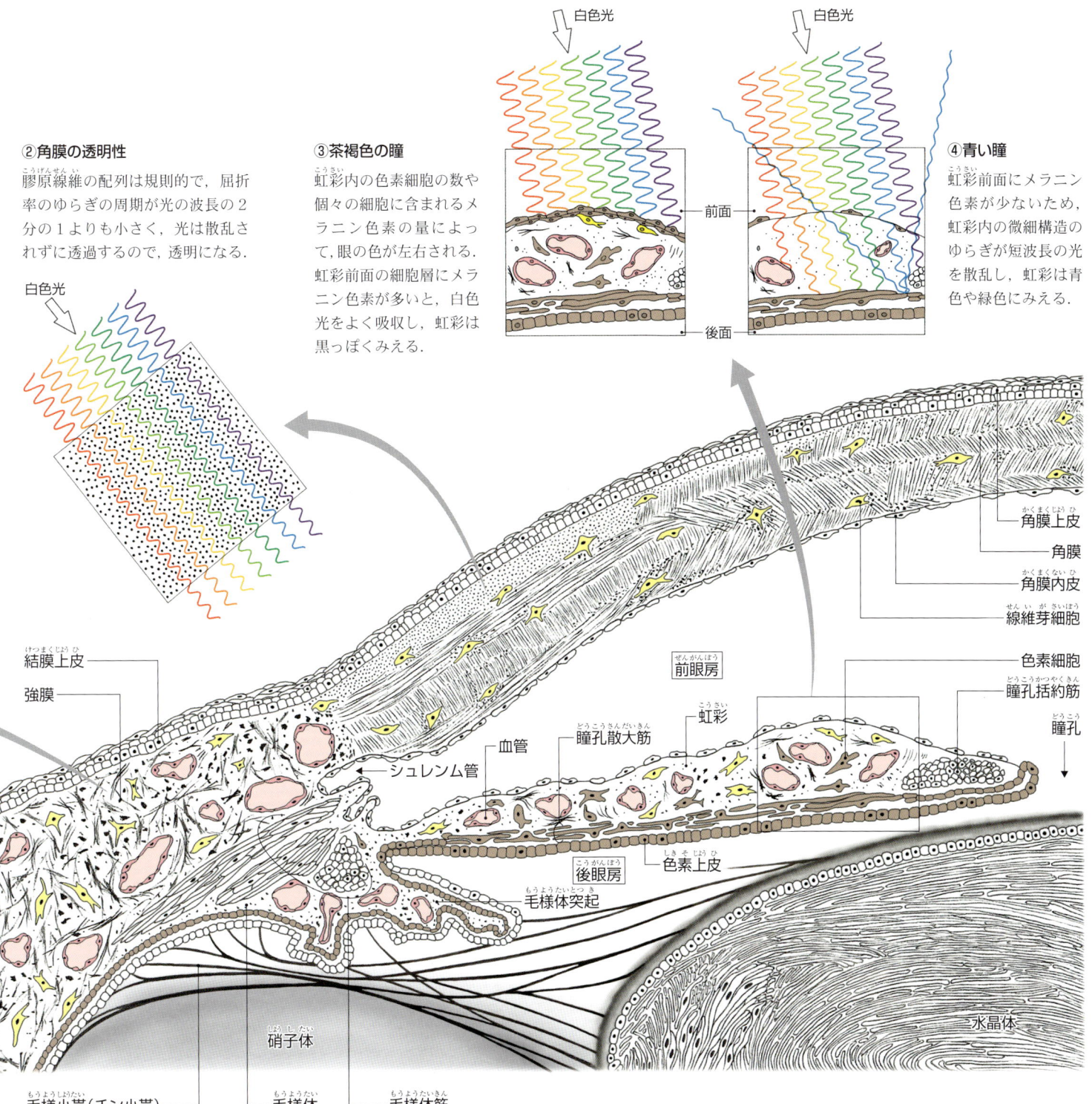

②角膜の透明性
膠原線維の配列は規則的で，屈折率のゆらぎの周期が光の波長の2分の1よりも小さく，光は散乱されずに透過するので，透明になる．

③茶褐色の瞳
虹彩内の色素細胞の数や個々の細胞に含まれるメラニン色素の量によって，眼の色が左右される．虹彩前面の細胞層にメラニン色素が多いと，白色光をよく吸収し，虹彩は黒っぽくみえる．

④青い瞳
虹彩前面にメラニン色素が少ないため，虹彩内の微細構造のゆらぎが短波長の光を散乱し，虹彩は青色や緑色にみえる．

されるので，光の強さは通過距離とともに弱くなります（ランベルト-ベールの法則）．光が物質中を通過するとき，吸収によって特定の波長領域の光が欠けたり弱められたりするようすを調べたものを，吸収スペクトルといいます．とくに原子による吸収は線スペクトルになるので吸収線，分子の場合は帯スペクトルになるので吸収帯と呼びます．

【非金属物体の色】　可視領域に吸収帯をもたない物質は，白色光をそのまま透過するので無色透明ですが，吸収帯があるとその波長範囲の光が選択吸収されるので，透過してきた光は着色しています．これが透明な物体の色です．また吸収帯が全可視領域にわたるか，微粒子による散乱が非常に強い場合は，不透明になります．不透明な物体の色は表面で反射した光によって生じます．

物体にいったんわずかに進入し，表面近くの微粒子によって散乱され，ふたたび表面から出てくるあいだにその物質に特有な波長範囲の光が選択的に吸収されるために，この反射光にはそれらが欠け，実体色が生じます．吸収帯が可視領域にない物体は白色，吸収帯が全可視領域にわたる場合は反射光がなく黒色にみえます．

【金属の色】　金属には，その内部に自由に動ける電子（伝導電子）が存在し，そのうちの表面付近にあるものは光の振動電界から力をうけて振動し，光を強く放射するので，まばゆく輝きます．そしてわずかに内部に進入した光のうちで，この金属原子に吸収されなかった波長の光だけが散乱されて表面からふたたび出ていきます．そこで表面色（金属色）と呼ばれるその金属に特有な色の金属光沢が生じるのです．

視覚 5
眼はどのようなメカニズムでものをみているのか

❶入射光と眼

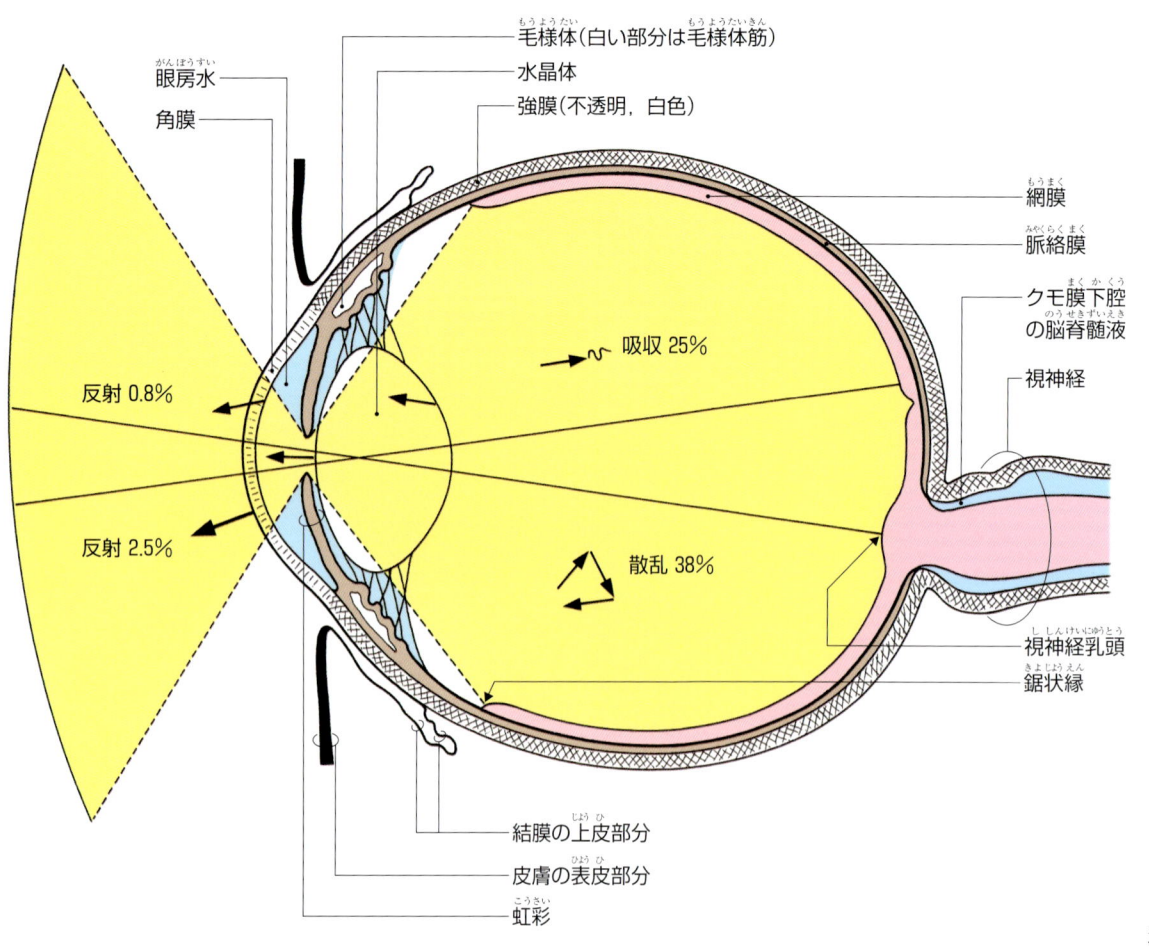

外界からの全光量の3分の2近くが網膜にとどくまえに反射(4本の単純矢印)や吸収・散乱により失われる．角膜の前面で2.5％の反射がおこるのに角膜の後面での反射が0.8％にすぎないのは，空気と固体の境(角膜前面)での反射が，固体と眼房水という液体の境(角膜後面)での反射よりもはげしいことによる．水晶体前・後面での光反射も，それぞれ0.8％である．25％吸収は角膜・眼房水・水晶体・硝子体という光通路の，あらゆる場所でおこるが，水晶体が黄色みをおびているヒト・サル・地リス・ヤツメウナギなどでは，その帯黄色水晶体が眼球に入射した光から青色(短波長)部分を吸収するために役立つ．入射光から青色光成分を除去することにより，結像時の色収差による像ぼけを軽減できる．眼球の硝子体内で散乱した光の一部は網膜に達しうる．

❷眼の分解能

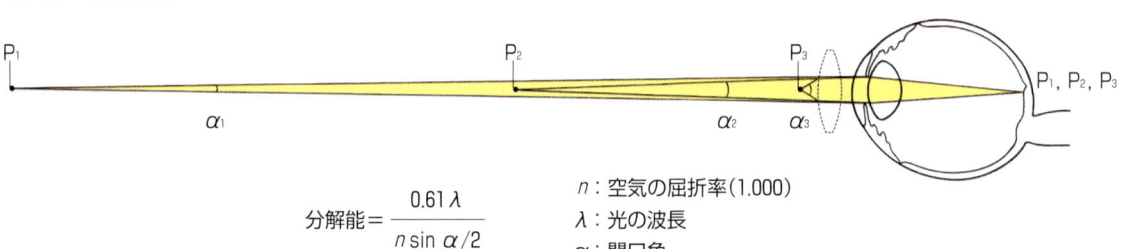

$$分解能 = \frac{0.61\lambda}{n \sin \alpha/2}$$

n：空気の屈折率(1.000)
λ：光の波長
α：開口角

遠くのものの1点(P_1)よりも，近くのもの(P_2)がよくみえるのは，開口角がちがう($\alpha_1 < \alpha_2$)ためである．しかし近すぎると眼のレンズ装置(角膜＋水晶体)の力が不足となるので，網膜に点像(P_1，P_2，P_3)を結びにくくなり像はぼける．それを補うものが，老眼鏡や図に破線で輪郭を示した光学顕微鏡レンズである．

【網膜の感光面】 光受容性の視細胞層は眼球の奥深くに位置しています．そのために，より浅層で透明度の高い身体部分(角膜，水晶体，硝子体，網膜の神経節細胞層と双極細胞層)をうまく通りぬけた光だけがものをみるのに役立ち，これは角膜表面に入射した光量の約35％にすぎないのです(図❶)．光受容タンパク粒子(視覚1参照)に衝突できる光は，さらにその3分の1程度です(残り3分の2は視細胞層を素通り通過)．

網膜におけるもっとも奥の2層，つまり視細胞層と色素上皮層をたがいに分けている狭いすきまは，本来は身体表面に直接向きあう空間だったのですが，発生の途上で体内に閉じこめられたものです(総論4参照)．ですから，そのすきまに露出している視細胞先端(杆体，錐体という感光部分)は，体表でもっともむだなく光をとらえる位置にあったといえます．事実，イソギンチャク類や貝類の眼には，体表の浅いくぼみの底面に感光性細胞の集まっただけのものがあります(図❸-1，2)．これでも外界に存在する光の有無，強さを知るには十分です．さらに外界の1点からの光を感光面の1点にできるだけ集中させるようなしくみ(ピンホール機構，レンズ機構)がつけくわわると，ものの像がわかる視覚器の誕生です(図❸-3)．

【光屈折力の調節】 わたしたちの眼ではレンズ作用の70％もの大きな比率を角膜前面(空気との界面という特別な事情のために光屈折力が断然高い)がひきうけ，残りの大部分を水晶体(英語名：lens)の前・後面がひきうけているにすぎません．近くのものをみる場合，毛様体筋が収縮することが毛様小帯(チン小帯)と呼ばれる丈夫なヒモのゆるみをもたらし，その結果として水晶体が自身の弾力性で丸みをおびるのですが，このとき水晶体前面

❸ いろいろな視覚器

1. イソギンチャク

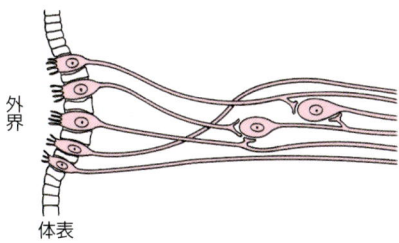

体表の浅いくぼみにすみついている原始的神経細胞（桃色）が光刺激をとらえ，信号を筋細胞などに，自身の突起を介し伝える．外界側の細胞先端に線毛が植立するが，脊椎動物の視細胞（視覚1参照）でも光感受部は1本の線毛の先端が巨大化したものにすぎない．

2. アワビ

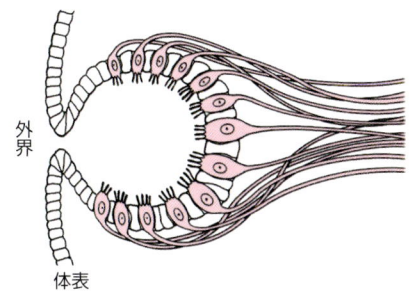

アワビの眼は体表の深いくぼみの底に，イソギンチャクの場合に似た原始的神経細胞が露出している形のものである．そのくぼみの入口は狭く，ピンホール・カメラの針穴の役をする．くぼみの底では外界の倒立像が生じている．

3. ピンホール・カメラ

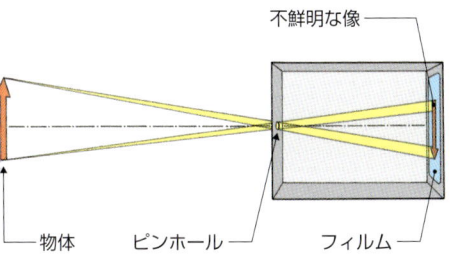

ピンホール・カメラの穴は小さいほど，フィルム面の像は鮮明になる．その穴がすこし大きすぎる場合を，この図は示している．外界の物体の1点から出た光が穴通過後も帯（黄色）のように分散しながらフィルム面に達するために，像は不鮮明となる．

4. キングサーモン

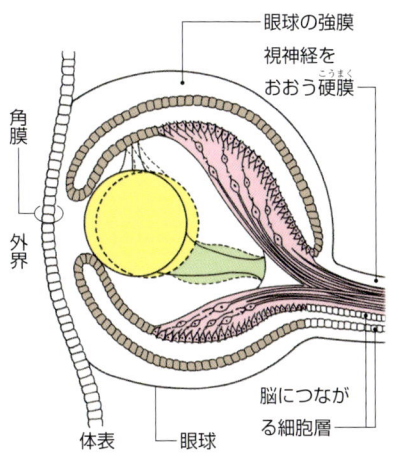

魚類の眼は，レンズ（水晶体：黄色）の形は変わらずにその位置だけが前後にずれる（水晶体牽引筋の活動と休止のくりかえしで），という点だけがヒトの眼と大きく異なる．網膜の色素上皮層と可視部分（桃色）のあいだの白いすきまは，体内に閉じこめられた外界スペースである．

- 🟥 : 網膜の可視部分と，これにつながる視神経線維束
- 🟫 : 網膜の色素上皮層
- 🟨 : 水晶体
- 🟩 : 水晶体牽引筋

5. キングサーモンの頭部の解剖写真

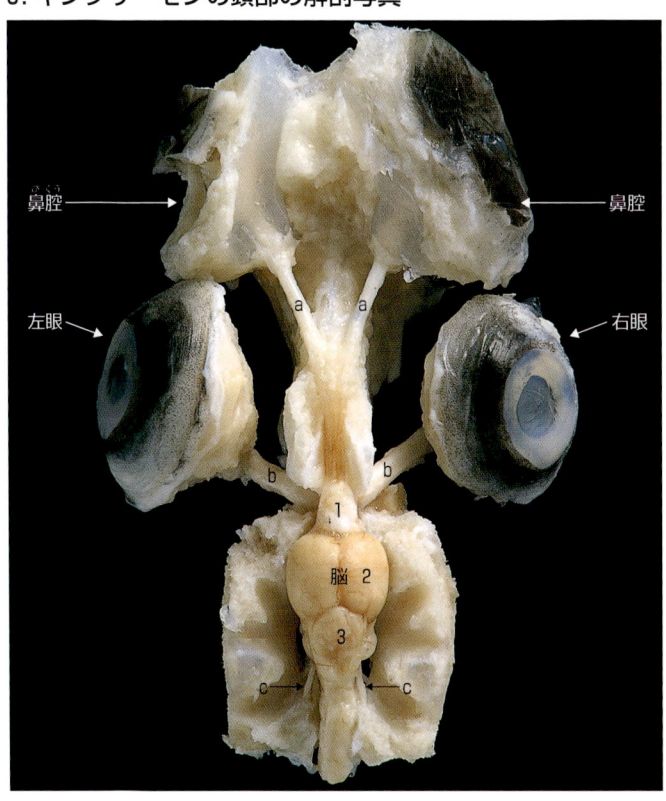

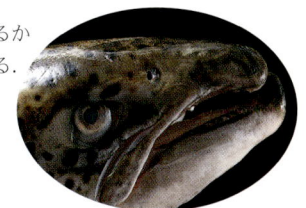

キングサーモンの眼球は脳（1+2+3）よりもはるかに大きいが，それは魚類一般に共通した事象である．太い左右の視神経（b）が運ぶ視覚刺激情報は中脳（2）に集まる．嗅神経（a）は前脳（1）のふくらみをもたらしている．3は後脳と呼ばれ，迷走神経（c）が運ぶ側線（魚類の聴覚）系の信号を集める．

のふくれだす圧力が前方に向かい，角膜全体の前方凸の程度（曲率）を強めます．つまり水晶体ばかりでなく，角膜の前・後面でも曲率増加（屈折力を高める一要因）がおこる点を見逃すわけにいきません（視覚6参照）．

〈近くば寄って目にもみよ〉などというように，みる対象に近づくほど詳細なところまでわかるようになりますが，これは眼の開口角が増したぶんだけ像分解能が向上したためです（図❷）．しかし，寄りすぎてしまった場合には，10歳時でも7cm（30歳では15cm，60歳では2m）よりも近いものについては，開口角にみあうだけの屈折力をもたらすような水晶体，角膜の変形が得られないので，網膜にピントを合わせることが困難であり，像のぼやけが出てしまいます．老眼鏡やルーペ（虫眼鏡）の凸レンズは不十分な眼の屈折力を補強するものであり，近視を補正するための凹レンズは逆に，強すぎる眼の屈折力をやわらげるものにほかなりません（視覚7参照）．そして適度の屈折を終えた光が網膜の感光面上でものの鮮明な倒立実像をつくるとき，はじめて詳細な観察が可能になるのです．

【暗闇で眼が光る】 網膜の感光面を通過したのち光は，すぐ奥の色素上皮層，またはさらに奥の脈絡膜（ヒトの眼ではどちらも黒色のメラニンを大量に含有）で吸収されてしまいます．しかし，夜行性動物の眼では，網膜の上半（視野下半からの光を受容）の色素上皮層にメラニンがなく，しかもすぐ奥の脈絡膜は光反射性の輝板になっているので，夜間のわずかな光を何回も往復させるという巧妙なメカニズムによって視感度を上昇させ，暗闇でも獲物をみつけることができるのです．

視覚 6
カメラと眼をくらべる

❶カメラのしくみとはたらき

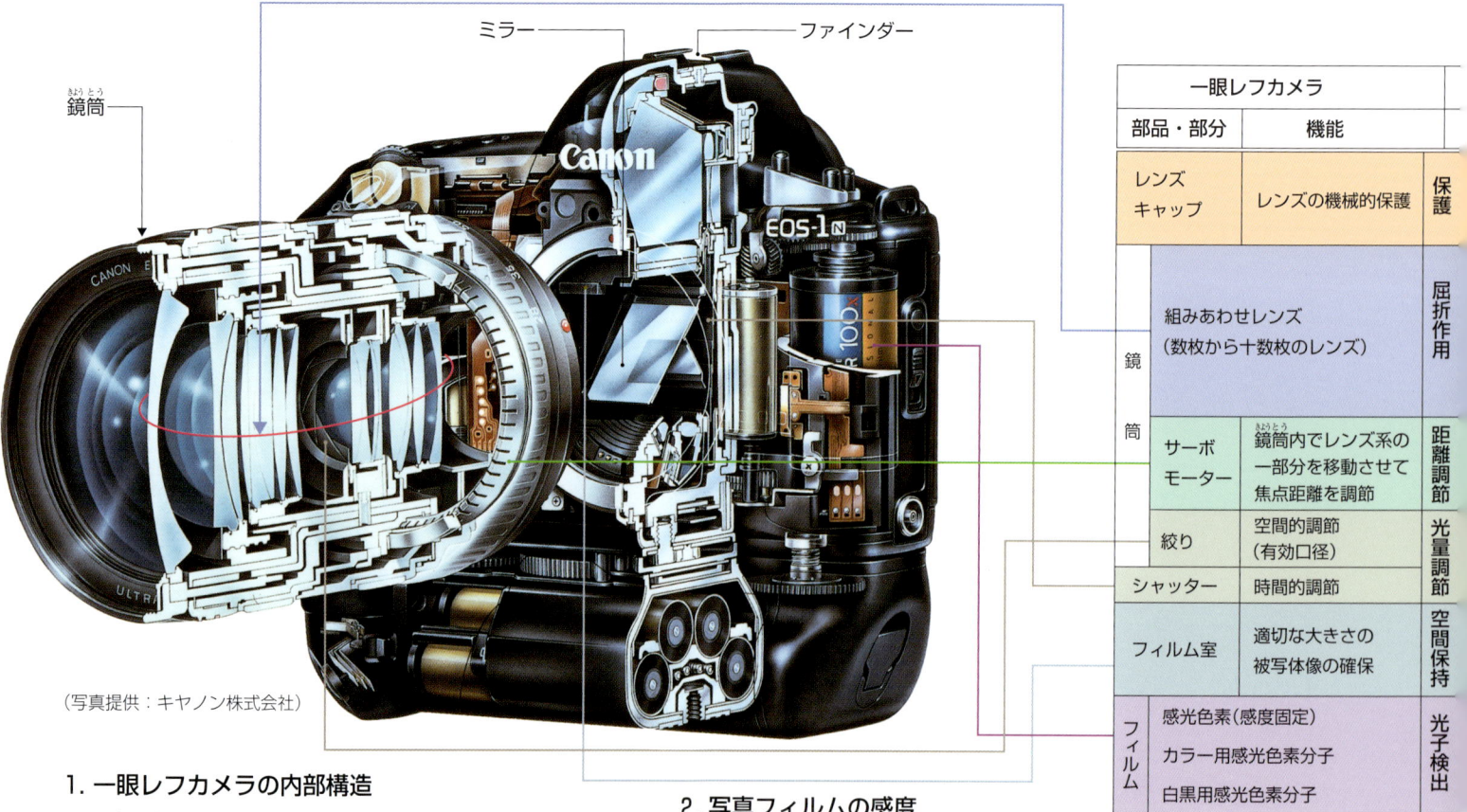

（写真提供：キヤノン株式会社）

1. 一眼レフカメラの内部構造
レンズを透過した光を，露光直前まで可動式ミラーで反射しピントグラス上に結像させる方式のカメラをいう．ファインダーからは，レンズを透過しミラーで反射した倒立像をペンタプリズムで全反射させた正立像がみられる．レンズ後ろの測距用センサーによって，像のコントラストが最大になるようにレンズの焦点を自動的に調節してピントを合わせる（自動焦点機構）．絞りでレンズを透過する光量を制限してフォトダイオードで測光し，適切な露出時間だけシャッターを開き，フィルムに露光する（自動露出機構）．この両者の機構はマイクロプロセッサーによって制御される．

2. 写真フィルムの感度
白黒フィルムは，臭化銀の微結晶からなる感光色素をゼラチンに分散させてフィルムベースに塗布したものである．カラーフィルムには，青・緑・赤色光に感光する色素層を塗布してある．フィルムに光があたると，光子を吸収した臭化銀分子から銀原子が遊離する（現像核）．現像によって，現像核を含む微結晶内に銀原子の析出がひろがり，光のあたった部分の多数の微結晶は黒色に変化する．定着によって，他の微結晶は流失し，固定されて陰画となる．結晶粒がすべて現像によって黒化しても，粒径が小さいほど感光濃度（黒化度）は低い．すなわち，感光色素の粒径が小さいと，フィルムの解像度は高いが感度は低く，粒径が大きいと解像度は低いが感度は高い．

眼のしくみとはたらきはカメラとフィルムにたとえられます．
【眼瞼（まぶた）】　レンズキャップ兼シャッターです．ごみや機械的な損傷から眼球全体を保護し，入射する光量を制限して強烈な光による網膜の損傷を防ぎます．また眼の乾燥防止や疲労からの回復にも役立っています．
【角膜】　短波長の紫外線ほど強く吸収し，それによる損傷から水晶体や網膜を保護するためのフィルターの役目をするばかりでなく，水晶体よりも屈折力の強いメニスカス凹レンズです．
【虹彩】　絞りの役目をして，その円形の開口部である瞳孔から内部に入る光量を，網膜で感知した光量のフィードバック（瞳孔反射）によって，調節するはたらきをします（図❷-2）．これはカメラの絞り優先自動露出（AE）機構に相当します．しかし，遠近調節や感情によっても瞳孔の大きさは変化します．
【水晶体】　毛様体筋の伸縮により，その厚みを変化させてピントを合わせる可変焦点の両凸レンズです（図❷-2）．そのピント調節は，水晶体が無意識のうちに高い振動数の微小振動を行い，網膜上に生じた像のコントラストを比較して，合焦点時に最大コントラストになるようにフィードバックして，最適の焦点距離を選択する形式の自動焦点（AF）機構です．カメラレンズの明るさは口径比，すなわちF値で表されます．一眼レフカメラの標準レンズには，焦点距離が50mm，口径比F1.4が多いのですが，わたしたちの眼の口径比はほぼF2.4に相当します．

一般にレンズは2つの球面から構成されるので，周辺部に入射した光は，中心軸付近に入射した光よりも内側に焦点を結ぶために像がゆがみます．これは球面収差と呼ばれるレンズの欠点のひとつです．そこで実際のカメラレンズでは，複数のレンズから構成される組みあわせレンズや非球面レンズを採用することによって，これを補正しています．わたしたちの眼では，水晶体の等質核と呼ばれる中心部にくらべて周辺の皮質部の屈折率が低いことによって補正しています．それ以外に，光の分散現象のために，レンズを透過した白色光が着色するという色収差が生じます．カメラでは，これも組みあわせレンズ系を採用して補正します．眼

❷眼のしくみとはたらき

眼	
機能	器官
眼球の機械的保護 網膜の光学的保護 眼の疲労回復	上・下眼瞼 （まぶた）
メニスカス凹レンズ 屈折力は水晶体より大	角膜
水晶体前面の空間	眼房水，眼房
両凸レンズ（変形による 可変焦点距離）	水晶体
収縮，弛緩により水晶 体前面の曲率を変えて 焦点距離を調節	毛様体筋
空間的調節	虹彩
有効口径	瞳孔
適切な大きさの物体像 の確保	硝子体
感光色素（感度可変） 錐体細胞（700万個） 杆体細胞（1億3000万個）	網膜

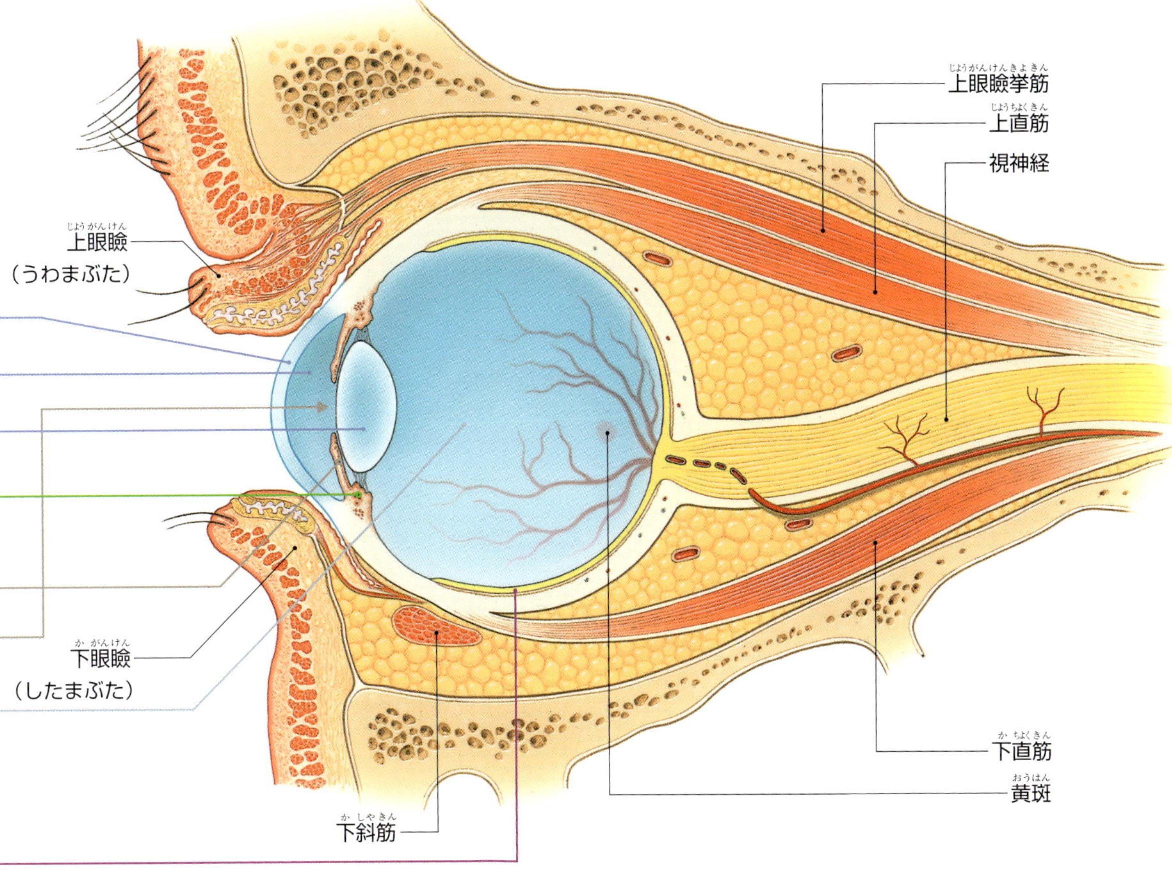

1. 眼窩の縦断面

眼窩とは眼球，視神経，外眼筋（図では上眼瞼挙筋，上直筋，下直筋，下斜筋のみを示す），眼球周囲脂肪体などを収容する頭蓋骨前面のくぼみである．角膜と水晶体がカメラのレンズの役を担い，倒立実像を網膜曲面上に結像させる．網膜は一様でなく，色彩をとくに感じやすい領域，分解能のとくに高い領域（黄斑と呼ばれる直径2～3mmの円形域），などに分かれている．

では，水晶体が黄色みをおびているので，紫外線などの短波長光をよく吸収します．また，網膜の黄斑部は黄色い色素を含み，短波長の光が結像に関与することを防止して色収差を除去し，もっとも精度の高い結像を可能にしています．

【硝子体】 網膜と水晶体とのあいだで，網膜上に適切な大きさの物体像ができるように一定の距離を保つはたらきをしており，カメラレンズの後端からのフィルム室に対応します．

【網膜】 光子を感知するので写真フィルムに対比されます．その中央付近には錐体細胞だけが存在するのでカラーフィルム，周辺には杆体細胞が多いので超高感度の白黒フィルムに相当します．しかも，それらの感度は周囲の明るさに対応して自動的に（時間の遅れが生じますが）変化します（明順応，暗順応）．そのうえ，中心窩近傍では解像力は高いが視感度は低く，他の部分では解像力は低いが視感度は高いのです．この視感度と情報伝達経路まで考慮した光受容器の実効的な大きさとの関係は，写真フィルムの感度と感光色素の粒状の関係とそっくりです．

2. 眼のピント調節・絞り調節

近くをみるときには毛様体筋が収縮し，遠くをみるときは毛様体筋が弛緩する．毛様体筋収縮は毛様小帯と呼ばれる糸状線維の集合体をゆるめるために，水晶体は自身の弾力性で丸みを増す（このとき角膜および水晶体前面がともに前方へ膨隆し，両者ともに屈折力を格段に高めるようになる）．毛様体筋が弛緩しているときは毛様小帯が緊張しきっていて，水晶体の辺縁部分を強くひっぱるために，水晶体は無理やり扁平に近づけられたような状態にある．

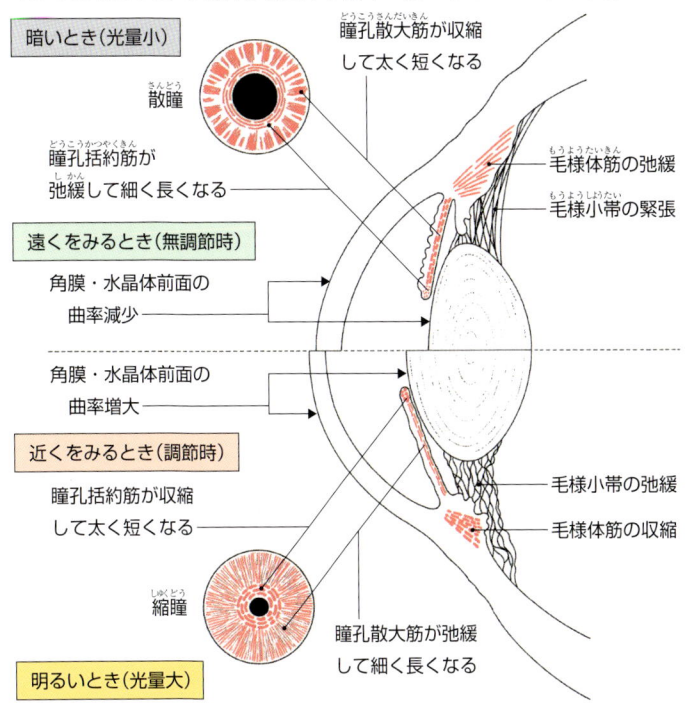

視覚 7
眼のレンズとしてのはたらき

❶眼球のレンズ作用
1. 眼の屈折力と遠近調節

眼球のレンズ作用は角膜と水晶体による．角膜はわずかに可変の焦点距離をもつメニスカス凹レンズで，その前面が空気と接触するため，大きな屈折力を示す．水晶体は両凸レンズで，毛様体筋の伸縮によって，その厚さ（おもに前面の曲率）を調節して屈折力を変化させ，無限の遠方から近点までの物体の像を網膜上に結像させる．眼球全体の屈折力には，水晶体よりも角膜の寄与が大きい．遠近調節の際に，毛様体筋の収縮にともない角膜は膨隆し，その焦点距離は変化するが，模型眼では無視される．

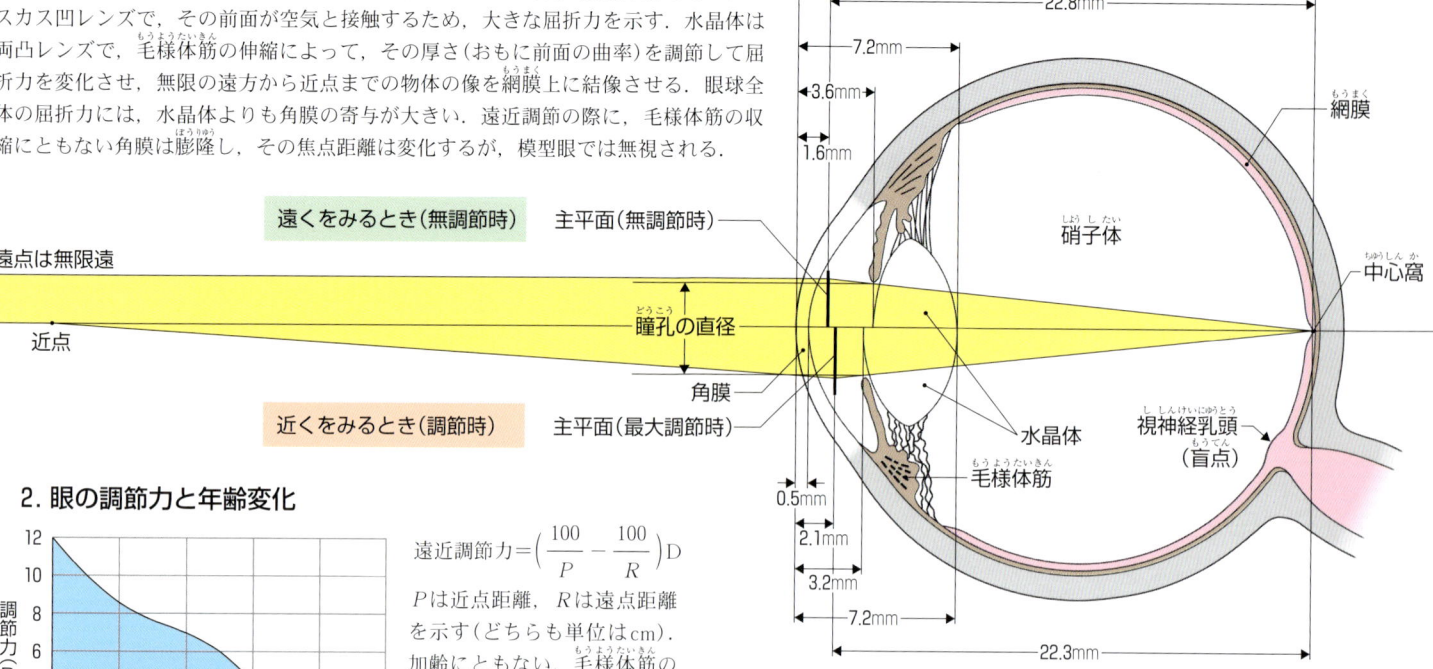

2. 眼の調節力と年齢変化

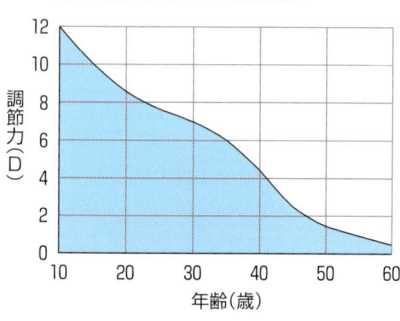

遠近調節力 $=\left(\dfrac{100}{P} - \dfrac{100}{R}\right)$ D

P は近点距離，R は遠点距離を示す（どちらも単位はcm）．加齢にともない，毛様体筋の硬化と水晶体の弾力の減少により，調節力は減少し近点が遠くなる．

模型眼

模型眼とは，現実の眼球の個体差を無視して，各屈折系の光学定数の実測近傍値を基準とした理論計算用の眼球光学系モデルである．主平面（像側主平面）とは，レンズ系や厚いレンズにおいて，光軸に平行な入射光線束がこの面上で，無限に薄い単レンズのように，1回だけ屈折して焦点に収束するとみなせるような平面をいう．主点とは，主平面が光軸と交わる点である．

❷視力と分解能

瞳孔の大きさが，虹彩の内周縁でおこる光の回折に影響するため，接近した2点を見分ける能力（分解能）には限界がある．視力は分解能の逆数で定義され，

視力 $A = \dfrac{\pi n a}{10800 \cdot 1.22 \lambda}$

で表される．a は瞳孔の直径，λ は光の波長，n は眼房水の屈折率．実用には視力検査表（ランドルト環など）を用いる．

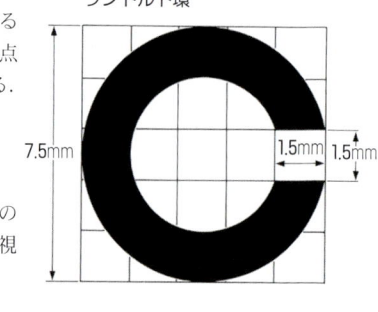

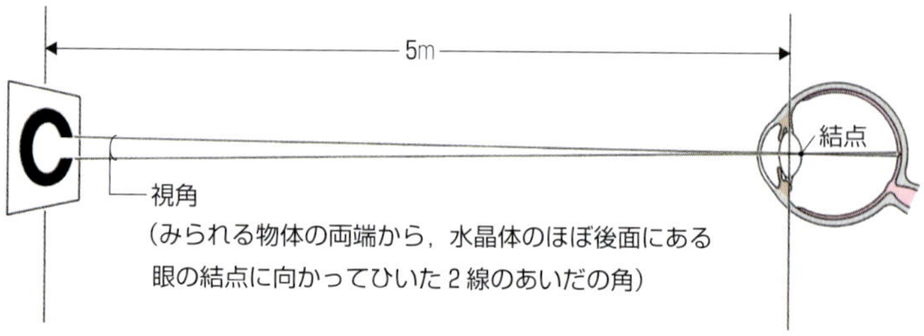

【眼の屈折力】　レンズに入射した光は2つの曲面（一般には球面）をなしている境界面で屈折され，集束または発散されます（図❸）．その強さ（屈折力）は，2つの曲面の曲率半径と厚さやレンズ物質の屈折率で決まりますが，周囲の媒質の屈折率にも依存します．このレンズの屈折力は，真空中で測ったレンズの焦点距離（単位はmm）の逆数で定義し，その単位にはD（ジオプター）を用います．そして集束レンズには＋，発散レンズには－の符号をつけて表します．また，媒質中で測った屈折力は，その屈折率を真空中（または空気中）での焦点距離で割った値になります．

わたしたちの眼の構造と光学的性質は複雑なので，模型眼（図❶）にもとづいて説明します．眼は角膜と水晶体から構成された組みあわせレンズとみなせます．角膜の屈折力はほぼ43.1Dです．水晶体の屈折力は，無限の遠方をみる無調節時と近くをみる最大調節時とで，19.1Dから33.1D（焦点距離で69.9mmから40.4mm）に変化します．角膜と水晶体のあいだが，中心部分で厚さ5.6mmの眼房水（屈折率1.336）で満たされていることを考慮して，この組みあわせレンズの屈折力を計算すると，無調節時と最大調節時とでそれぞれ58.7Dと70.6D（焦点距離で22.8mmと18.9mm）になります．眼球は，この範囲で屈折力を変化させて遠近調節をしているのです．この組みあわせレンズの主点の位置は角膜前面から1.6mm後方に，その22.8mm後方に眼球全体の焦点があると計算されます．そこで，無限の遠方にある物体は，角膜前面から24.4mm後方の位置にある網膜上に像を結ぶことになります．この数値は標準的な眼球（模型眼）の奥行きの長さと一致します．

【視力を決める】　みなさんは，英文字Cに似た指標（ランドルト環）の切れ目の位置を判別する視力検査をうけたことがあるでし

3 集束レンズと発散レンズ

1. 集束レンズ（凸レンズ）

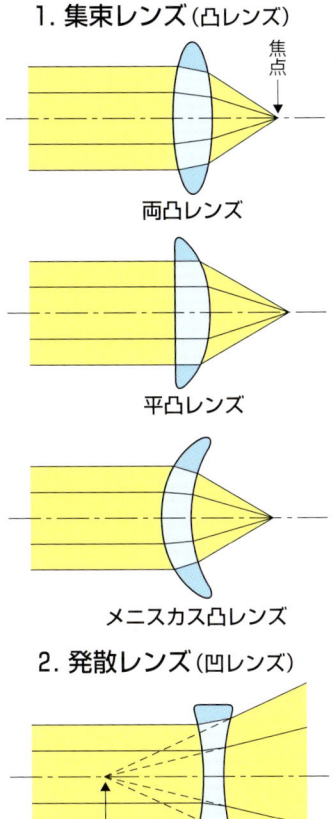

両凸レンズ

平凸レンズ

メニスカス凸レンズ

2. 発散レンズ（凹レンズ）

両凹レンズ

平凹レンズ

メニスカス凹レンズ

光がレンズに入射するときには空気からガラスへの屈折，他方の曲面から出るときにはガラスから空気への屈折と，2回の屈折作用がおこる．

平行光線が入射したとき，光を集束するもの（集束レンズ，凸レンズ，正レンズ）と発散するもの（発散レンズ，凹レンズ，負レンズ）とがある．平行光線の集束点を焦点，レンズの中心から焦点までの距離（薄いレンズの場合）を焦点距離という．発散レンズの焦点は入射側にあり，そこが発散の中心である．2つの曲面の形態が凹と凸の組みあわせのものは，メニスカスレンズと呼ばれる．レンズ作用と両曲面の形態によって，レンズは6種類に分類される．

4 レンズによる視力矯正

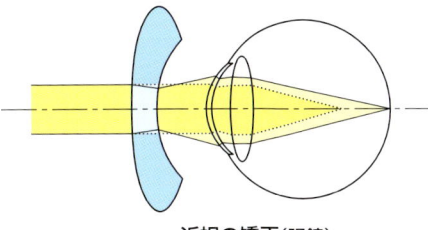

近視の矯正（眼鏡）

近視は，眼球の長さにくらべて屈折力が強すぎる場合に生じる．そのために，無限の遠方の物体の像は網膜の前方に生じるので，物体がある一定の距離（遠点）よりも近くになければ，網膜上に正確に結像しない（正視眼の遠点は無限遠）．その矯正には，光の発散作用をもつ凹レンズ（メニスカス凹レンズ）が用いられる．

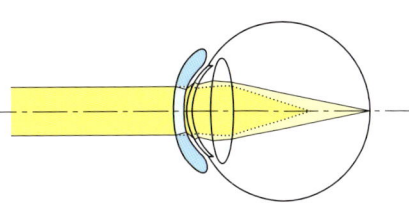

近視の矯正（コンタクトレンズ）

コンタクトレンズでは，レンズと角膜は涙液を介して接触するので，2組の媒質間の相対屈折率は，ガラスと空気間（眼鏡レンズの場合）に比較して小さく，したがって全体のふれ角が小さい．そのために，近視眼の矯正には眼鏡レンズよりも度数の弱いコンタクトレンズですむ利点があるが，遠視眼の場合には強い度数のものが必要になる．

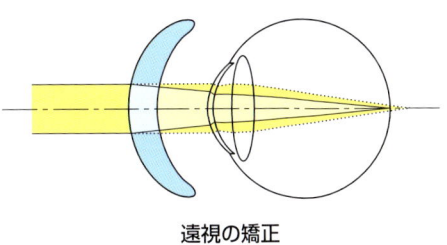

遠視の矯正

遠視は，眼球の長さにくらべて屈折力が弱すぎる場合に生じる．そのために，無限の遠方の物体の像は網膜の後方に生じるので，物体がある一定の距離（近点）よりも遠くになければ，網膜上に正確に結像しない（正視眼の近点は約30cm）．その矯正には，光の集束作用をもつ凸レンズ（メニスカス凸レンズ）が用いられる．

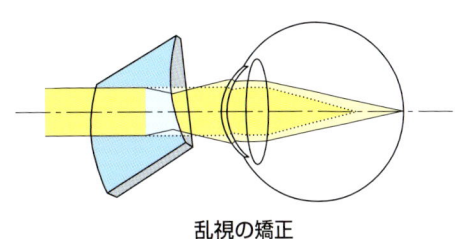

乱視の矯正

乱視の場合は，角膜や水晶体に異常な変形がある．そのため特定の方向の屈折異常が生じるので，それを矯正する向きに円筒面レンズが用いられる．

·········は矯正前の光線
―――は矯正後の光線

ょう（図❷）．この視力検査表では，5mの距離から指標の切れ目をみたときの視角が1分（1度の60分の1）になるようにえがかれています．その距離から，この指標の切れ目の位置を，正確に判別できるときの視力を1.0と定め，50秒（1秒は1分の60分の1）のときは1.2，40秒のときは1.5として，最高の視力を15秒のときの4.0に決めています．このほかにも視力検査表はいろいろ考案されていますが，実際の視力は，えがかれている指標の形状のほかに，照明光の明るさと波長分布，周囲とのコントラスト，網膜の順応状態などの因子によって変動します．

【眼鏡とコンタクトレンズ】 ものがぼやけてみえるのは，眼の屈折力か遠近調節が正常ではないためです．このようなときには矯正レンズが必要です（図❹）．眼球の長さにくらべて屈折力が強すぎる近視の場合には，光の発散作用のある凹レンズの眼鏡をかけます．これとは反対に，眼球の長さにくらべて屈折力が弱すぎる遠視の場合には，光の集束作用のある凸レンズの眼鏡で矯正します．一般に45歳ぐらいからは，遠近の調節作用が不十分な老眼になるので，その矯正にも凸レンズの眼鏡が必要です．また，正常な水晶体はほぼ両凸レンズの形をしていますが，変形している乱視の場合には，方向による屈折異常があるので，それを矯正する向きに円筒面レンズを入れた眼鏡をかけます．

コンタクトレンズは，角膜に直接装着するレンズですが，涙液とのあいだの界面張力によって，涙層に浮かんでいます．眼鏡と異なり，角膜とのあいだに空気が介在しないので，近視の場合には，眼鏡レンズよりも小さな屈折力のレンズですみます．したがって強度の近視の矯正には，とくに有効です．しかし，遠視の場合には，眼鏡レンズよりも大きな屈折力のものが必要になります．

視覚 8
明るさ，色，コントラスト，動き，形，遠近などを見分ける

❶カラーテレビの映像画面

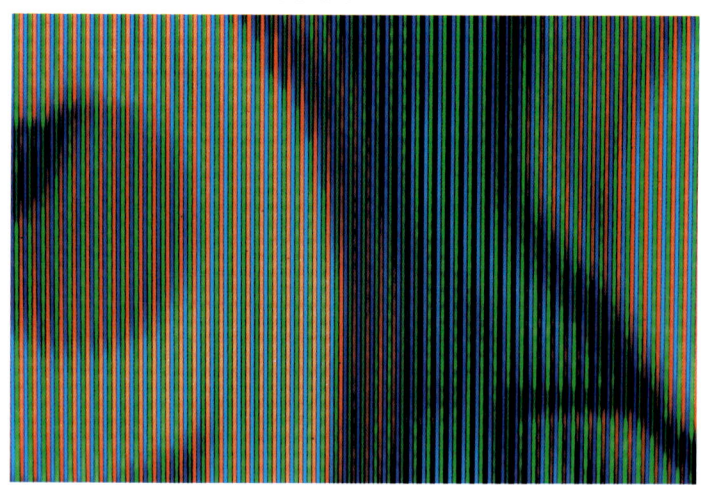

カラーテレビの映像画面を虫眼鏡でみると，赤・青・緑という3色セットが順序よく並び，点滅をくりかえしていることがわかる．画面における白い像のところでは，その3色がすべて最大限に輝き，黒い像のところでは，3色ともオフ状態である．赤・青・緑が光の三原色であり，この三原色光の均等混合は白をつくりだす．また，茶・紫・黄・橙などは三原色のうちの2色だけを輝度を適当に調節しながら光らせることでつくりだせる．

❷色としての黄色

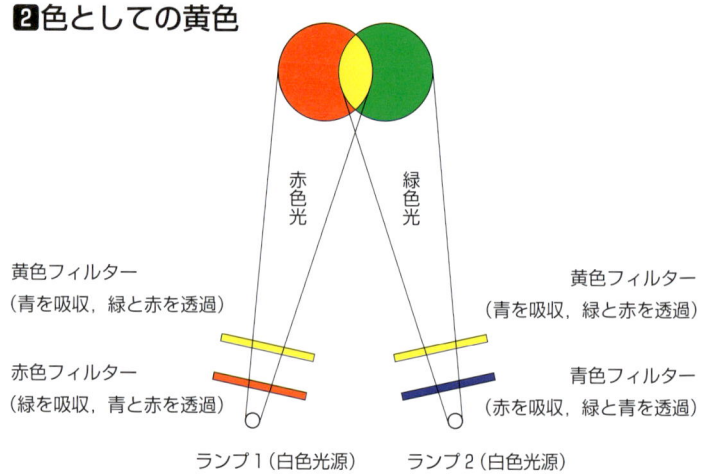

三原色光のうちの2色，つまり赤色光と緑色光を混ぜることによって，鮮やかな黄色が生じることを示す．白色光源から赤色光，緑色光をとりだすためには，2枚ずつのフィルターが必要である．

❸光の三原色と色材の三原色

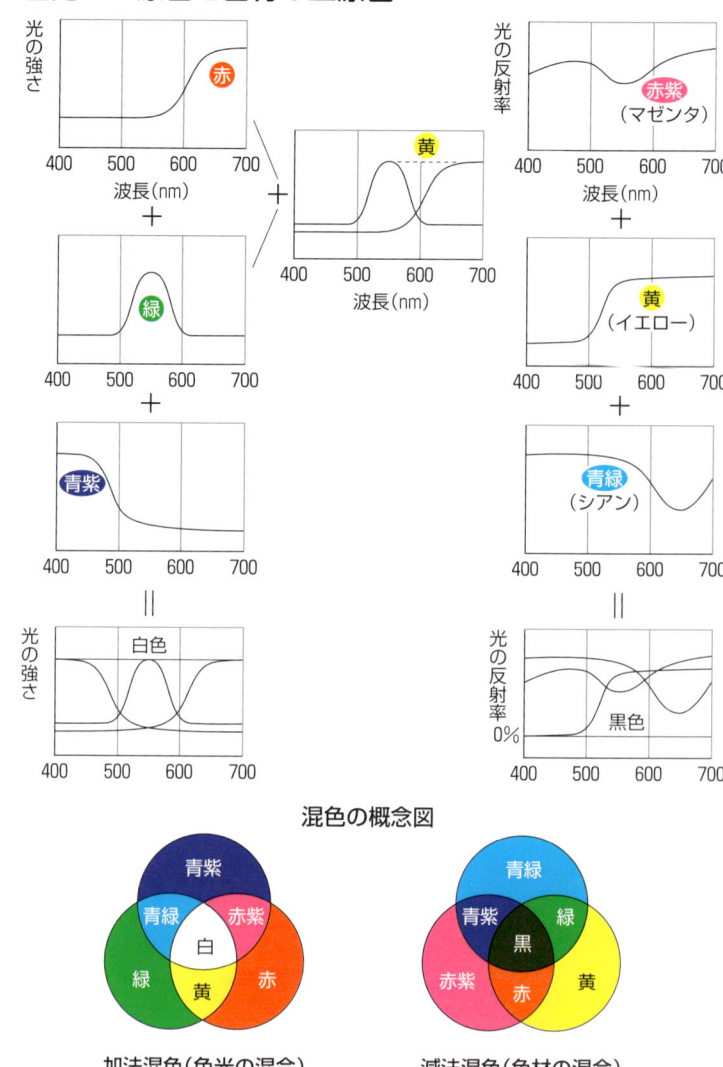

赤，緑，青の色光を適当な強さで混合すると，任意の色光が得られる．たとえば，赤と緑の色光を同程度の強さで混合すると，スペクトル分布は中・長波長で高く平坦で黄色になる．また，すべてを同程度の強さで混合すると白色光になる．これらの色光を光の三原色，色光の混合を加法混色という．これに対して，物体色は反射光の色で，赤紫・黄・青緑色の色材を適当に混合すると任意の色を発色でき，同程度の割合で混合すると黒色になる．これらの基本色を色材の三原色，色材の混合を減法混色と呼ぶ．

【明るさ】 暗い場所では，錐体細胞より100倍も高い感度をもつ杆体細胞が活躍します．暗闇にならされた眼は光子が10個ぐらいでも感じることができます．これは1個の杆体細胞が1個の光子によって刺激されたことに相当します．わたしたちの眼はこのように高感度なのです．夜空の星ひとつを直視しようとすると，その星からの光はわたしたちの網膜黄斑(昼用の100分の1感度の錐体細胞群が密集する場所)に直進してしまうために，かえってみえにくいのですが，視線をすこしだけずらしてみるとおなじ星がこんどは鮮やかな明点になります．杆体細胞群が黄斑の外周にあたるような網膜部分に分布しているためです．1眼あたりの総数は杆体細胞およそ1億3000万，錐体細胞およそ700万です．

【色】 ものに色がある，とはその色以外の波長光をものが吸収してしまっているということです．すべての色光を吸収するものが黒，どの色光も吸収しないで反射させるものは真っ白です．カラーテレビの映像画面(図❶)を虫眼鏡で観察すると，赤・青・緑という3色(光の三原色)の組みあわせで白(3色光が同輝度)と黒(3色光が輝度ゼロ)はもとより，あらゆる自然の色をわたしたちに感じさせていることに気づくでしょう．ところが，絵の具，ポスターカラーなど色材の場合には，どんな色でも赤・黄・青(色材の三原色)の混合によってつくられます(図❸)．

わたしたちの網膜には3種類の錐体細胞(700nm波長の赤色光に高感度な赤錐体細胞，546nm波長の緑色光に高感度な緑錐体細胞，435nm波長の青色光に高感度な青錐体細胞)が存在し，それぞれの色光刺激が，一方では錐体細胞→双極細胞→神経節細胞

❹ 網膜での色刺激の伝わりかた
1. 錐体細胞から神経節細胞へ

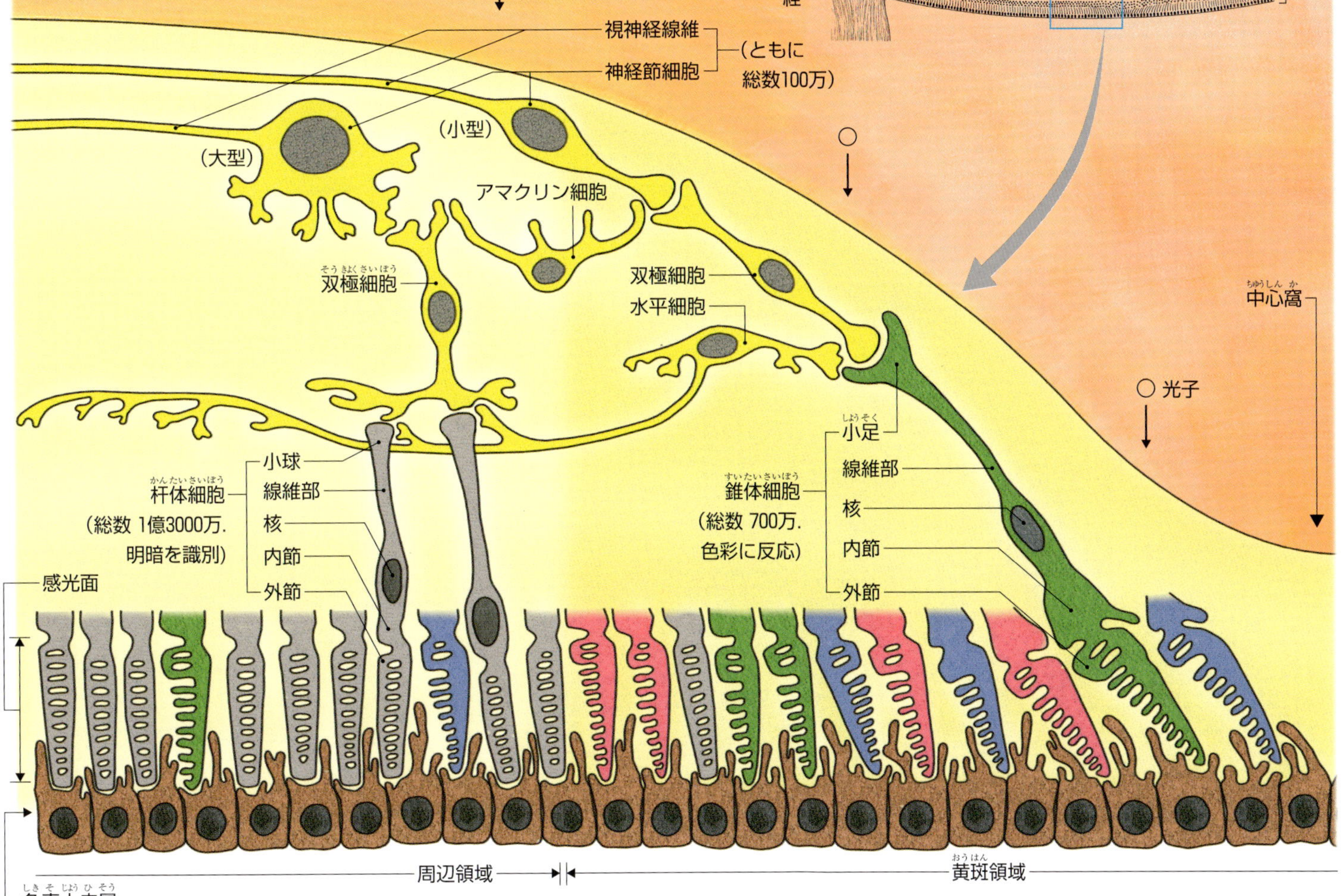

2. 青・黄チャンネル，赤・緑チャンネルの存在

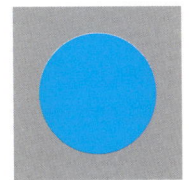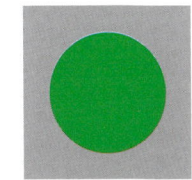

青円の中心をみつめると円周の灰色背景に黄色リング，緑円の中心をみつめれば円周部に赤色リングが，それぞれ出現する．

3. 抑制強弱による明暗コントラスト

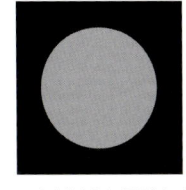

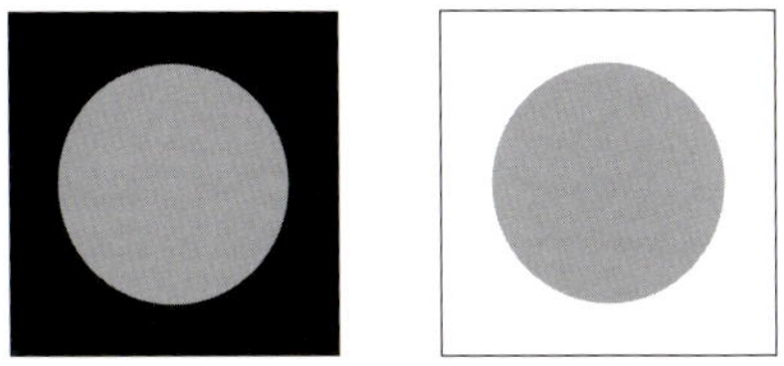

2つの灰色円を同時に視野に入れる．どちらの円内が暗いか？ つぎに，向かって左端(黒)から右端(白)まで視線をゆっくりとずらす(本文参照)．

網膜の中心窩領域では視細胞のうちの錐体細胞(青・緑・赤色)が密集し，しかも同窩中心に向けて網膜がしだいに薄くなるので光子の感受面(外節)到達が比較的容易である．緑色光だけの感受では信号が緑錐体細胞から1個の双極細胞，つぎに1個の小型神経節細胞へ，という単リレーで伝わる．黄色光の感受では赤錐体細胞，緑錐体細胞からの2系統信号が水平細胞やアマクリン細胞を経由して1個の小型神経節細胞に達しなければならない(赤＋緑＝黄，図❷)．杆体細胞(灰色)からの光感受信号は，大型神経節細胞へ集まる．

という最短距離の伝わりかた，他方では錐体細胞→水平細胞→多数の双極細胞→アマクリン細胞→神経節細胞という迂回した伝わりかたをします(図❹-1)．

その結果，錐体細胞群がとらえたあらゆる刺激の，網膜での主要な最終流入先である小型神経節細胞(図❹-1)のレベルでは，数百から数千程度の錐体細胞に由来する色刺激情報が各単一細胞ごとに統合され，ついには赤か緑か，なにもなし(赤と緑の刺激量がおなじとき，図❹-1)，あるいは青か黄かなにもなし(図❹-2)，白か黒か(錐体細胞3種類と杆体細胞からの出力がすべて合流した輝度感覚，図❹-3)，のどれかに整理された神経情報がつぎの中継所である外側膝状体(次頁の図❺，❻)に向かいます．そして，視覚領または有線領と呼ばれる大脳皮質(図❻)で最終的

な合成過程が行われることによって，自然の色が感じられるようになります．

【コントラスト】 ある部分の明るさは，反射してくる光の強さ自体というよりは，それに隣接する部分の明るさとのコントラスト(対比)によって決まります．水平細胞とアマクリン細胞(図❹-1)は抑制ニューロンに属し，光に反応中の網膜一部分がいまあるとすると，その反応の強さに比例した量の抑制信号を反応部分の外周網膜に分配します．図❹-3における，実際にはおなじ灰色である左右の2円をみくらべると，黒背景の左円のほうが白背景の右円よりも明るく感じます．みくらべて左右に移動中の視線が黒背景にあたっているときは，眼に入る光が比較的少ないので網膜反応そのものが微弱で反応外周への抑制も弱く，視線が白

5 眼から外側膝状体へ

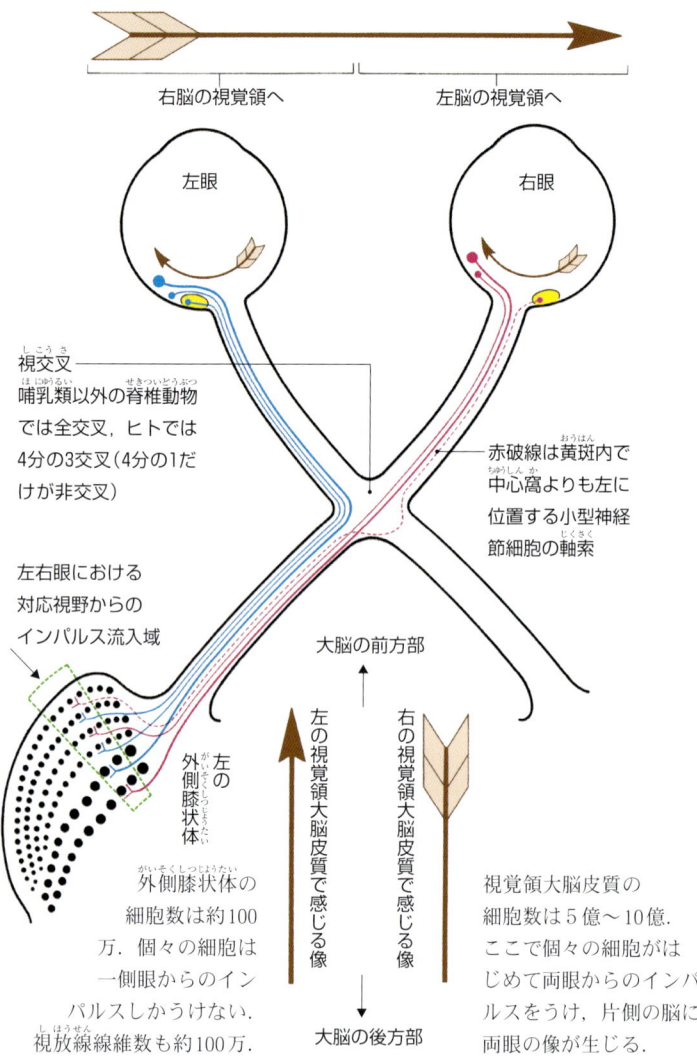

網膜の神経節細胞には大・小2型があり，大型のものが網膜の黄斑領域以外からの視覚情報を集めるほか，視覚対象の動きを外側膝状体（やはり大・小2型の神経細胞あり）の大型細胞に伝える．小型神経節細胞は，視野中心近くにある静止したものの情報を，外側膝状体の小型細胞にくわしく伝える．ただし，まったく動かない1点をみつめているときでも眼球はつねにかすかな動きを示していて，その点の像が網膜でわずかずつ動いている（固視微動）．これがもしもなくなると，数秒間のうちにみつめていた像が薄れてしまうが，それは感光面（視細胞の外節）におけるいったん変形した光受容タンパク粒子（視覚1の図■-3）の形態旧復が暗所でしか行われないことによる．

背景にあたれば網膜反応は多量の光のために強まるので外周への抑制も強くなります．そのために視線が灰色円内に移った瞬間にはおなじ灰色に対する網膜反応に差が生じ，比較的明るくみえたり（弱い抑制のもと），あたかも光量がすこし不足している場合のように暗くみえたり（強い抑制のもと）します．

つぎに視線をとめて，左右どちらかの灰色円の中心をじっとみつめるようにすると，黒背景での灰色円の場合は，円内における0.1mm程度の狭いへり部分が白く（明るく）みえ，円に隣接した数mm程度の幅ひろい背景部分はより深い黒にみえるでしょう．白背景での灰色円については円内の狭いへりが黒，隣接背景がより明るい白，となります．灰色円と黒または白の背景との境界で，

6 外側膝状体から視覚領まで
1. 中脳の高さでの大脳水平断面（下からみる）

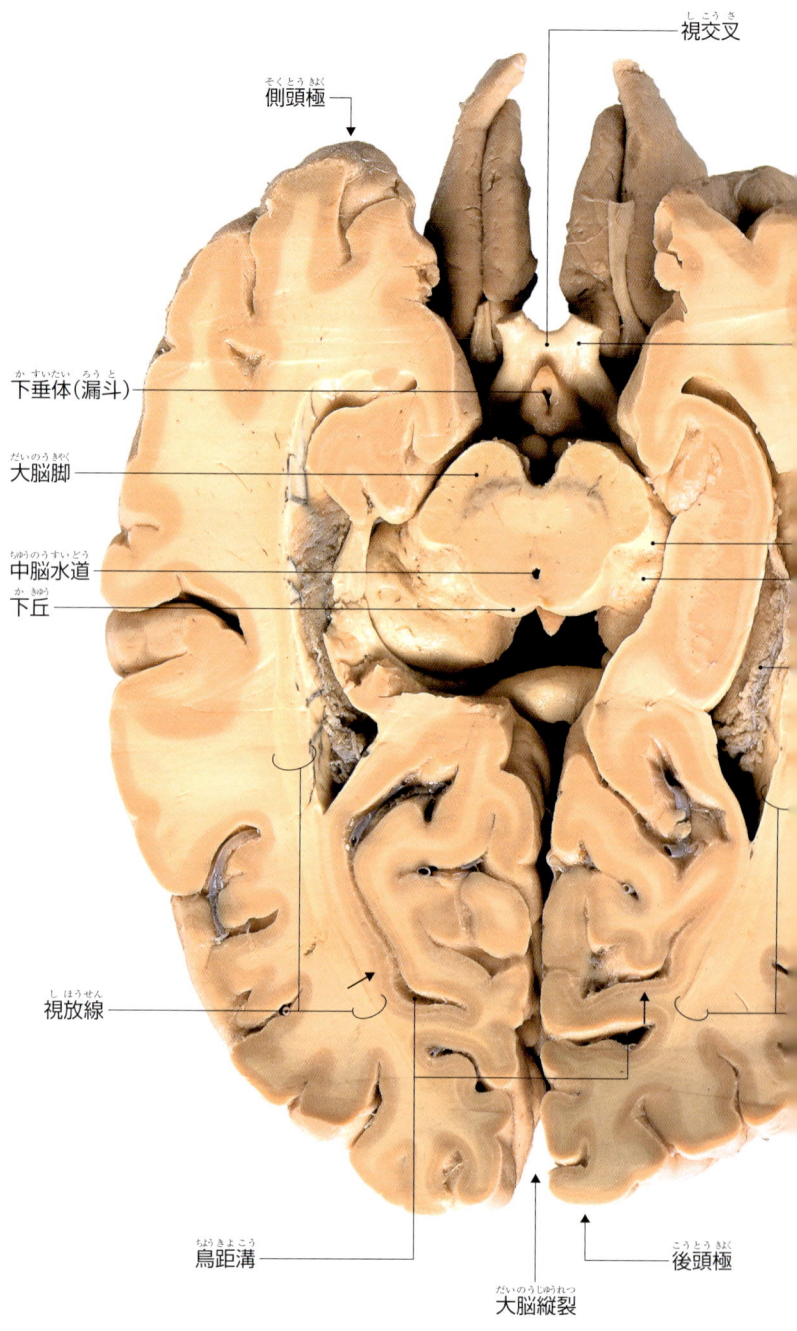

明暗コントラストは無意識のうちに増強されるのです．この現象も先に述べた抑制強弱のおかげです．視覚に影響する幅（0.1mmと数mm）のちがいは，水平細胞やアマクリン細胞が少数の錐体細胞（中心視野に対応）とはるかに多数の杆体細胞（辺縁視野に対応）を横つなぎにしている（前頁の図4-1）ことによります．

【動き】わたしたち人間を含めて，動物はものの明部・暗部（陰）の位置のずれを動きとして感じます．網膜の鋸状縁（視覚5参照）付近では光受容細胞として杆体細胞だけしか存在せず，したがって色彩を感じることなく像分解能も低いのです．しかし，その網膜部分はものの動き（白色光の急激な増減）にもっとも敏感です．昼の陽光のもと杆体細胞は多すぎる光のために半死状態ですが，

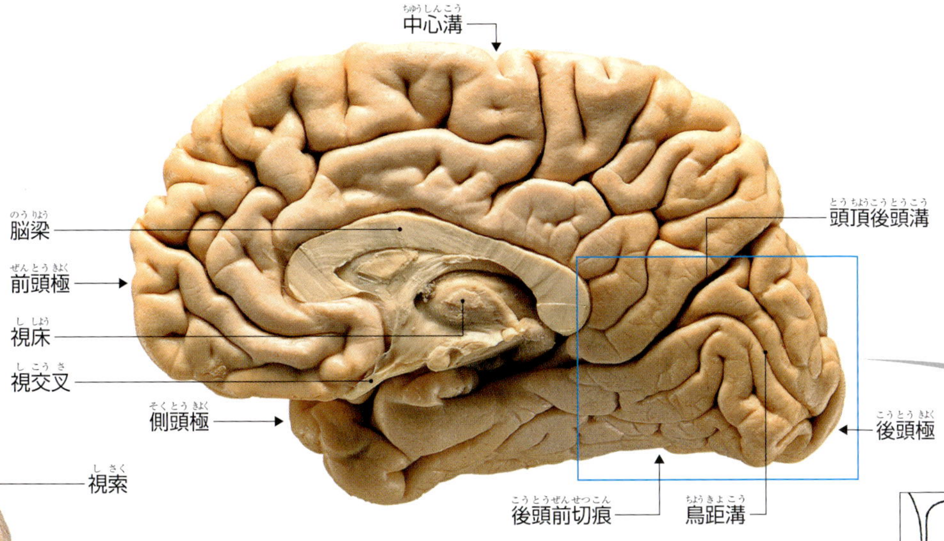

2. 右大脳半球内側面

後頭前切痕と呼ばれる脳表面のくぼみと、斜走する頭頂後頭溝よりも後方が後頭葉であり、それの内側面ほぼ中央に鳥距溝が位置している。脳梁は左右半球間をつなぐ神経線維群の一大集塊であり、これの正中矢状断面が左の写真では認められる。外側膝状体は視床の一部分（後方区域）である。

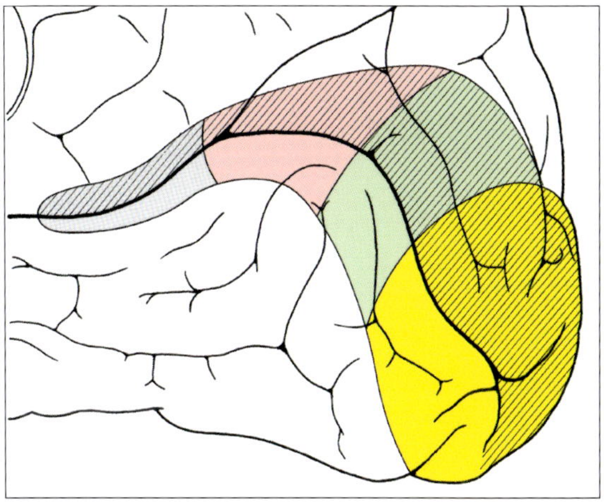

3. 視覚領大脳皮質に入る視覚信号

視放線を構成する神経線維のうちで、右眼からの視覚信号を伝える線維群と左眼からの視覚信号を伝える線維群とが、たがいちがいに隣接する狭い皮質帯（幅が0.4mm）に終着する。図示した右半球の1次視覚領では、左右眼の網膜右半（視野でいえば左半）の情報が集まるが、視野中心部（黄斑）に対応する皮質領域（黄色）はひろい。中心からすこし外れた視野（緑色）、さらに周辺寄りの視野（桃色）、最周辺視野（灰色）につながる領域も示した。鳥距溝よりも上（斜線部）に視野下半（網膜上半）、下に視野上半（網膜下半）の信号が、それぞれ入る。

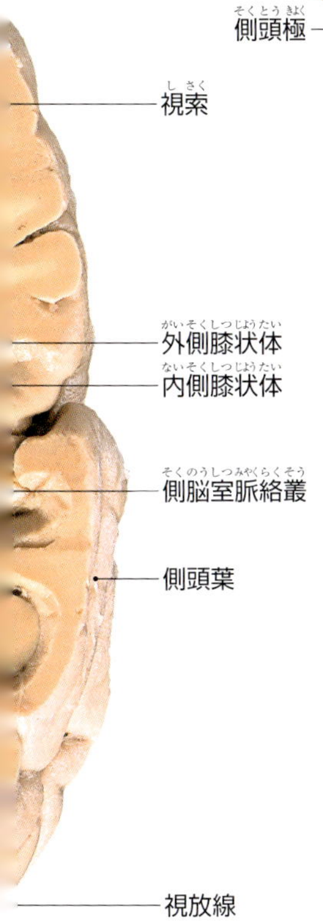

4. 立体視

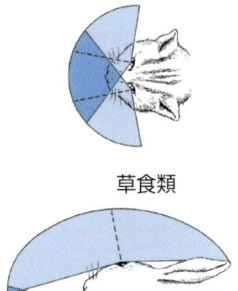

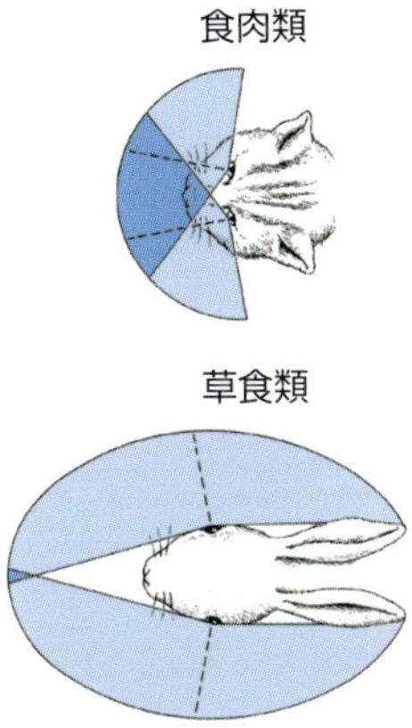

右図はヒトの平均的左右視野を重ねた図である。片方の眼だけで0°点に視野をとめた状態で調べる。桃色ゾーンより右に向かって90°ラインまでが右眼だけの視野、右寄り55°から左90°（灰色ゾーン）までが左眼だけの視野である。正面では左右視野ともに、上方45°、下方68°どまりである。左右黒点のうちの右は右眼、左は左眼の視野における盲点（視神経乳頭に光があたることによる視力欠損部）である。左右55°以内の範囲で立体視が可能である。

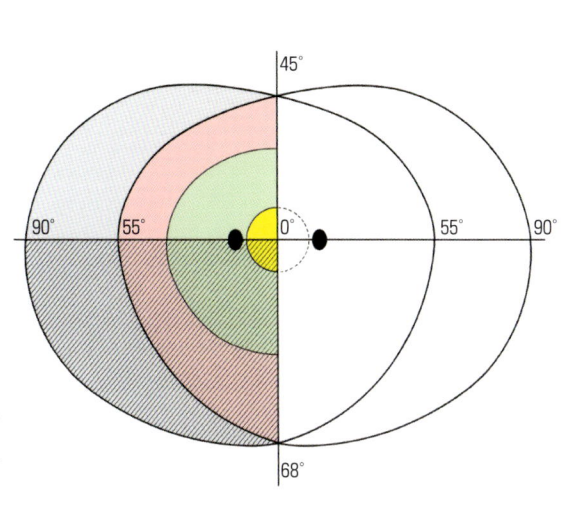

上が前方である。ブロードマン17野（総論3参照）に相当する1次視覚領は鳥距溝沿いに位置し、有線領とも呼ばれる。視放線につづく線維束が当該皮質内で、特異な白線（矢印）をつくる。

暗い陰影が網膜にあたるとき一瞬にして蘇生するのです。鋸状縁は視野の端に対応する網膜部分であり、ここで外敵や餌食の動きを敏感にとらえることは、野生動物にとっての死活問題でしょう。杆体細胞による視覚情報は網膜の大型神経節細胞に集められ、さらに外側膝状体の大型神経細胞経由で大脳皮質へ伝えられます（図5、6）。

【形】　ものの形を見分けているのは、まず最初に物体の輪郭が、網膜上にあるひろがりをもった像となって生じていることによります。網膜黄斑の錐体細胞1個からの神経刺激が、小型神経節細胞、外側膝状体の小型神経細胞それぞれ1個ずつによる、いわば専用回線で大脳皮質の特定場所にいつも運びこまれるしくみがあり、形の、それも分解能0.2mmという精度での認識を可能にしています。

【遠近】　霊長類やネコ、フクロウなどでは、左眼と右眼がすこしちがう角度から前方視野をみることができるので、それらの重複部分で立体視（遠近の見分け）が可能です。そのために視野が比較的狭くなってしまうのはしかたありません（図6-4）。両眼からの視覚情報の流入先が外側膝状体（図5）でも、またその先の視覚領大脳皮質（図6-3）でも、微小な範囲のなかでモザイク状に配列している事実が、とても重要です。一方、眼が完全に横向きである草食類、キンギョ、ハトなどは、立体視よりも360°に近いような視野のひろさのほうを選択しているように思われます。

聴覚 1
音をとらえる

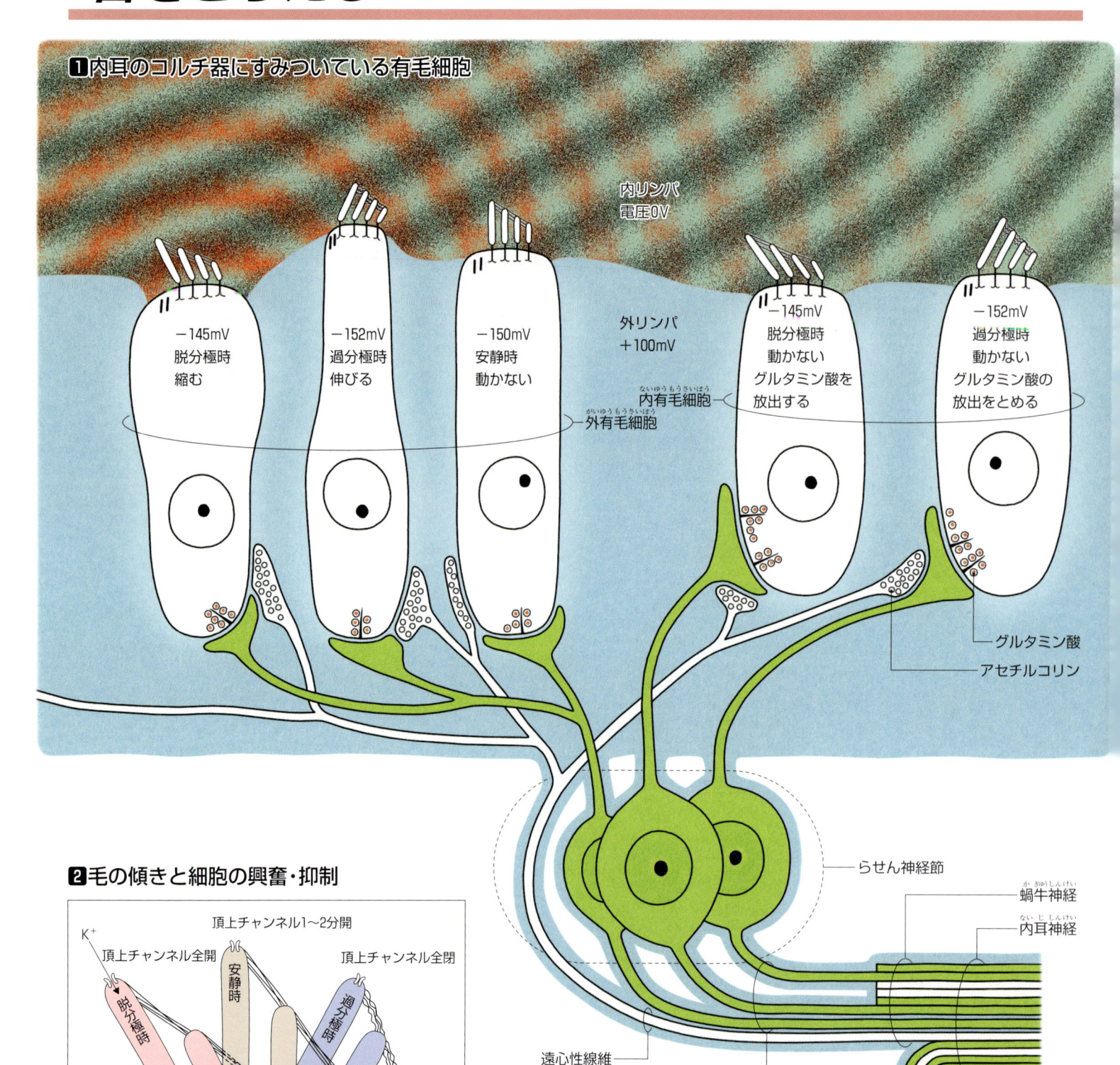

❶内耳のコルチ器にすみついている有毛細胞

内リンパ 電圧0V

−145mV 脱分極時 縮む

−152mV 過分極時 伸びる

−150mV 安静時 動かない

外リンパ +100mV

−145mV 脱分極時 動かない グルタミン酸を放出する

−152mV 過分極時 動かない グルタミン酸の放出をとめる

外有毛細胞
内有毛細胞
グルタミン酸
アセチルコリン
らせん神経節
蝸牛神経
内耳神経
遠心性線維
求心性線維
前庭神経

❷毛の傾きと細胞の興奮・抑制

K+
頂上チャンネル全開 脱分極時
頂上チャンネル1〜2分開 安静時
頂上チャンネル全閉 過分極時

有毛細胞の不動毛はすべて，先端膜に頂上チャンネル（陽イオン通過場所）を4個そなえる．安静時（茶色），音刺激で高毛側にいっせい傾斜したとき（桃色），低毛側にいっせい傾斜したとき（紫色）の頂上チャンネル変化を示す．同チャンネル全開時には内リンパの主要陽イオン（K+）が毛内に進み，有毛細胞の内部全体の電位をゼロに近づく向き（−150mV → −145mV）に一時的に変動させる（脱分極，つまり興奮をもたらす）．安静時のチャンネルから流入した少量のK+については，K+排出ポンプがたえずこれを外界にもどす．→総論2参照

コルチ器における内・外有毛細胞を，約2000倍に拡大した像として示す．音刺激を脳へ伝える求心性ニューロン（緑色）の突起のうちで，枝分かれのないものが内有毛細胞につくのに対して，外有毛細胞は枝分かれをくりかえした，いわば共通ケーブルに音刺激を伝達する．外有毛細胞は到来した音波振動とおなじ周期の伸縮運動を行い，到達音（黒点の集まり）のコピー（赤点の集まり）を大量につくりだすが，内有毛細胞は動かない．内・外有毛細胞ともに頂上面に50〜60本の不動毛（根元から傾くことができる）をそなえる．図ではおおげさな傾きを表現したが，実際に最小限必要な不動毛の傾きは，0.003°〜0.01°にすぎない．有毛細胞の興奮・抑制がグルタミン酸を介して求心性ニューロンに伝えられる機構は，聴覚器と平衡感覚器でおなじである（平衡感覚1の図❷参照）．内耳神経の遠心性線維（白色）の末端がアセチルコリンを放出する場所も，内・外の有毛細胞間で異なる．

❸ 赤ちゃんの耳

とても鋭敏な耳であり，これは鼓膜の大きさがすでに成人並みである，耳小骨は成人よりかえって大きい，などのためである．内耳は胎生25週で完成する．

❺ 魚の側線管にすみついている有毛細胞

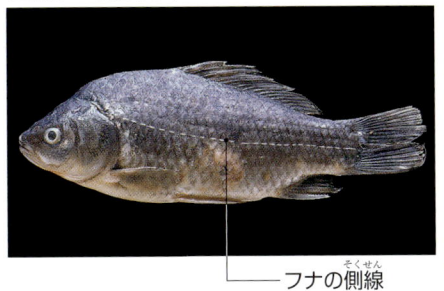

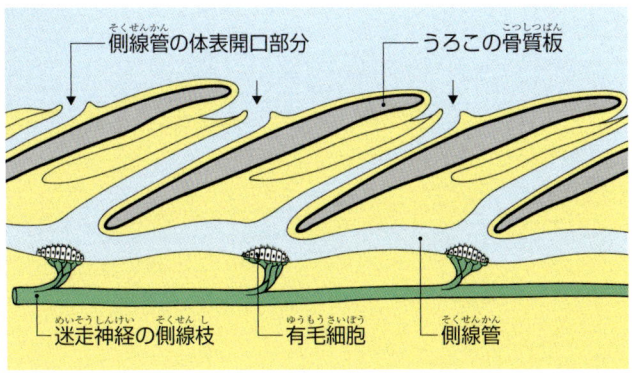

フナの側線

側線管の体表開口部分／うろこの骨質板／迷走神経の側線枝／有毛細胞／側線管

フナの側線は，体内の側線管が体表で1列に開口する関係で，肉眼では1本の線のようにみえる．側線管の壁にほぼ一定の間隔で有毛細胞の小集団がすみついていて，とらえた水中振動刺激を迷走神経に伝えている．わたしたちの内耳有毛細胞と異なり，側線有毛細胞は，真の外界（水色）に露出している．

❹ 内耳全体と音波刺激をとらえる場所

内耳全体が側頭骨内に埋めこまれている．音の検出器である蝸牛管は，内耳の膜迷路（緑色）の一部に相当する．内耳表面の骨質欠損部として前庭窓，蝸牛窓という2つの窓があり，前者はあぶみ骨底，後者は第2鼓膜でそれぞれふさがれている．あぶみ骨底の動きが右向き大矢印のように蝸牛頂まで伝わり，つぎに蝸牛孔のところから下降（左向き小矢印）する．

三半規管／卵形嚢／球形嚢／前庭／蝸牛／鼓室階の外リンパ／前庭階の外リンパ／側頭骨／蝸牛孔／蝸牛管（コルチ器はこの内部に存在する）／かたい骨質／やわらかい骨質／外リンパを流す蝸牛小管／内リンパ嚢／内リンパ管／前庭窓／蝸牛窓

【なぜきこえるのか】

わたしたちがいろいろな音をききわけ，あるいは音楽で感動するうえにもっとも必要なものはなにか，となれば，それはまちがいなく内耳（側頭骨のなかに閉じこめられている，図❹）の一部分であるコルチ器に定住している有毛細胞（図❶）でしょう．この細胞は水のなかを伝わる音波そのものを機械力刺激としてうけとめるばかりでなく，その刺激に応じた電気信号をコルチ器と脳をつなぐ脳神経つまり内耳神経に伝えるという，まったく独特の機能を示すのです．魚やオタマジャクシなど水中生活をする脊椎動物にはコルチ器が存在せず，有毛細胞は側線器（体表面に露出している，図❺）に定住していて，水中の音波刺激を，べつの脳神経である迷走神経に伝えています．

空気中で生活するわたしたちにとっては，すべての外界音が空気振動ですから，それを水振動に変換する装置（中耳，聴覚4参照）が必要です．しかし心臓鼓動音や空腹時の胃のゴロゴロなどという体内で生じた音については，それが絶対に必要であるとはいえません．集音・共鳴装置として役立つ外耳（聴覚4参照）もおなじです．有毛細胞が検出した音波刺激の整理，統合という面では，内耳神経と脳がかけがえのない重要な役割を担います．

【外有毛細胞と内有毛細胞】

コルチ器の有毛細胞が，毎秒20～2万回というものすごい反復性振動（可聴音）に反応するとき，各細胞の内リンパに面する頂上部分に密生している毛は根元からいっせいにそろった向きに，すこしずつ反復傾斜する（図❶）のですが，その反復の周期たるや20分の1～2万分の1秒で，検出音そのものの振動周期と同一です．1本1本の毛はかなり丈夫で，極端に細い根元以外での屈曲，ねじれをおこしにくいほか，隣同士たがいに細線維でつながれています．背の高さがなだらかに変化するように毛が密生している点も重要です（高毛側に各毛がいっせい傾斜した瞬間には有毛細胞が電気的な脱分極，つまり興奮した状態に，低毛側へのいっせい傾斜ではおなじ有毛細胞が過分極，つまり抑制状態に陥る，図❷）．

内有毛細胞では細胞自身の状態変化がただちに内耳神経の線維末端に伝達されますが，外有毛細胞は過分極時に伸び，脱分極時に縮むという動きのくりかえしを，到来した音の振動数とおなじ頻度で行います（図❶）．外有毛細胞が自身に接触した音波のコピーをつくり，それを内リンパのなかに放出しつづけることによって，内有毛細胞の音感受作用は1000～1万倍も高められるのです．神経線維末端が付着するようすも，内有毛細胞と外有毛細胞とではだいぶちがっています．

内リンパの，反復性ではなく1方向性のゆったりとした動きだけに反応して，その情報を電気信号として神経に伝えるタイプの有毛細胞も，魚類から哺乳類まですべての脊椎動物の内耳における半規管膨大部に存在します．また，全脊椎動物内耳の前庭部（球形嚢斑と卵形嚢斑）には，毛の1回の傾きの角度だけを神経に伝達する有毛細胞があります（平衡感覚1，2参照）．

聴覚 2
音とはなにかⅠ

❶音の発生と空気振動

1. 音叉の振動と音波

音叉の一端を軽くたたくと，その音叉に固有な一定振動数の振動が生じる．音叉の振動にともなって，その周囲の空気は周期的な力をうけつづけるので，空気の密度に疎・密(大・小)の部分が交互に生じ，それとおなじ方向に伝播する．これが音波である．音叉からは純音が発生し，倍音成分をほとんど含まない．

2. 音叉の周囲の空気分子

音叉が外側に向かってひろがる瞬間(赤の破線)には，その部分の空気は圧縮されるので，その分子数の密度は高く密になり，内側にもどる瞬間(青の破線)には，空気を膨張させるので疎になる．

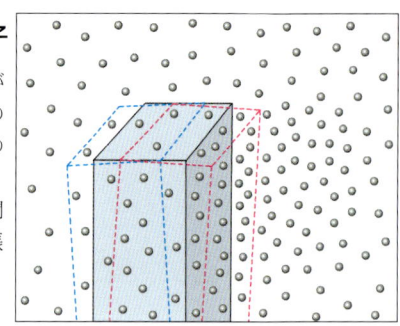

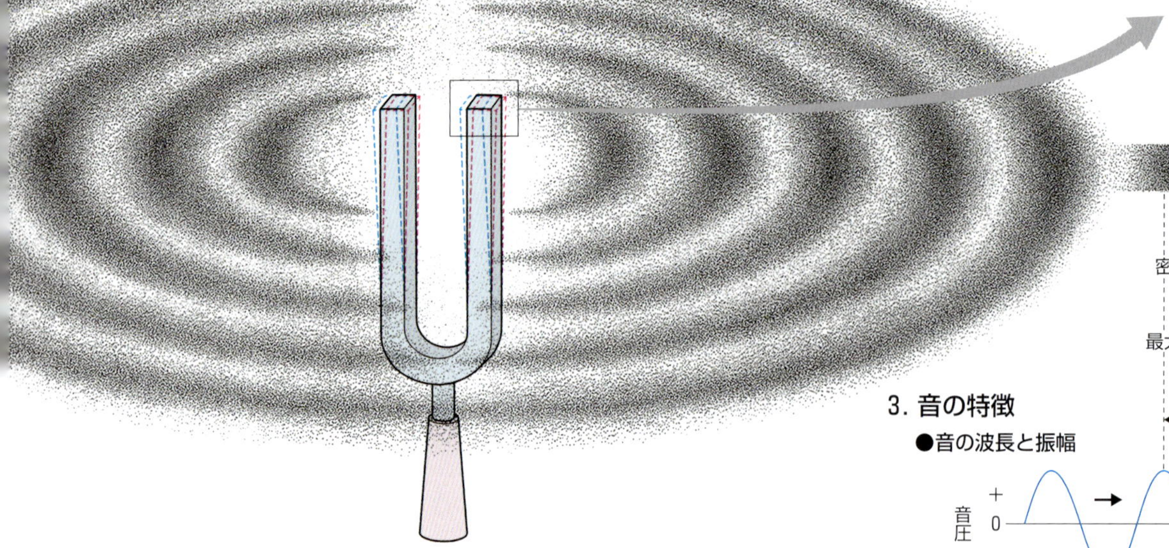

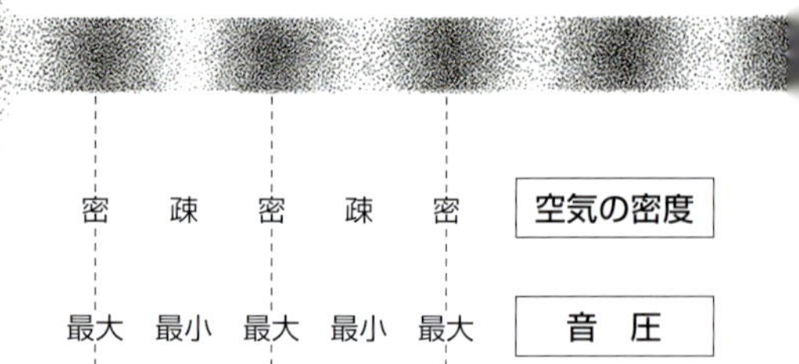

3. 音の特徴
- ●音の波長と振幅 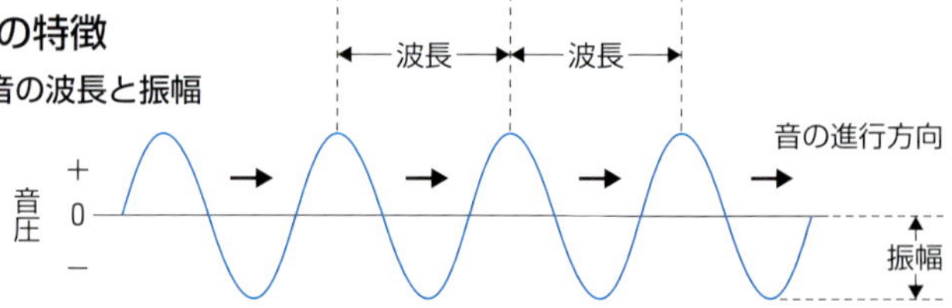
- ●音の高さ — 低い音(波長が長い＝振動数が小さい)／高い音(波長が短い＝振動数が大きい)
- ●音の強さ(大きさ) — 大きな音(振幅が大きい)／小さな音(振幅が小さい)

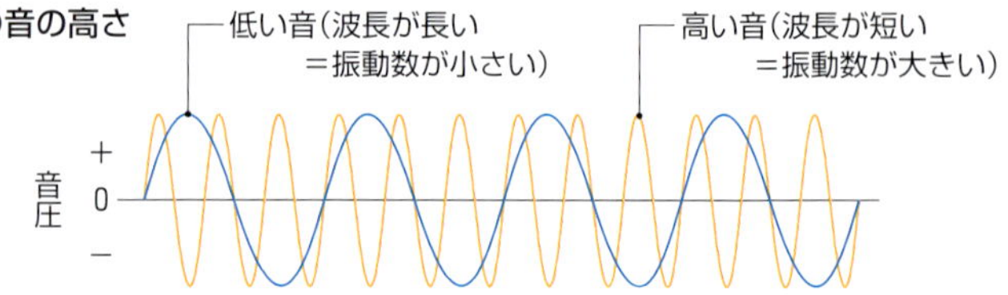

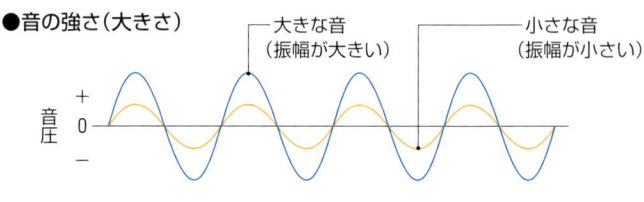

❷いろいろな物質中の音速

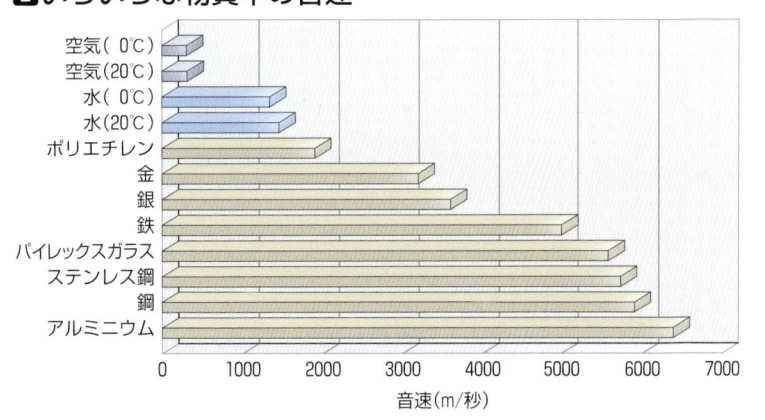

空気(0℃)／空気(20℃)／水(0℃)／水(20℃)／ポリエチレン／金／銀／鉄／パイレックスガラス／ステンレス鋼／鋼／アルミニウム

音速(m/秒)

【音の性質】 わたしたちの聴覚を刺激する原因を，音または音響と呼んでいます．音源となる発音体(たとえば音叉)が振動すると，その周囲の空気をつくっている多数の気体分子が，押されたりひかれたりをくりかえすので，圧縮されて圧力の高い部分と膨張して圧力の低い部分，いいかえると，空気の密度に密と疎の部分とが交互に生じます(図❶-1, 2)．これが波(波動)となって圧力の変化の方向に伝わっていく疎密波が音波です．しかし，空気の分子が移動するのではありません．このように音波は，空気の振動方向と音波の進行方向とが一致するので，縦波の一種なのです．

音波が耳に入ると，こまかく変動する空気の圧力変化(音圧)が鼓膜を振動させ，その振動が中耳を経て内耳で音響信号に変換され，そのパルスが脳に伝達されて音の感覚として知覚されます．したがって，物理的な音の性質と主観的な音の感覚とはかならずしも一致しません．

【音の3要素】 音は音波として伝わるので，一般の波動と同様に，物理的には，その速さ(音速)，振動数(周波数)，波長と振幅によって特徴づけられます(図❶-3)．

〔音の速さ〕 空気中を伝わる音の速さは，温度20℃では秒速344m(時速約1240km)ほどで，温度が高くなるにつれて速くなります．また，音波は液体や固体のなかも伝わることができます．その速さは，たとえば水中では秒速1483m，鉄のなかでは秒速5000mなど，空気中の数倍から数十倍です(図❷)．

〔音の高さ〕 音の高さ(高低)は音波の振動数(周波数ともいう)で決まり，振動数が大きいほど高く，小さいほど低くきこえます．

❸ヒトの可聴範囲と等聴力曲線

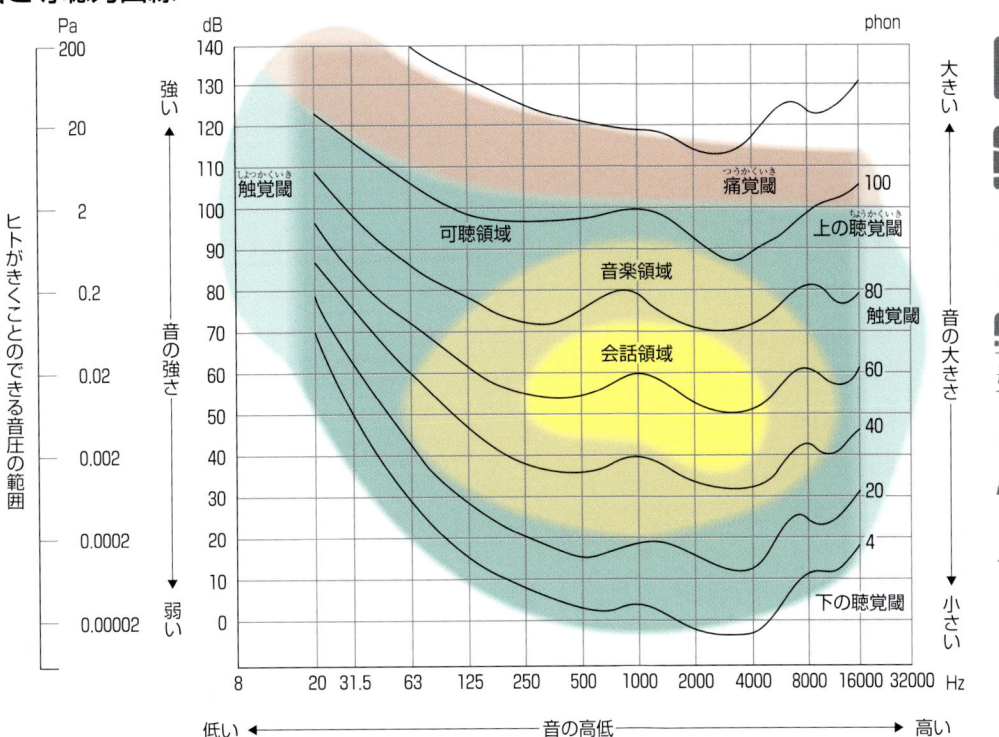

ヒトにきこえる音の範囲は，振動数とその強さによって制限される．そこで，いろいろな振動数の純音に対して音の強さ（音圧）を変化させて，きこえる音の振動数と音圧で囲まれる領域（可聴範囲）を図示することができる．しかし，聴覚を与える音圧の範囲は非常にひろいので，その絶対値のかわりに，ある音圧の，聴覚のしきい値である音圧（約 0.00002Pa）に対する倍率の対数の20倍（音圧のレベル，単位はデシベル dB）で表示する．0 dB は若い人のきくことのできる最小の音圧レベルで，110 dB を超えると痛覚へと移行する．また，音の大きさは感覚量で表示することができる．基準音（1000Hz）の大きさをある一定値に固定し，振動数を連続的に変化させて，それと等しい大きさにきこえる音の振動数を求めると，1本の曲線（等高線）が得られる．そこで基準音の大きさを等間隔に変化させて，同様な等高線を求めたものが，各大きさのレベル（単位はホン phon）に対応する等聴力曲線である．すべての等聴力曲線が3400Hz近傍で最小値（最高感度）を示す理由は，それが外耳道によく共鳴する振動数だからである（聴覚4の図❹参照）．可聴範囲外の狭い振動数領域の空気振動は触覚で感受される．

落雷 120ホン
地下鉄 100ホン
電気カミソリ 85ホン
街の騒音 60ホン
ささやき声 20〜30ホン
木の葉のざわめき 15ホン

❹動物の可聴範囲

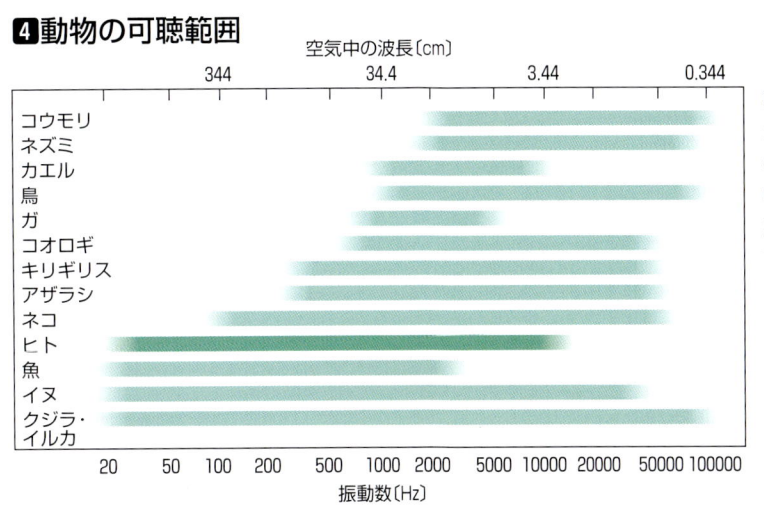

聴覚器官は身体に相応な大きさなので，小さな動物の聴覚器官の最低の共鳴振動数は高く，大きな動物では低い．音波より高振動数の超音波がきこえる動物も少なくない．

わたしたちのきくことのできる音の振動数の範囲（可聴範囲）は，純音の場合で，成人ではほぼ 20〜1万6000Hz（ヘルツ，毎秒あたりの振動回数を表す振動数の単位）ですが（図❸），子どもには成人よりも高い2万Hz程度まできこえます．加齢にともない可聴範囲は高音側で狭くなり，老人では5000Hz程度にまで低下します．そのために子音が判別しにくくなります．また，わたしたちの振動数の識別能力は非常に高く，1000Hz付近では3〜4Hzのちがいをも区別できるほどです．

音波については，波長＝音速÷振動数の関係があるので，音の高低を，振動数のかわりに波長を用いて表すことができます．つまり，振動数の大きな高い音の波長は短く，振動数の小さな低い音ほど波長が長くなります（図❶-3）．

〔音の強さ〕 音の強さ（大小）は，物理的には音圧の大小，すなわち音波の振幅の大きさ（音波のエネルギーの大きさ）によって決まります．わたしたちのきくことのできる音圧の範囲は，20μPa（マイクロパスカル，50億分の1気圧）から20Pa（パスカル，5000分の1気圧）程度で（図❸），最大値の100万分の1に相当する小さな音まできくことができるほど鋭敏です．

そこで，感覚的な音の強さを表現する物理量として，ある音の強度の，きこえるもっとも弱い音の強度に対する倍率の対数の20倍で表した音圧のレベル（単位はデシベル dB）を用います．しかし，感覚的な音の強さは物理量には比例せず，また振動数によって変化するので，感覚量には，おなじ振動数の音に対して感覚的に定義された大きさのレベル（単位はホン phon）を用います．

聴覚 3
音とはなにか II

【音波の波形】　音色とは，おなじ高さ，おなじ強さの音でも区別可能な音の特徴で，音波の波形によって決まります．音波の波形は，オシロスコープという装置を使って調べることができます（図❶）．

〔純音と複合音〕　さまざまな波形のなかでも，もっとも単純な正弦（サイン）曲線の形をとる音は純音と呼ばれます（図❶-2）．これは単一の振動数の音波で，音叉の発する音です．これに対し，音声や動物の鳴き声，楽器や機械などの発する音は，複雑な波形を示します．これらの音は複数の異なる振動数の純音をいろいろな割合で含んでいるので，複合音といいます．

〔楽音〕　複合音のうちで快い音は楽音と呼ばれます（図❶-2）．この波形は純音にくらべると一般に複雑ですが，おなじ波形をくりかえす周期性があります．楽音に含まれるもっとも振動数の小さい純音を基本音（または基音），その整数倍の振動数の音を倍音と呼び，この倍音の含みかたによって楽器などの音色が決まります．

楽音にどれくらいの個数の倍音が含まれているかによって，その音の豊かさがちがってきます．現実には，音声や楽器には，かすれ音やスクラッチ音，打音などの倍音ではない上音（基本音よりも振動数の大きな音）がある程度含まれています．このような成分音は，音楽ではかならずしも好ましいものではありませんが，音の豊かさ，楽器自体や奏者の個性にも寄与しています．わたしたちは比較的単純な波形の音を心地よく感じるようです．

〔雑音〕　楽音とは異なり，快い感じを与えない音を雑音と呼びます（図❶-2）．この波形は非常に不規則で，まったく周期性を示しません．雑音のうちでも，とくに生活上の妨害になったり健康上の障害になったりする音は騒音と呼ばれます．しかし，これは人間生活に対する作用を表す音の特徴であって，物理的な音の分類ではありません．

【振動数分析と音響スペクトル】　どのように複雑な波形でも，いろいろな振動数の正弦波を重ねあわせることによって表すことができる（フーリエの定理）ので，与えられた波形に，どの振動数の正弦波がどのような振幅で含まれているか（音響スペクトル）を調べることができます（図❷）．

いいかえると，音波は，それを組みたてている成分波に分解することができるのです．このように音波の成分波を求める操作を振動数分析といいます．それにはフーリエ解析という数学の手法が用いられます．この原理を応用したスペクトラムアナライザーという装置を用いると，ブラウン管上に音響スペクトルをみることができます．

振動数分析を行うと，純音の音響スペクトルは1つの振動数だけですが，楽音のように完全な周期性をもつ音波は，基本音の整数倍の振動数の線スペクトルになります．また，まったく周期性のない雑音の場合には，あらゆる振動数をもつので，連続スペクトルになります．

❶音色を調べる
1. 音波の波形
2. 波形による音の分類

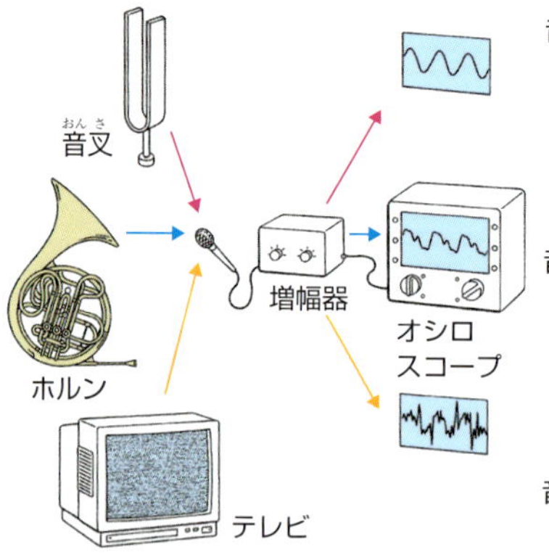

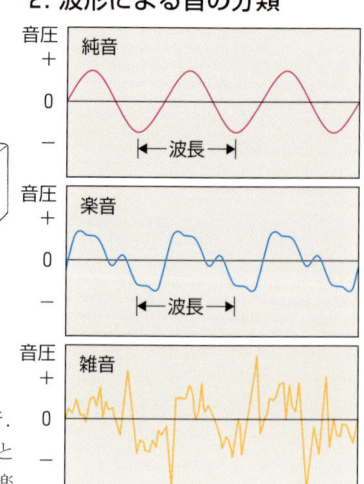

波形が単純な単一振動数の音が純音．その整数倍の振動数の複数個の倍音とが重なりあわさった周期性のある音が楽音．それ以外の複雑な波形の音は雑音．

❷バイオリンの波形と振動数スペクトル
1. G線の開放弦（振動数196Hz）
2. 成分波
3. 音響スペクトル

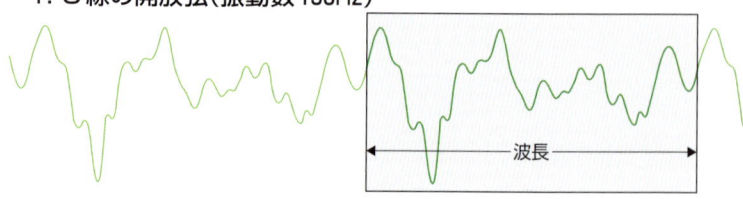

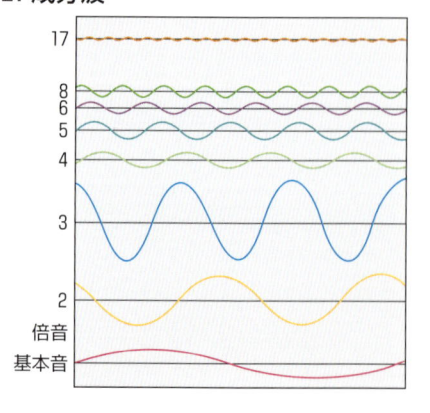

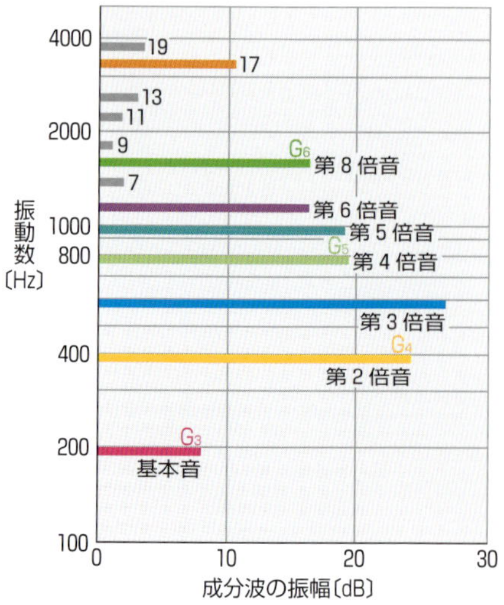

1はバイオリンのG線の開放弦G_3の波形である．振動数分析をすると，この波形には振動数196Hz（ヘルツ）の基本音（基本振動数）G_3以外に，その整数倍の振動数の倍音がいろいろな振幅で含まれていることがわかる（2）．楽譜上には，基本音に相当する音符が記入されているが，実際に楽器でその音を鳴らしたときには，それ以外の多数の成分波（高調波）が重ねあわさった音が発生する．この成分波の含まれかたは音色となって表れ，その楽器の個性と演奏者の奏法とによって変化する．わたしたちの聴覚は，純音や振動数の識別能力が高いだけではなく，音声や楽音などの複合音を振動数分析する能力をもっている．そのために，音声から人を，また楽音から楽器や演奏者を特定することが可能である．演奏者は意識的に成分波の含みかたを制御して，演奏会場でわたしたちを魅了するのである．

❸音声や楽器の振動数範囲

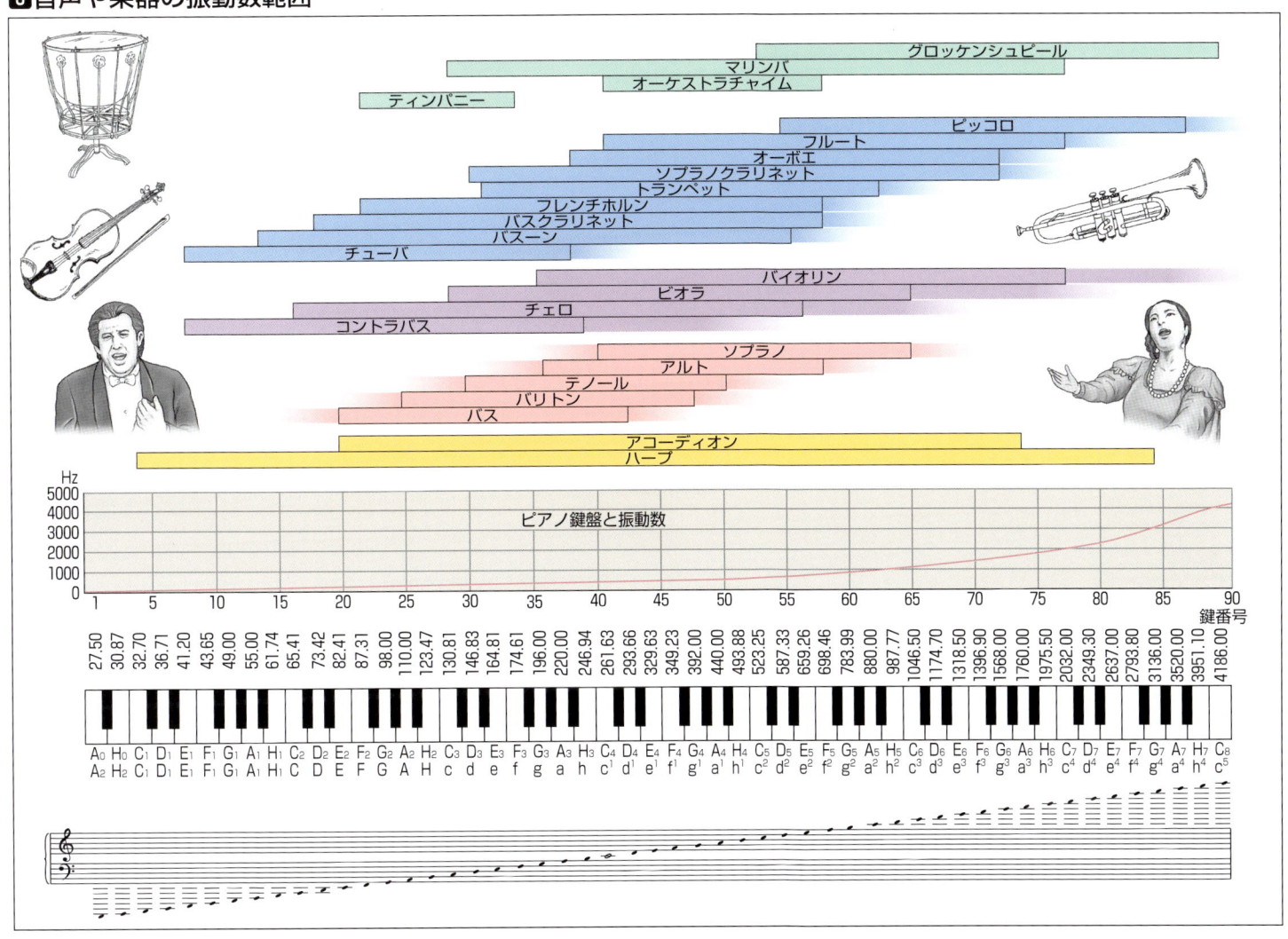

音声も楽器も，固体の発音体を振動させて生じた微弱な音響振動を，共鳴箱を用いて増幅している．短く小さなまたは強い張力の発音体からは高音が，長く大きなまたは弱い張力のものからは低音が発生する．音声では声帯，弦楽器では弦，管楽器ではリードまたは歌口が発音体である．

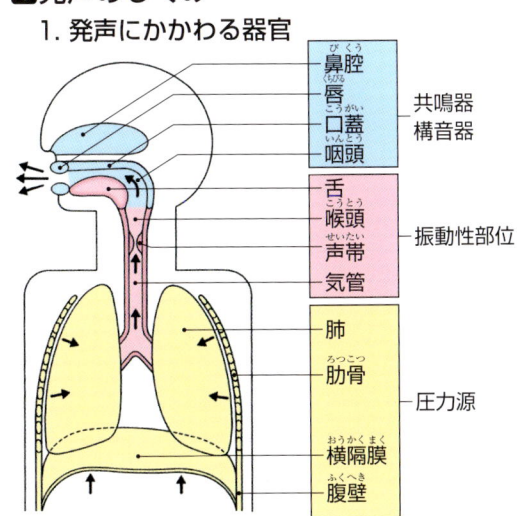

❹発声のしくみ

1. 発声にかかわる器官

音声を発する器官は，空気を肺から気管へと圧送するポンプ，その空気の流れによって振動の生じる部位，空気の振動波形を発音体の共鳴によって変調する部分，それを空中に放射する部分からなる．

2. 舌の動きによる口腔と咽頭腔の変化

ヒトをはじめとする哺乳動物が発声を行うときには，喉頭の内壁から左右一対の声帯がせりだしているために空気の通路が狭くなる場所を通りぬけようとする空気の流れが声帯振動をおこす．こうして生じた音が，咽頭腔と口腔（これらは筋肉の作用で変形させることができる），それに鼻腔（変形不可能）という，空気を満たした空間での共鳴を経て最終的な声音になるのであるが，ヒトの言語になるためには，発声に先だって，①口腔と鼻腔が遮断される，②舌の動き（咽頭腔と口腔の形を変えるときの主役を演じる）が絶妙に進行するという条件がそろわなければならない．虫の鳴き声は運動器（羽や脚）をはげしくこすりあわせることで生じる．

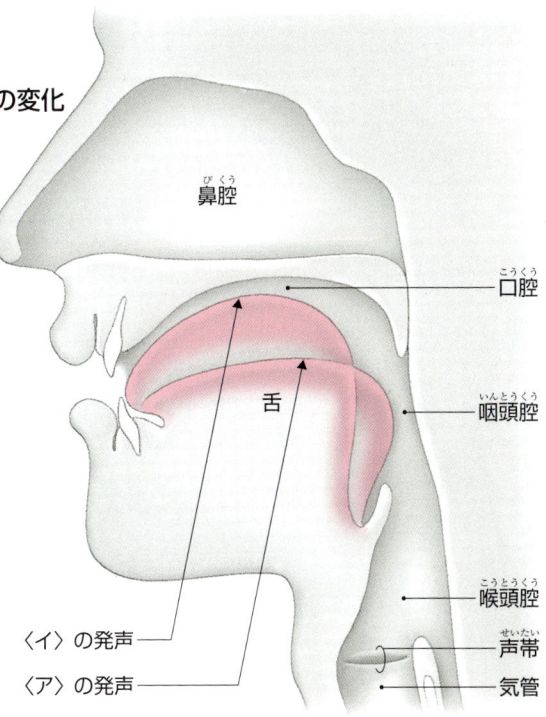

聴覚 4
耳はどのようなメカニズムで音を集め，伝えているのか

外耳と中耳

【集音・共鳴装置としての外耳】 耳介と外耳道を合わせたものが外耳です．耳介の凹面は空気中の音波を，外耳道方向に反射させます．その効率をいっそう高めるために耳介を大きく動かす(ネコなどのように)のをヒトが苦手にしているのは，耳介軟骨につく筋肉(上耳介筋，前耳介筋，対珠筋など，図❶)が微弱だからです．

外耳口からはじまる外耳道は，成人では長さ約2.5cmの，ほぼ一様な太さの空気通路ですが，これの行きどまりが鼓膜(外耳と中耳の境，図❷)です．外耳道が，一端は鼓膜で閉じ他端は開放しているかたちの共鳴管(図❹)である点に，注意すべきです．このような共鳴管は音の4分の1波長と管の長さが一致したとき共鳴をおこしますが，成人の外耳道の長さに適合する音はといえば，波長が約10cmのものであり，ヒトのもっとも感じやすいとされる振動数3000Hz(ヘルツ)台の音にほかなりません．

耳介における，いろいろな深さの丸いくぼみや細長い溝も，さらに短波長の音(たとえばカサッという物音など)を鋭敏にとらえる共鳴装置になります．空気中の音が鼓膜という固体を振動させるとき，鼓膜での界面反射による約30％もの音エネルギー損失がおこります．耳介や外耳道の共鳴現象には，その損失を十分に補うという意味があります．

【固体伝音装置としての中耳】 中耳(図❶)は耳小骨3個の連なり(図❸)を収容する，大気圧気体(湿度の高い空気)に満ちた空間です．3骨経由で鼓膜の振動が前庭窓(旧名：卵円窓)の向こうを満たす内耳の外リンパに伝えられるのですが，その場合，振動を伝えるための3骨それぞれの動きは非常になめらかです．周囲が気体(運動抵抗が小)であるという事実が，3骨の動きをいっそうかろやかにしている点も，重要です．

鼓膜を振動させた音波が，鼓膜に密着したつち骨からきぬた骨，つぎにあぶみ骨の順に固体間でリレーされ，さらに外リンパ(液体)に進むという一連の過程での，音エネルギー損失分は約35％です．もしもかりに中耳の固体伝音系なしに音を空気から液体(内耳の外リンパ)に直接進めようとするときには，界面反射による損失が90％にもなる，といわれています．

【魚類，両生類，爬虫類，鳥類の耳小骨】 魚類，両生類，爬虫類，鳥類ではつち骨は下顎骨の一部，きぬた骨は上顎骨の一部になっていて，伝音系とはちがう役目を果たしています．陸で生活する両生類，爬虫類，鳥類では，ただひとつの細長い耳小骨(小柱と呼ばれる)が鼓膜(体表に露出)の振動を内耳の外リンパに伝えています．ただし，ヘビと無肢トカゲは鼓膜をもたず，小柱を顎関節に組みこませています．

❶外耳，中耳，内耳の構造(右を前からみる)

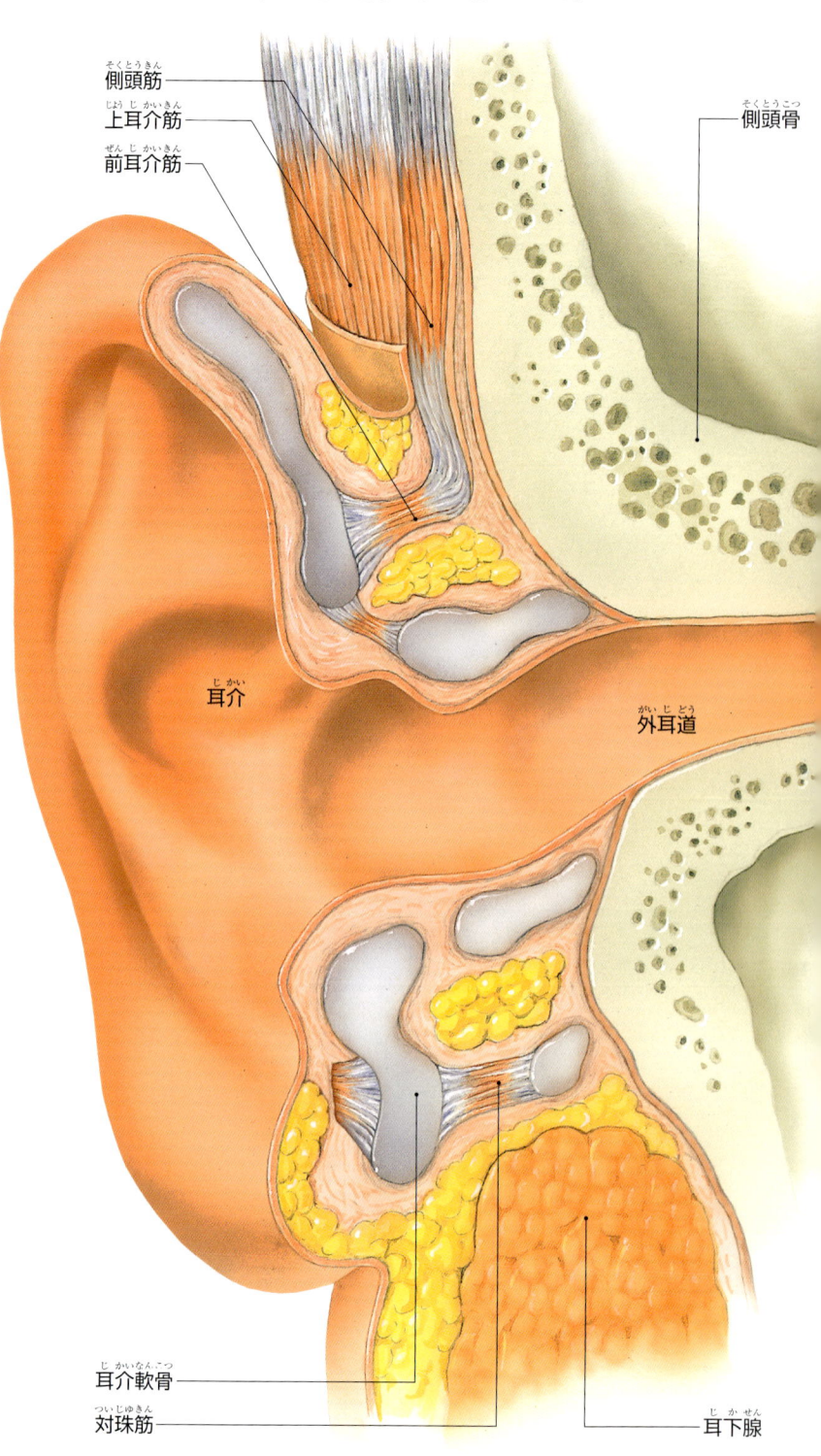

側頭筋
上耳介筋
前耳介筋
側頭骨
耳介
外耳道
耳介軟骨
対珠筋
耳下腺

鼓膜に達する空気振動(音)は，直接外耳道に入ったものと耳介前面で反射したものとがある．耳介前面に奇妙な形の凹凸がたくさんみられるのは，あらゆる方向からの音波を外耳道入口に向かわすことのできる反射装置として都合がよい．また，その装置が一定の形を保つうえに役立つものが耳介の弾力性であり，これは耳介軟骨が多量の，エラスチンと呼ばれる弾力性タンパク質を含有していることによる．鼓膜の振動音は，いちばん弱い可聴音のときでは 1.2×10^{-7} mm程度である．その振動は3つの耳小骨経由で前庭窓に進むほか，中耳腔の空気振動のかたちで第2鼓膜にも伝わる．最後に蝸牛でとらえられた音刺激を蝸牛神経が脳に伝える．

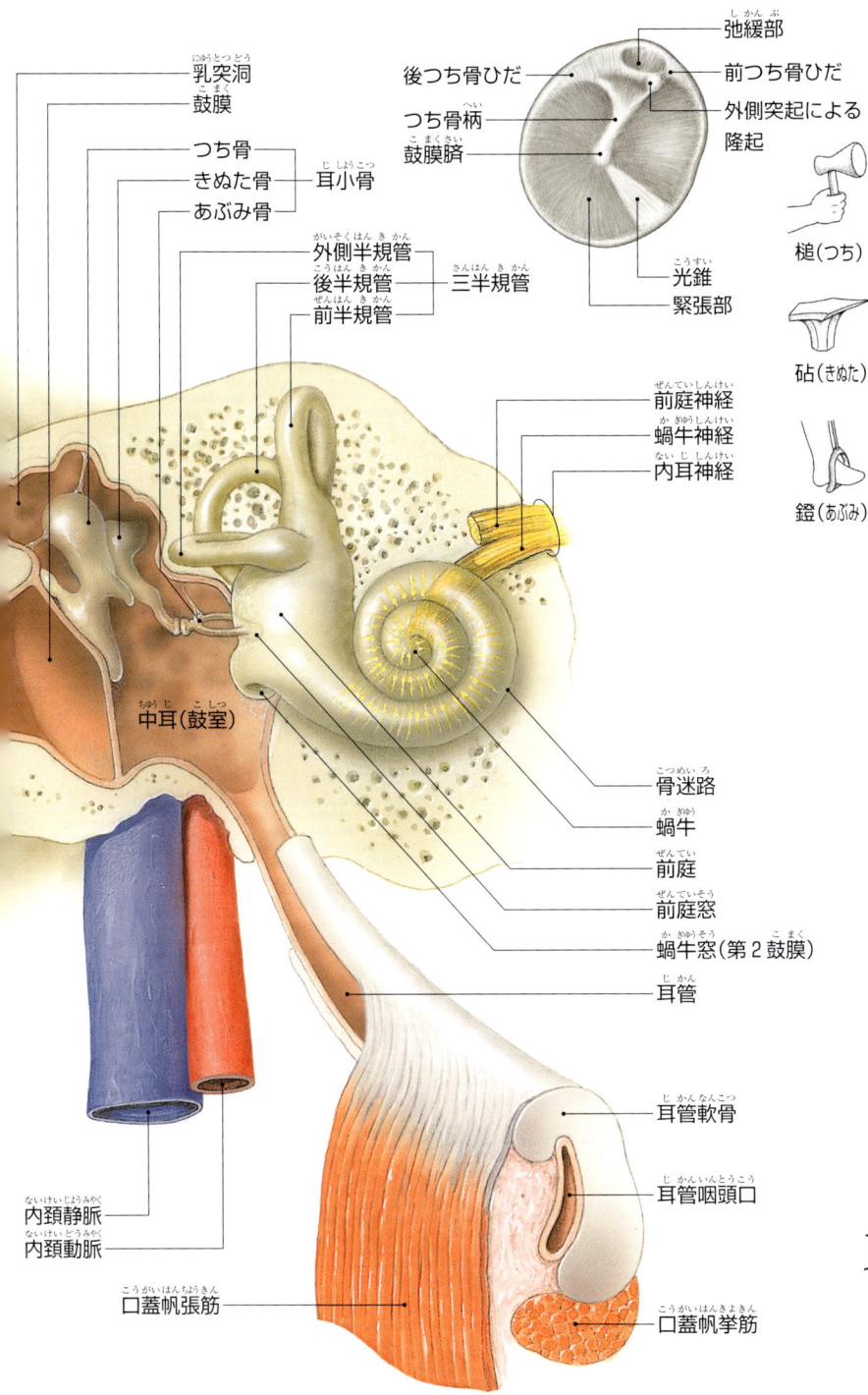

2 外耳道からみた鼓膜(右側)

- 弛緩部
- 後つち骨ひだ
- 前つち骨ひだ
- つち骨柄
- 外側突起による隆起
- 鼓膜臍
- 光錐
- 緊張部

図の主なラベル(左図)

- 乳突洞
- 鼓膜
- つち骨
- きぬた骨
- あぶみ骨
- 耳小骨
- 外側半規管
- 後半規管
- 前半規管
- 三半規管
- 前庭神経
- 蝸牛神経
- 内耳神経
- 中耳(鼓室)
- 骨迷路
- 蝸牛
- 前庭
- 前庭窓
- 蝸牛窓(第2鼓膜)
- 耳管
- 耳管軟骨
- 耳管咽頭口
- 内頸静脈
- 内頸動脈
- 口蓋帆張筋
- 口蓋帆挙筋

3 耳小骨の構造としくみ

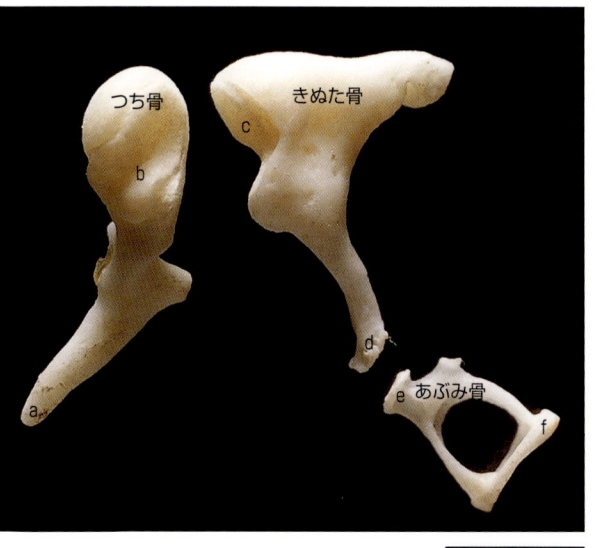

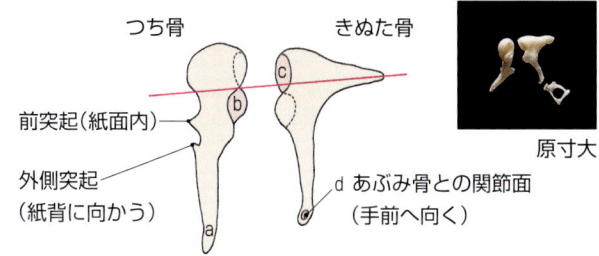

- 槌(つち)
- 砧(きぬた)
- 鐙(あぶみ)
- つち骨
- きぬた骨
- あぶみ骨
- 前突起(紙面内)
- 外側突起(紙背に向かう)
- d あぶみ骨との関節面(手前へ向く)
- 原寸大

小写真は成人耳小骨の原寸を示す．つち骨ときぬた骨との関節ではb面とc面がそれぞれ相手の，紙背側表面の関節面(2つの輪郭を破線で示す)に接触する．きぬた骨—あぶみ骨間の関節ではd面にe点(あぶみ骨頭)が手前からおおいかぶさる(あぶみ骨全体が紙面と直交する面内に立つ)．鼓膜が内耳側にへこむと，鼓膜付着性のa点および，あぶみ骨との境界d点が，ともに紙面内から手前へと動く．赤線は，その動きの軸である．c点は紙面内から紙背へと向かう．d点を手前へ動かす力はe点経由であぶみ骨全体に伝わる．fはあぶみ骨底である．

4 共鳴管としての外耳道

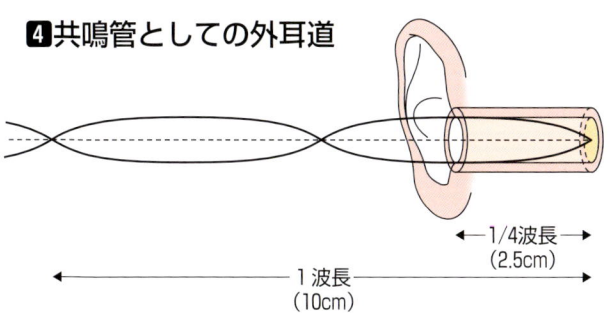

- 1/4波長 (2.5cm)
- 1波長 (10cm)

いろいろな波長の音波のうちで外耳道に共鳴する音の振動数は，閉管として計算すると，音速÷波長＝3440Hz(ヘルツ)となり，聴力の最高感度がこの振動数の近傍にある理由になっている．

5 外耳，中耳，内耳での音波の伝わりかた

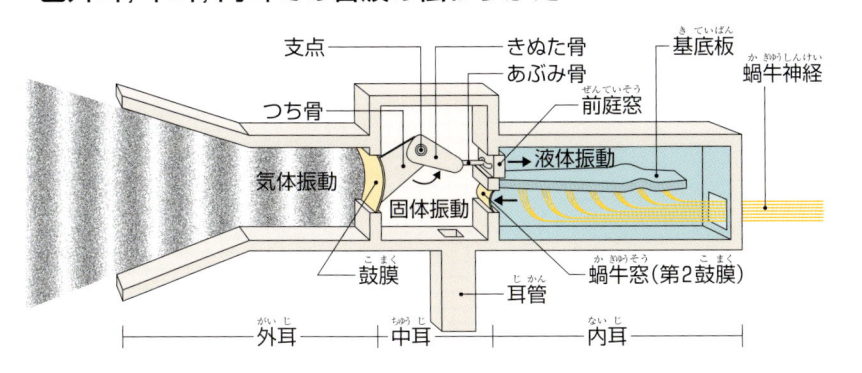

- 支点
- きぬた骨
- あぶみ骨
- 基底板
- 蝸牛神経
- つち骨
- 前庭窓
- 気体振動
- 液体振動
- 固体振動
- 鼓膜
- 蝸牛窓(第2鼓膜)
- 耳管
- 外耳／中耳／内耳

外耳道に入射した音波は，鼓膜を振動させ，これがつち骨ときぬた骨のてこを介してあぶみ骨に伝わり前庭窓を駆動する．そこで生じた圧力波は，内耳の液体(リンパ)中を進行波として伝わり，基底板に振動をおこさせ，これが音の信号として蝸牛神経に伝達される．音波が，いったん固体を介在して液体の振動に変わることによって，エネルギー損失は減少し，さらに，鼓膜と前庭窓の面積比と中耳の複雑な構造が，その損失の一部を補償している．

特殊感覚—41

聴覚 5
音を感じとる場所

内耳の蝸牛
❶側頭骨の緻密な骨質に囲まれた骨迷路

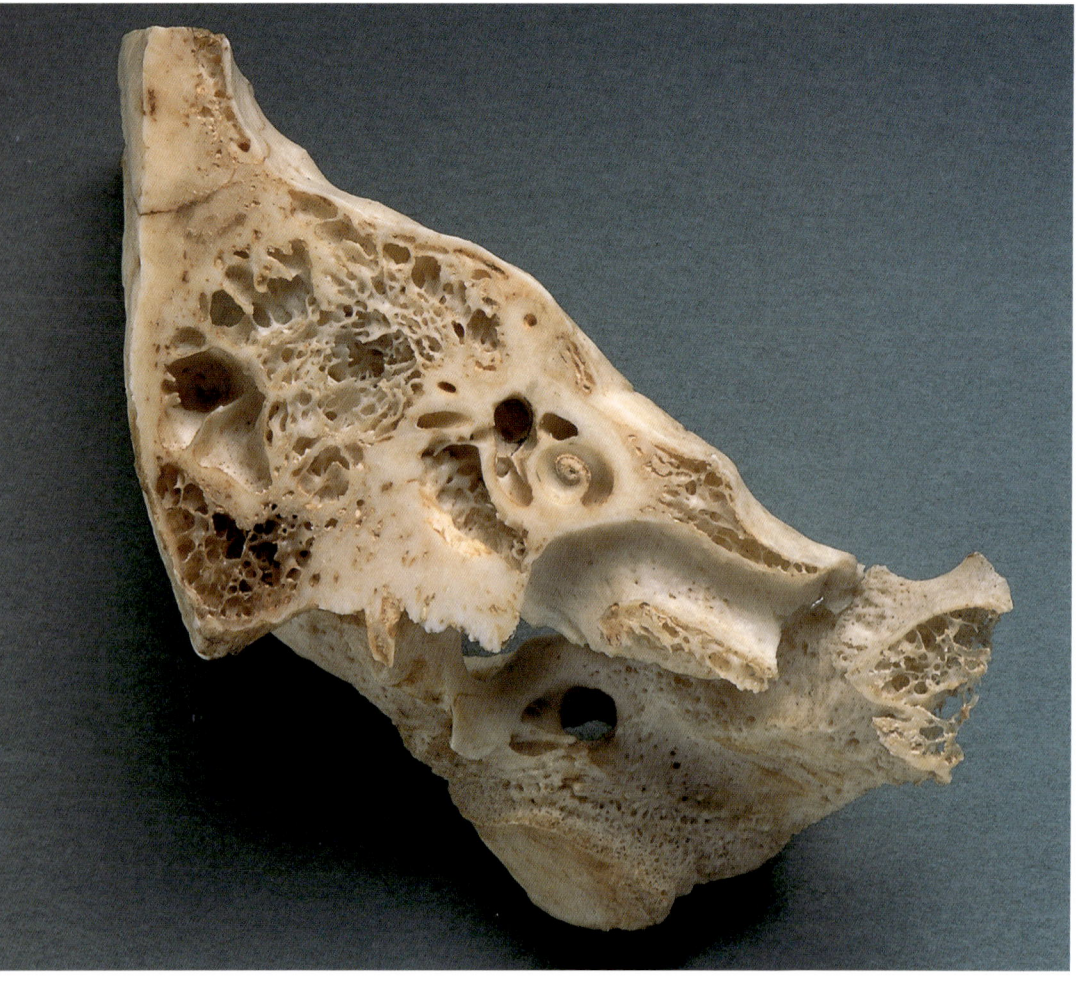

頭蓋底を上からみた図

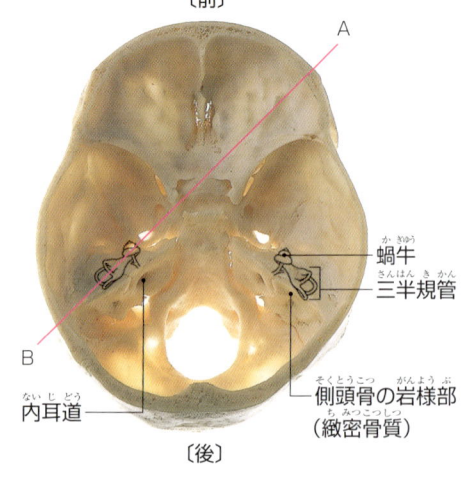

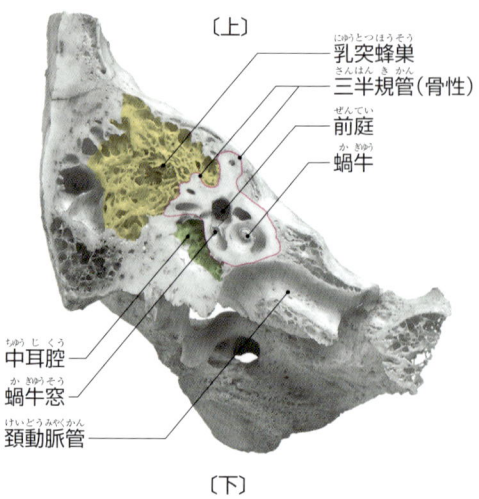

〔前〕
- A
- 蝸牛
- 三半規管
- 側頭骨の岩様部（緻密骨質）
- 内耳道
- B
〔後〕

〔上〕
- 乳突蜂巣
- 三半規管（骨性）
- 前庭
- 蝸牛
- 中耳腔
- 蝸牛窓
- 頚動脈管

〔下〕
- 右鼓膜の弛緩部
- 前半規管（骨性）
- 前庭
- 外側半規管（骨性）
- D
- C
- A
- B

右上は骨格標本における頭蓋底上面の実物写真に，内耳の輪郭図を重ねあわせたものである．蝸牛の底面が後方に，蝸牛頂が前方に，それぞれ向いている点に注意すべきと思われる．また，AB方向に左の内耳を周囲の頭蓋骨質とともに鋸を使って切断したときの断面を，左写真で示す．前庭（ひろい空間という意味で，そのように名づけられた）は卵形嚢と球形嚢と呼ばれる膜迷路部分を収容するスペースである．正円形の蝸牛窓から向かって右下につづくくぼみは，2巻き半の回転をもつ蝸牛のうちの基底回転部分にほかならない．①中耳腔の一部分には薄い骨層のみをへだてて頚動脈（頚動脈管のなかを走行）と接する場所がある，②さらに頚動脈管の壁の一部は蝸牛を形成している骨質に近接している，などの理由で頚動脈の拍動性血流音（ザザー，ザザーというような）がきこえることがある．収縮期血圧が150mmHg以上になるときに，この現象はおこりやすい．

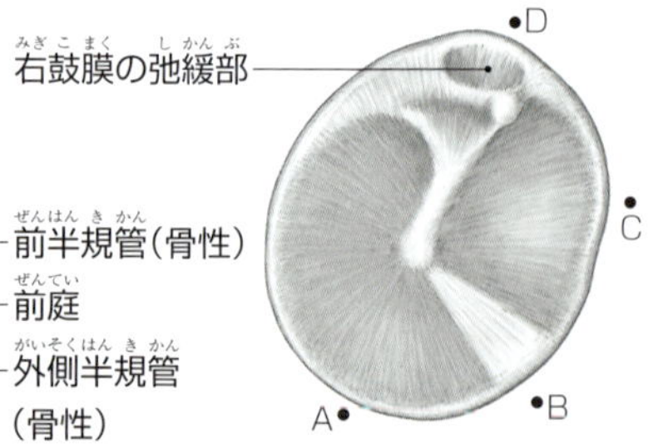

❷外耳道からみた前庭窓と蝸牛窓

2～3cmの幅で輪切りとした頭蓋骨標本での，右の中耳腔壁の自然表面などを示す．拡大像でとくに，鼓膜を除去したのちに右の中耳腔を外耳道からみた場合の行きどまり壁面の様子（隆起性の岬角，陥凹性の前庭窓・蝸牛窓など）がみやすい．A〜Dは右鼓膜の付着点である．右鼓膜の弛緩部が，ちょうどD点の直下に位置を占める．内耳については，前庭および骨性三半規管の一部が，断片的に骨質断面内に姿を現しているにすぎない．

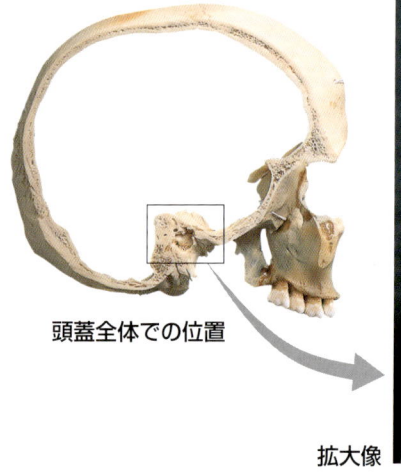

頭蓋全体での位置

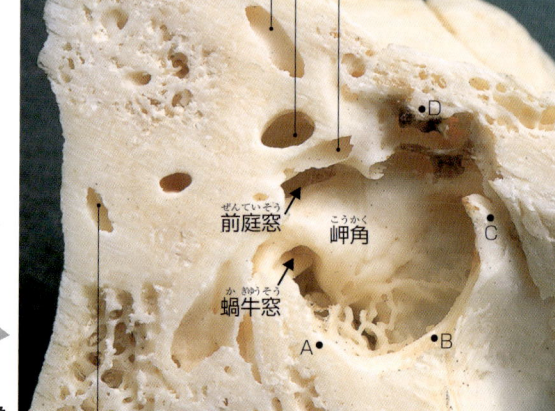

拡大像

- 前庭窓
- 岬角
- 蝸牛窓
- 後半規管（骨性）
- D
- C
- A
- B

❸蝸牛の内部（縦断面）

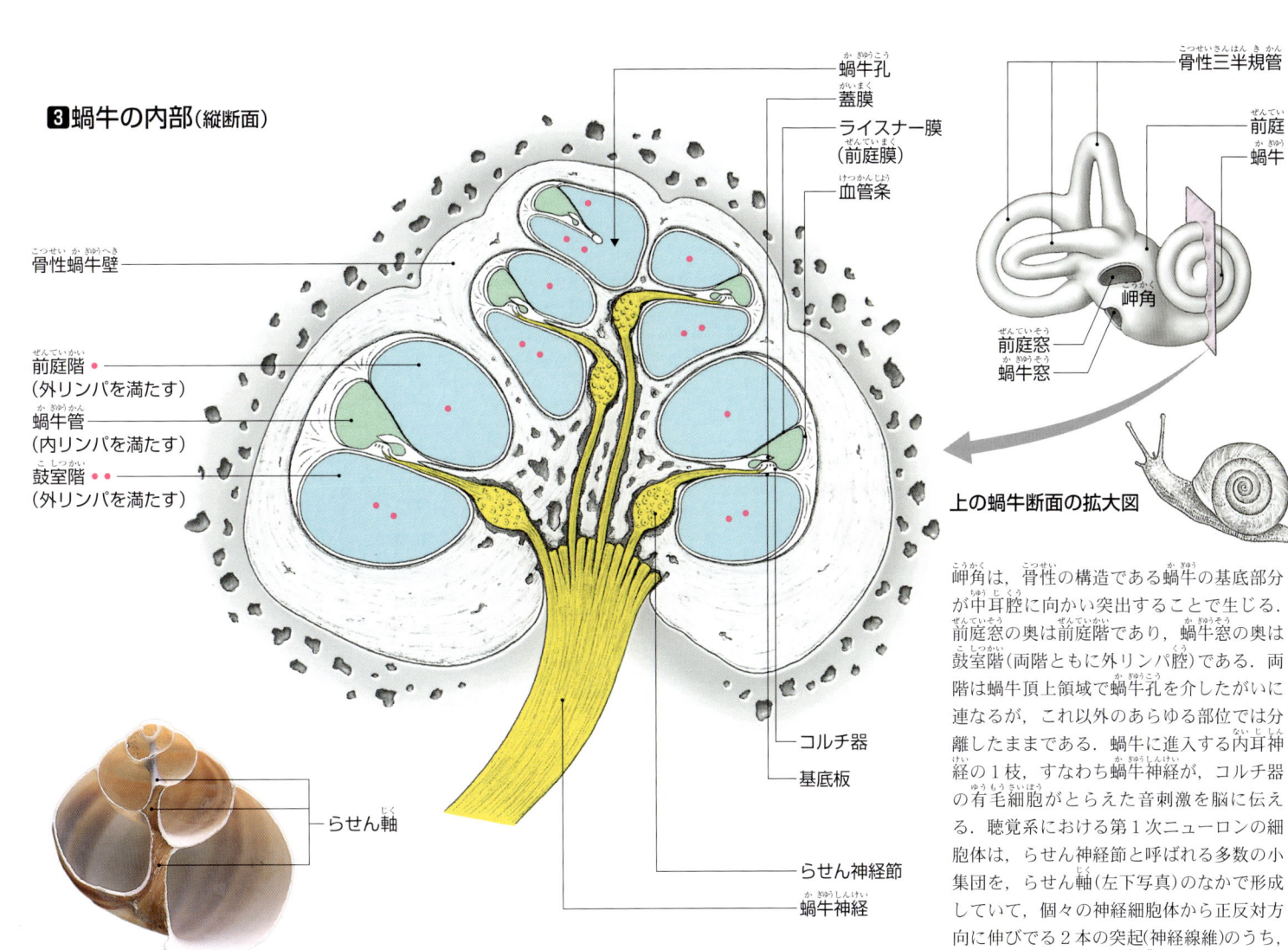

図中ラベル（左側）：
- 骨性蝸牛壁
- 前庭階（外リンパを満たす）
- 蝸牛管（内リンパを満たす）
- 鼓室階（外リンパを満たす）
- らせん軸
- 巻き貝の断面像

図中ラベル（上・右側）：
- 蝸牛孔
- 蓋膜
- ライスナー膜（前庭膜）
- 血管条
- コルチ器
- 基底板
- らせん神経節
- 蝸牛神経
- 骨性三半規管
- 前庭
- 蝸牛
- 岬角
- 前庭窓
- 蝸牛窓

上の蝸牛断面の拡大図

岬角は，骨性の構造である蝸牛の基底部分が中耳腔に向かい突出することで生じる．前庭窓の奥は前庭階であり，蝸牛窓の奥は鼓室階（両階ともに外リンパ腔）である．両階は蝸牛頂上領域で蝸牛孔を介したがいに連なるが，これ以外のあらゆる部位では分離したままである．蝸牛に進入する内耳神経の1枝，すなわち蝸牛神経が，コルチ器の有毛細胞がとらえた音刺激を脳に伝える．聴覚系における第1次ニューロンの細胞体は，らせん神経節と呼ばれる多数の小集団を，らせん軸（左下写真）のなかで形成していて，個々の神経細胞体から正反対方向に伸びでる2本の突起（神経線維）のうち，中枢側に向かうものが延髄に進入する．

【骨迷路のなかの膜迷路】

〈迷路〉という呼び名が〈内耳〉のかわりによく使われます．実際，内耳は奇妙な曲がりくねりの多い輪郭を特徴にしていて，その大きさは手の母指頭ぐらいです．内耳表層の骨質は周囲を囲む側頭骨組織よりもはるかに緻密です（図❶）．その緻密骨質のすぐ内部には，外リンパと呼ばれる液体（組成は手足のリンパ，脳脊髄液，一般の組織間液や細胞間液とおなじ）を満たす迷路状の空間があり，さらに外リンパで守られた位置に，完全に閉じた袋（内リンパという名の，むしろ細胞内液に似た組成を示す特殊な細胞間液が入っている膜迷路，図❸）があります．膜迷路というやわらかい袋の壁を構成する細胞のうちで特殊な分化を示しているものが，聴覚あるいは平衡感覚の出発点として重要な有毛細胞群です．骨迷路表面のところどころには，緻密骨質の欠損箇所すなわち中耳腔と向きあう場所での前庭窓と蝸牛窓（図❷，聴覚6の図❸），脳神経や血管を膜迷路に導くための大小規模のトンネルなどもあります（聴覚6の図❶）．

【蝸牛管を構成するもの】

音を感じとる場所は，カタツムリに似た形態のため蝸牛と呼ばれる，骨迷路のうちでの一領域です．これの内部空間（2巻き半）では，かなり扁平な1本の管（蝸牛管と呼ばれる）になっている膜迷路を上下から，2つの外リンパ腔つまり前庭階と鼓室階がはさみつけるような形をとります（図❸）．蝸牛管の断面を顕微鏡でみると，同管の壁をつくるものがきわめて薄いライスナー膜（別名：前庭膜），血管のとくに豊富な領域（血管条），それに有毛細胞のすみかであるコルチ器，の3者であることがはっきりしてきます（図❸，聴覚6の図❶）．

【蝸牛内での音波の伝わりかた】

あぶみ骨底経由で内耳に伝えられた音波は，まず前庭階の外リンパのなかを2巻き半だけ上行してから蝸牛孔（図❸）で鼓室階に移り，こんどは2巻き半下降するというコースをたどり，最終的には蝸牛窓をふさいでいる第2鼓膜という名の薄膜を振動させます（聴覚6の図❸）．そのコース途中で音波は蝸牛管（膜迷路）の壁も振動させ，この振動が内リンパの疎密波（有毛細胞が音刺激としてキャッチできるもの）を生みだすのです．

【第2鼓膜の役割】

蝸牛窓でおこる第2鼓膜の振動は，内耳終点に達した音波の再利用機構（鼓室階の外リンパへの反射音波，中耳腔の気体のなかにひろがる残響的な音波を生みだす）として重要です．また，これがなければ，前庭窓から外リンパという液体を押そうとするあぶみ骨底の動きはただちにはねかえされてしまうことでしょう（液体を満たした頑丈な密閉容器に1ヵ所だけ穴をあけて，なかの液体をへこますには，途方もなく巨大な力が必要です）．

特殊感覚—43

聴覚 6
音を神経信号に変える

内耳のコルチ器

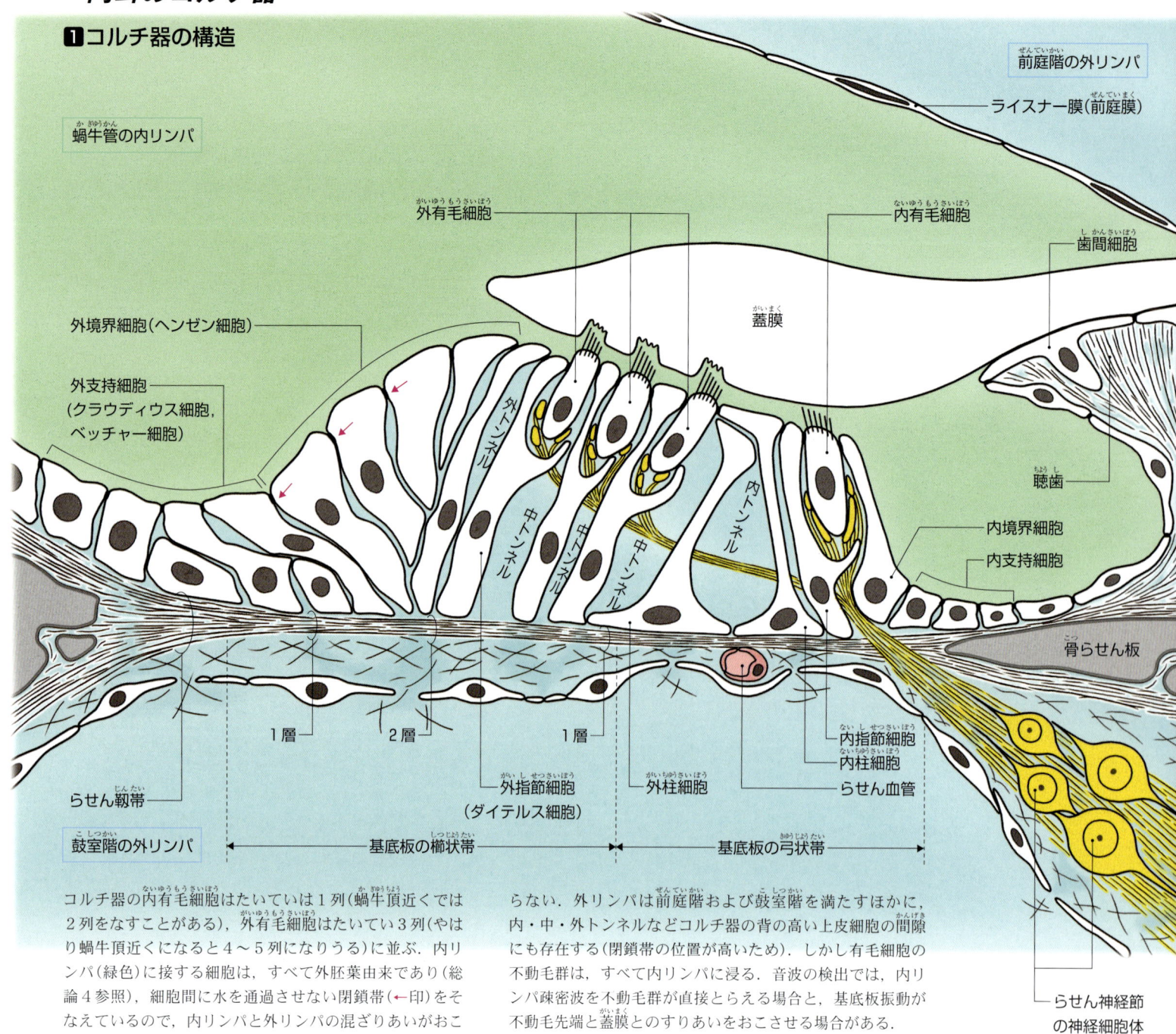

1 コルチ器の構造

コルチ器の内有毛細胞はたいていは1列（蝸牛頂近くでは2列をなすことがある），外有毛細胞はたいてい3列（やはり蝸牛頂近くになると4〜5列になりうる）に並ぶ．内リンパ（緑色）に接する細胞は，すべて外胚葉由来であり（総論4参照），細胞間に水を通過させない閉鎖帯（←印）をそなえているので，内リンパと外リンパの混ざりあいがおこらない．外リンパは前庭階および鼓室階を満たすほかに，内・中・外トンネルなどコルチ器の背の高い上皮細胞の間隙にも存在する（閉鎖帯の位置が高いため）．しかし有毛細胞の不動毛群は，すべて内リンパに浸る．音波の検出では，内リンパ疎密波を不動毛群が直接とらえる場合と，基底板振動が不動毛先端と蓋膜とのすりあいをおこさせる場合がある．

2 基底板の傾斜と有毛細胞の興奮・抑制

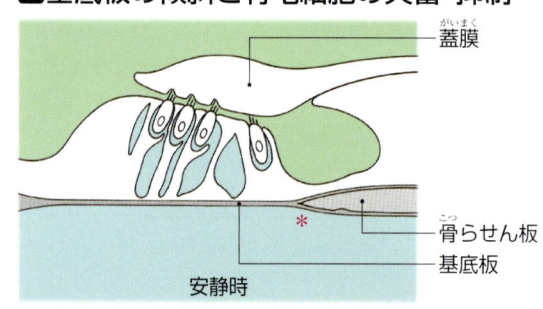

安静時
基底板の傾斜は，骨らせん板と基底板の境界（＊印）を支点とする形でおこる．それがおこっていないとき，不動毛は直立位を保ち，有毛細胞の静止電位も一定である（聴覚1の図2参照）．

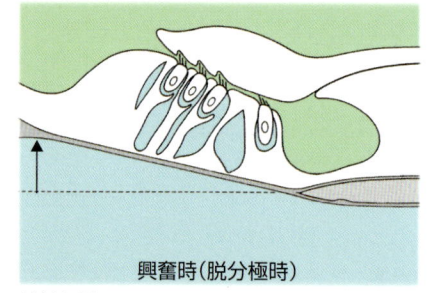

興奮時（脱分極時）
有毛細胞の不動毛が高毛側にいっせい傾斜する瞬間のようす．不動毛先端間の細糸が緊張を強める結果，毛先端膜に埋めこまれたK^+チャンネルは全開し，K^+の大量流入による一時的脱分極がおこる．

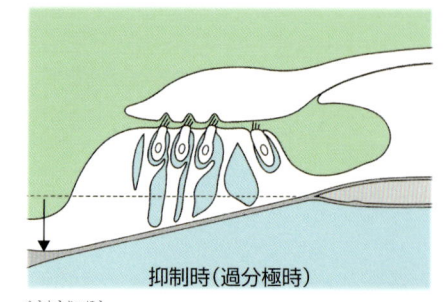

抑制時（過分極時）
有毛細胞の不動毛が低毛側にいっせい傾斜する場合．不動毛先端間の細糸が弛緩する結果，毛先端膜のK^+チャンネルは全閉し，常時作動中のK^+排出ポンプの影響で細胞内はK^+不足となる（過分極）．

❸蝸牛内での音波の伝わりかた

1. 前庭窓から蝸牛窓へ伝わる経路

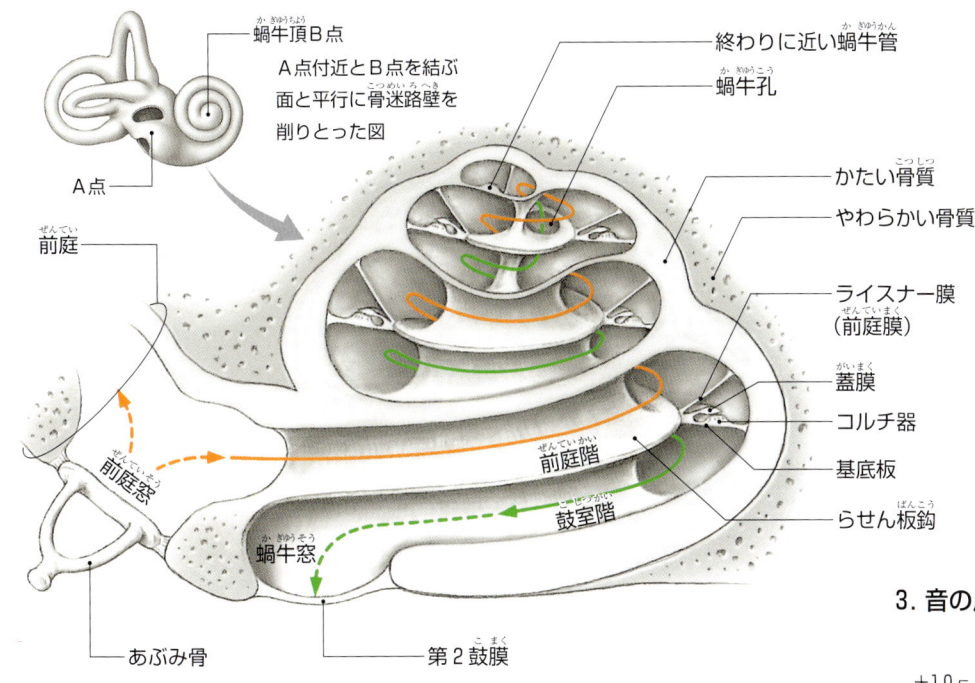

蝸牛頂B点
A点付近とB点を結ぶ面と平行に骨迷路壁を削りとった図
A点
終わりに近い蝸牛管
蝸牛孔
かたい骨質
やわらかい骨質
ライスナー膜（前庭膜）
蓋膜
コルチ器
基底板
らせん板鉤
前庭
前庭窓
前庭階
鼓室階
あぶみ骨
蝸牛窓
第2鼓膜

あぶみ骨底のピストン運動が，前庭窓奥の外リンパ疎密波をつくりだす（橙色破線）．前庭方面へ進む疎密波は球形嚢（平衡感覚以外に聴覚も検出可能）に達する．蝸牛に進む疎密波は橙色実線から緑色実線へ，というコースでコルチ器の有毛細胞を刺激し，最後に第2鼓膜を震わす（緑色破線）．基底板（右上図）の全長は，ヒトで約32mmとされる．蝸牛内でらせんをえがく関係で蝸牛軸（☆印）に近いものを「内」，遠いものを「外」と表現する．内・外有毛細胞の不動毛の植立状態（U字形またはW字形）を示す図での＊印は，いつも蝸牛軸寄りである．しかも，＊印に近い列ほど不動毛の背が低い．

2. 基底板の全長と内・外有毛細胞の配列

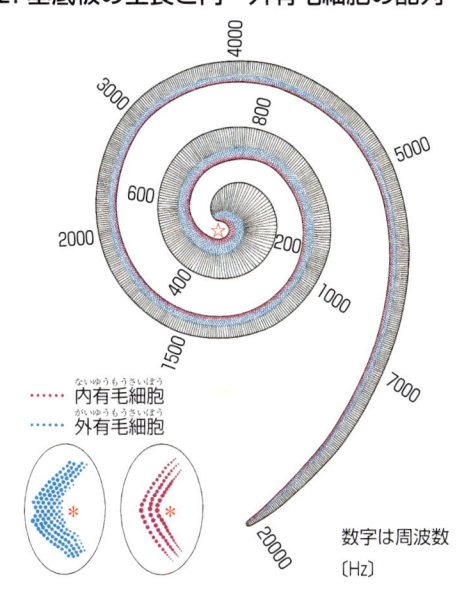

内有毛細胞
外有毛細胞
数字は周波数〔Hz〕

3. 音の周波数と基底板の振動

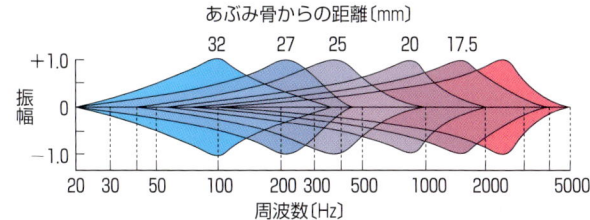

あぶみ骨からの距離〔mm〕
振幅
周波数〔Hz〕

各周波数に対する基底板の振動波形の包絡線（波形を内側に含む最大変位の位置を結んだ曲線）をあぶみ骨からの距離とともに表した．高周波数の振動ほど前庭窓に近い位置で大きく振動する．

【コルチ器を構成するもの】　内リンパという液体のなかを駆けめぐる音にきわめて鋭敏な反応を示す有毛細胞群（外有毛細胞，内有毛細胞）と，支持細胞群（柱細胞，指節細胞，境界細胞）がコルチ器を構成しています（図❶）．また，内耳神経の一部（聴覚系に属する蝸牛枝）の末梢部分も，コルチ器に進入しています（図❶，聴覚1の図❶）．有毛細胞と支持細胞はすべて細胞間の閉鎖帯を頂上部近くにそなえているので，内リンパと外リンパの混ざりあいはおこりません．コルチ器の土台をなすものは基底板であり，有毛細胞群を屋根のようにおおうものは蓋膜（ゼラチン質板：歯間細胞の分泌物）です．外有毛細胞の毛の先端は蓋膜に突きささるのですが，内有毛細胞の毛は，いつでも蓋膜からすこし離れています．

【ライスナー膜と基底板の振動】　前庭窓から内耳の外リンパ腔に進入した音波は，前庭階をそのまま上行する一方で，前庭階に面した薄いライスナー膜（別名：前庭膜）を振動させます．また，鼓室階を下行中の音波はコルチ器の基底板を振動させます（図❸）．これらの振動を介して音波（ここでは液体中の疎密波）の，外リンパから内リンパへの伝染がおこるのです．

【音波の到来と有毛細胞の反応】　コルチ器には内・外の，2種類の有毛細胞があります．どちらも音波をうけると，毛基部が傾斜・回復をくりかえす（その周期はうけた音波の振動数と正確に一致，図❷）ばかりでなく，1本1本の毛のなか（細胞質）とそと（内リンパ）における電位差，つまり膜電位を，これもおなじ周期で反復変動させる，という性質をそなえています．内有毛細胞の場合は膜電位変動がただちに，内耳神経線維の末端への聴覚刺激として伝達されるのですが，外有毛細胞での膜電位変動は同周期での，細胞自身の伸縮運動（音波コピーづくり）に直結します（聴覚1の図❶）．

【コルチ器への内耳神経線維の分布】　コルチ器に進入している内耳神経線維の多く（約7万本）は信号を脳に伝える求心性線維，残り（約5000本）は脳幹の上オリーブ核（別名：台形体背側核）からコルチ器に調節信号を送る遠心性線維です．求心性線維の90～95％が，コルチ器のなかに3500ほどしか存在しない内有毛細胞のうちの1個だけからの信号専用である（内有毛細胞1個に10～20本の，この種の線維がへばりつく）という点は驚くべきでしょう．1万2000もの外有毛細胞には求心性線維の5～10％が，枝分かれをくりかえしたのちに到達しているにすぎません．遠心性線維も多数に枝分かれして外有毛細胞の感度，内有毛細胞由来の神経信号の伝わりかたなどを，おおまかに調節するはたらきを示します．

聴覚 7
音はどのようにして脳に伝えられるのか

■ コルチ器から１次聴覚領皮質まで

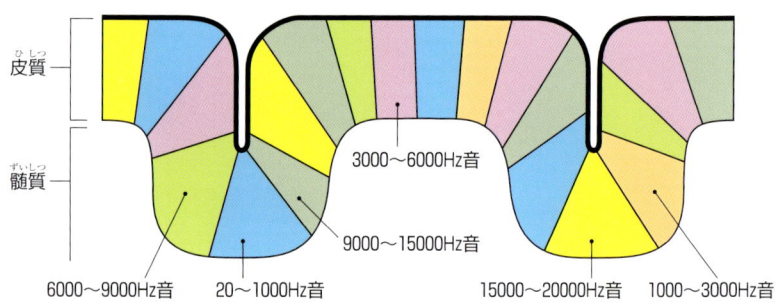

皮質／髄質

3000～6000Hz音
6000～9000Hz音　20～1000Hz音　9000～15000Hz音
15000～20000Hz音　1000～3000Hz音

１次聴覚領皮質には，特定範囲の振動数の音に強く反応する小区域が，モザイク状にちりばめられている（左図）．その小区域おのおのに，左右のコルチ器からの神経信号が到達している．左下図の緑色ニューロンはコルチ器信号の左右差をとらえるとともに，枝分かれの多い上行性線維を出す．その枝分かれのひとつとして，コルチ器有毛細胞の基部に逆もどりするような遠心性線維（緑色の破線）がある（聴覚１の図■におけるアセチルコリン含有性の白色線維がこれに該当）．下のヒト脳幹の横断面写真（①②③）では，③がほぼ実物大であるのに対して①②は約２倍拡大像である．最下の線画（脳の正中矢状断図）に①②③を得るための脳幹横断レベルを，赤色破線によって示した．

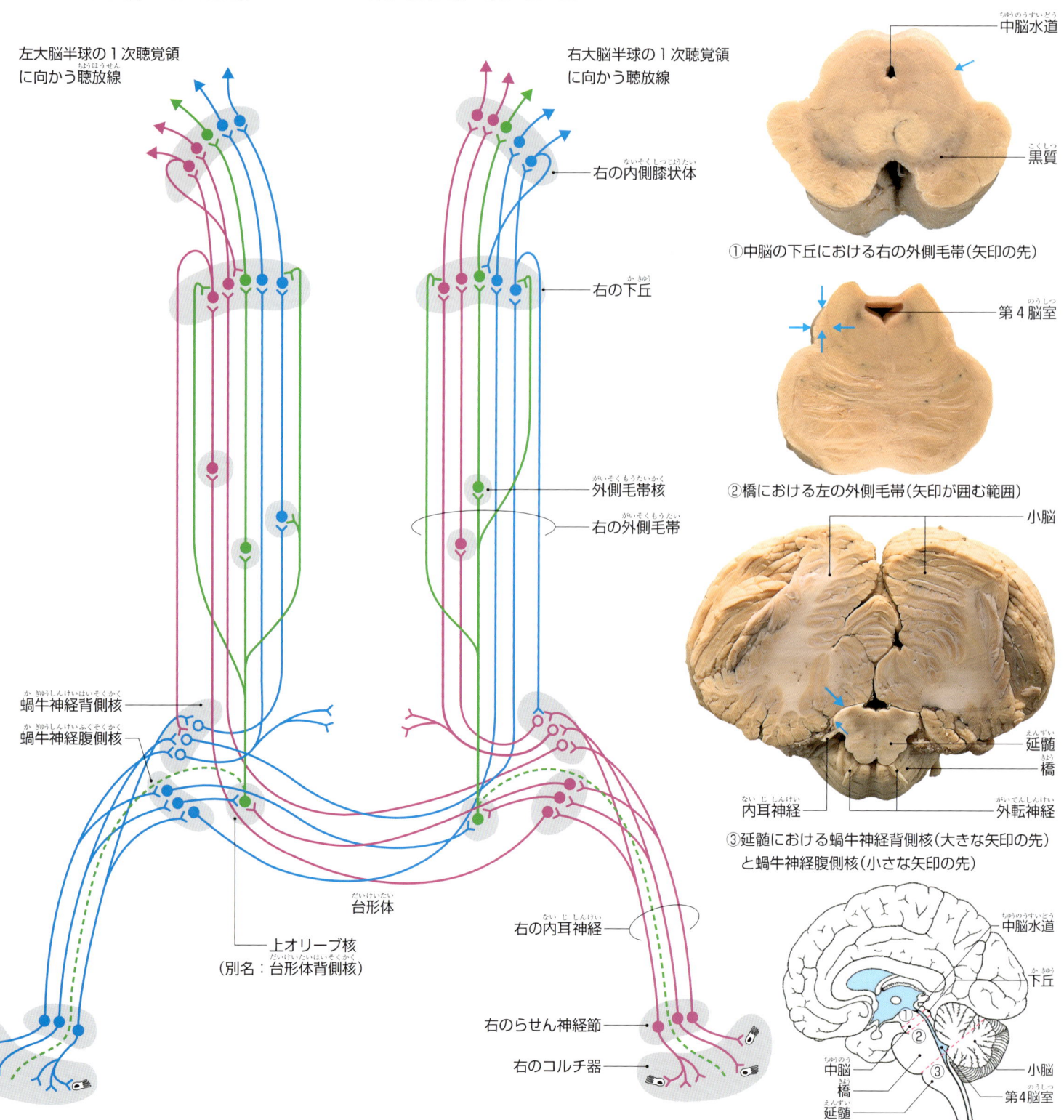

左大脳半球の１次聴覚領に向かう聴放線
右大脳半球の１次聴覚領に向かう聴放線

右の内側膝状体
右の下丘
外側毛帯核
右の外側毛帯
蝸牛神経背側核
蝸牛神経腹側核
台形体
上オリーブ核（別名：台形体背側核）
右の内耳神経
右のらせん神経節
右のコルチ器

中脳水道
黒質

① 中脳の下丘における右の外側毛帯（矢印の先）

第４脳室

② 橋における左の外側毛帯（矢印が囲む範囲）

小脳
延髄
橋
内耳神経
外転神経

③ 延髄における蝸牛神経背側核（大きな矢印の先）と蝸牛神経腹側核（小さな矢印の先）

中脳水道
下丘
中脳
橋
延髄
小脳
第４脳室

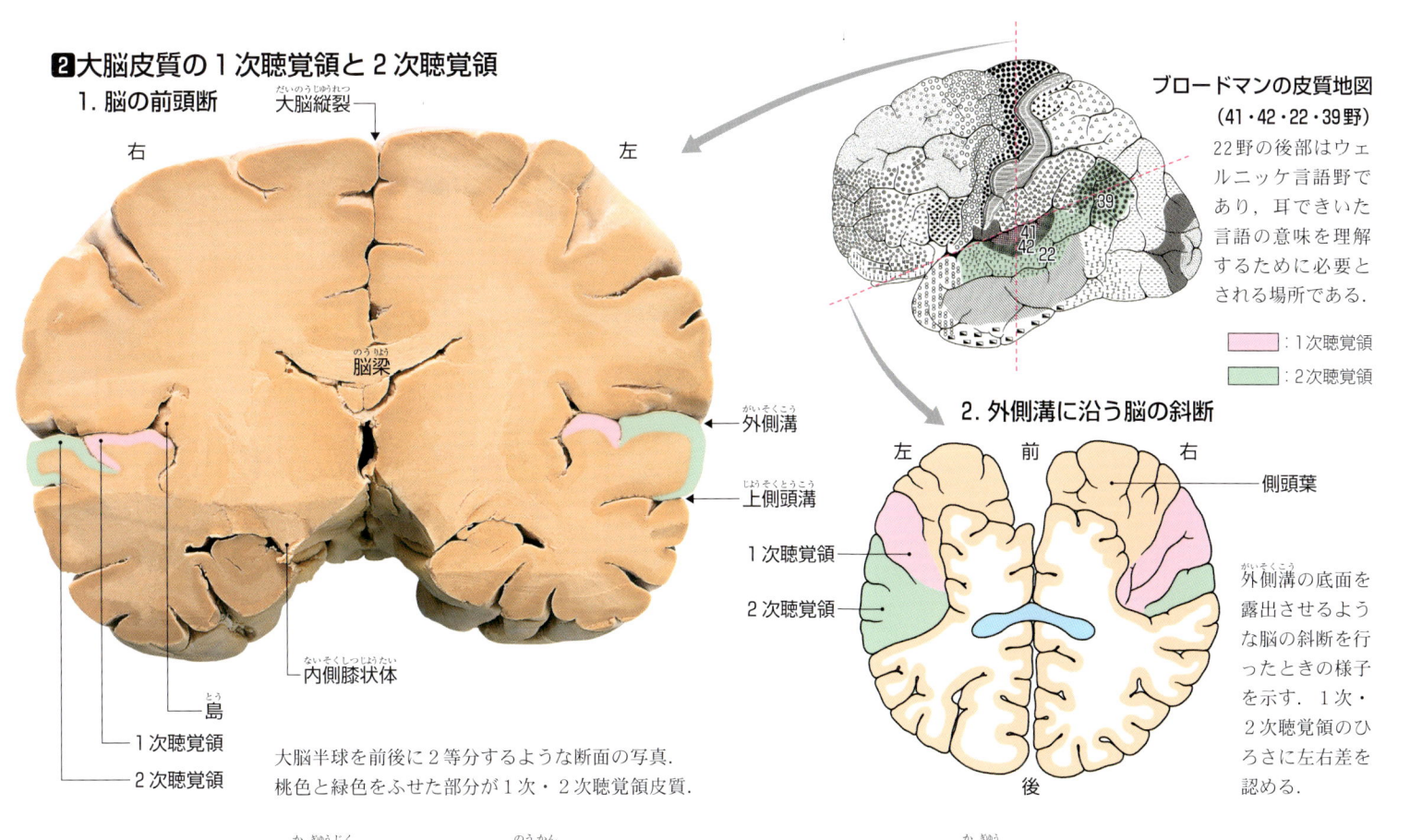

❷大脳皮質の1次聴覚領と2次聴覚領

1. 脳の前頭断

大脳半球を前後に2等分するような断面の写真．桃色と緑色をふせた部分が1次・2次聴覚領皮質．

ブロードマンの皮質地図（41・42・22・39野）

22野の後部はウェルニッケ言語野であり，耳できいた言語の意味を理解するために必要とされる場所である．

- ピンク：1次聴覚領
- 緑：2次聴覚領

2. 外側溝に沿う脳の斜断

外側溝の底面を露出させるような脳の斜断を行ったときの様子を示す．1次・2次聴覚領のひろさに左右差を認める．

【第1次ニューロン】 蝸牛軸は，コルチ器と脳幹をつなぐすべての神経の通過場所です．ここには約3万の神経細胞体のひしめきあう場所（らせん神経節）も存在します．おのおのの神経細胞体からは，線維状形の細胞突起が2本だけたがいに正反対の方向に伸びていて，そのうち1本の終端がコルチ器有毛細胞に達し，残りの1本が内耳神経を構成する神経線維として脳幹に進んだ直後に2分岐を示して，同側における蝸牛神経背側核，蝸牛神経腹側核（図❶-③）という2つの中継箇所に，聴覚信号を送りとどけるようになっています．その神経細胞体と2本の細胞突起の連なり全体が，聴覚系の神経伝導路における第1次ニューロンに相当します．このニューロンの形態は，視覚系の網膜に存在している双極性神経細胞を大型化したものであるといえます．

【第2次ニューロン】 聴覚系の第2次以降のニューロンはすべて中枢神経内に位置していて，しかも細胞体から伸びだす長い索状突起としては1本だけの軸索をつぎの信号中継箇所に向かわせるというタイプ（多極性神経細胞：細胞体から多数の樹状突起を派出するための名称）に属しています．蝸牛神経背側核のなかに細胞体を置く第2次ニューロンの軸索はただちに中脳に向かい上行しますが，その際，約半数が同側，残りが反対側の外側毛帯の構成成分になります．蝸牛神経腹側核からはじまる第2次ニューロンは，橋の高さで横走する線維群すなわち台形体を形成したのちに，上行し反対側の外側毛帯に入るか，または台形体のなかに存在する上オリーブ核に終わります．

【第3次ニューロン】 上オリーブ核からはじまる第3次ニューロンが上行し，右または左の外側毛帯の成分になります．一側の外側毛帯のなかを左右の蝸牛からの信号がべつべつに伝わるだけでなく，左右蝸牛の出す信号をすでにうけとめて，その差を検出ずみの第3次ニューロン（図❶における緑色）の情報も上行するのです．また，外側毛帯の内部には神経細胞体の散在箇所（外側毛帯核）があり，外側毛帯線維の一部がこれを信号中継箇所にしています．ヒト15例（0〜90歳）の脳における外側毛帯線維数の平均値（右：20万3000，左：18万5000）に左右差があることが知られています．

【第4次・5次ニューロン】 外側毛帯は中脳の下丘で終わりますが，聴覚伝導路のほうは下丘から内側膝状体までの第3または第4次ニューロン，内側膝状体から大脳皮質1次聴覚領（41野，図❷）までの第4または第5次ニューロンとつづき，最終受け皿となる大脳皮質1次聴覚領の活動が，〈音がする〉という意識をもたらします．しかし，言語音のような複雑な音声のつながりを理解するためには，さらに大脳皮質の2次聴覚領（42野と22野，ウェルニッケ言語野と呼ばれる39野，図❷）が活動しなければなりません．

【1次・2次聴覚領皮質】 左右の大脳半球で，聴覚領皮質に大きな差があることが知られています．1次聴覚領は右半球のものが左半球のものよりも倍近くひろく，2次聴覚領については逆に右半球よりも左半球におけるもののほうが，倍近くひろいのです（図❷-2）．また，脳の活動程度を知る目安として，血流量やグルコース消費量をモニターしながら被験者に『吾輩は猫である』の朗読のみをきかせた場合には左半球，ソシレファの和音のみをきかせた場合には右半球の活動が，それぞれ著明な高まりを示します．

平衡感覚 1
からだ，とくに頭の傾きや回転をとらえる

❶平衡感覚刺激をとらえる有毛細胞

1. 三半規管の膨大部稜にすみついている有毛細胞
2. 耳石器（前庭における卵形囊斑と球形囊斑）にすみついている有毛細胞

- ゼラチン小帽
- 辺縁双微細管
- 中心微細管
- 動毛の断面
- アクチン細糸
- 不動毛の断面
- 内リンパ
- 耳石
- ゼラチン膜
- 外リンパ
- 支持細胞（ゼラチンを分泌）
- 前庭神経節を形成している感覚性神経細胞体
- 内耳神経の前庭枝（別名：前庭神経）
- 内耳神経の蝸牛枝（別名：蝸牛神経）

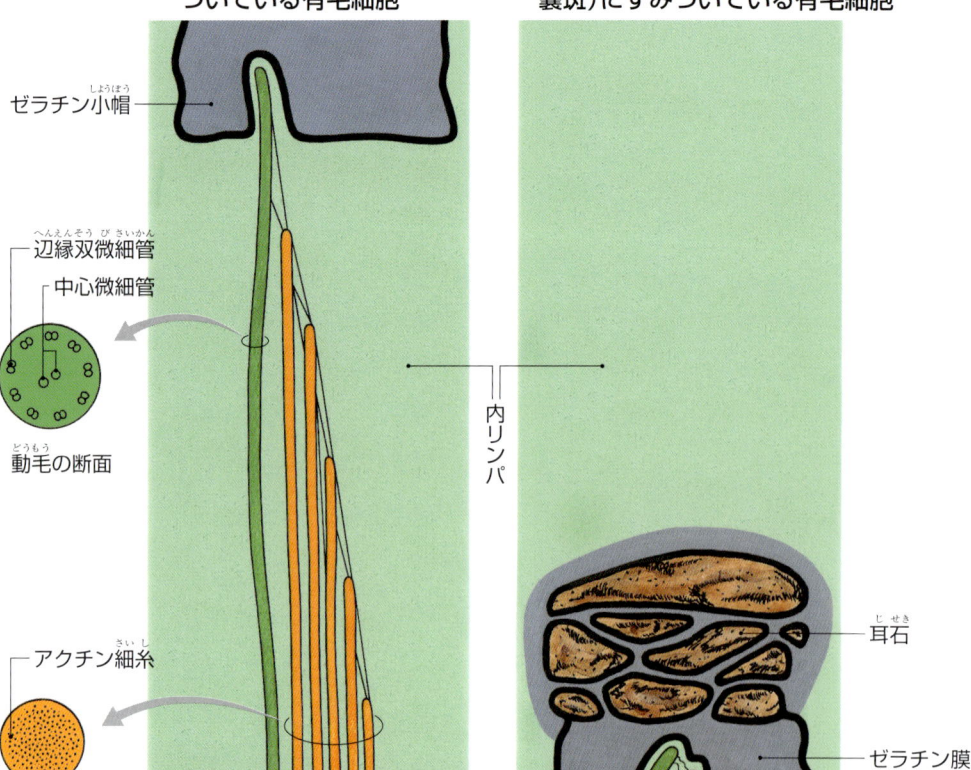

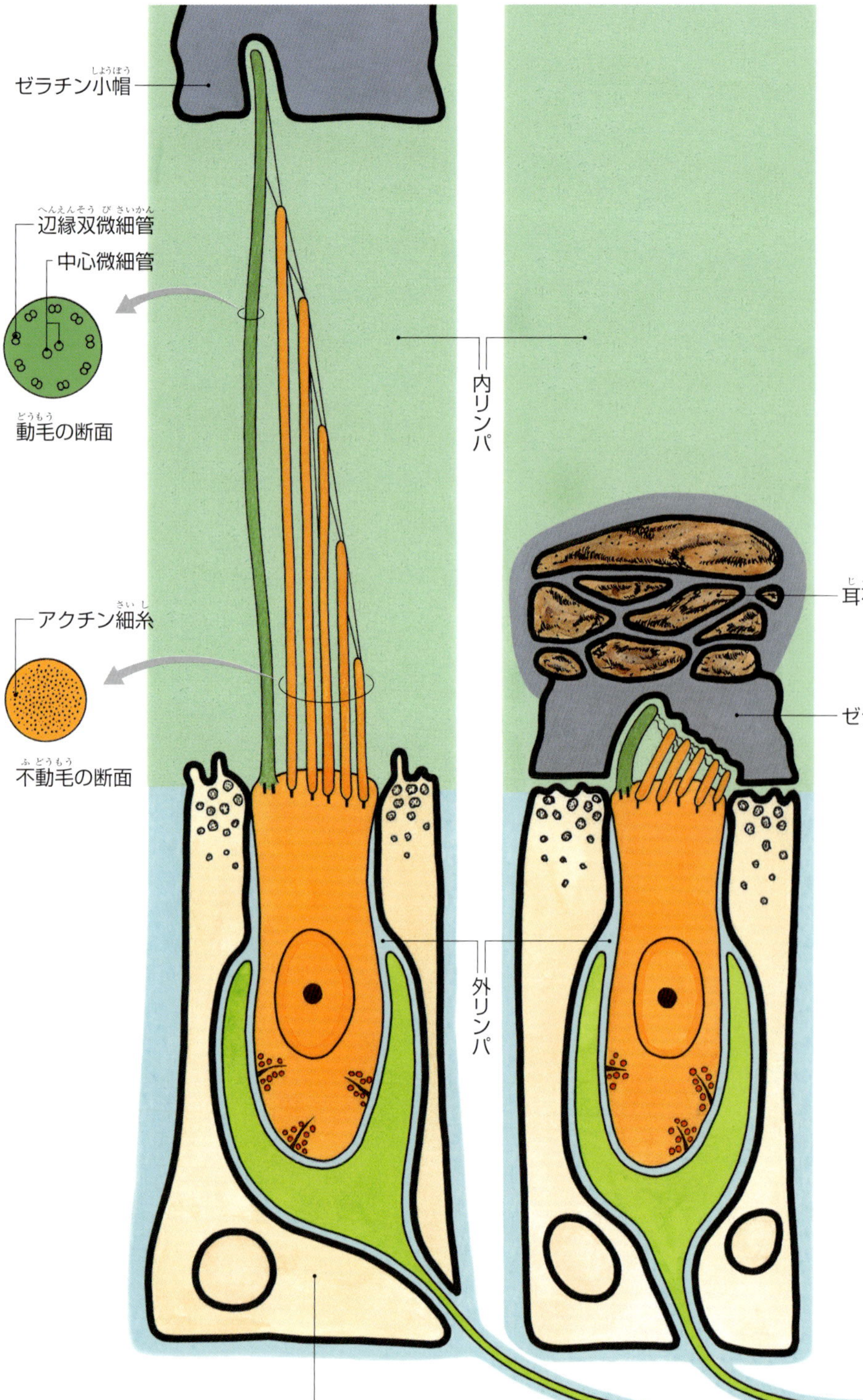

平衡感覚用の有毛細胞（橙色）はどれも動毛（緑色）1本と不動毛40～60本をそなえる．9組の辺縁双微細管と2本の中心微細管のある動毛はしなやかに動くのに対して，棒のようにかたい不動毛は根元で折れたように傾くか直立状態にもどるしかできない．1と2では毛の長さに大差がある．隣りあう不動毛の頂点をつなぐ濃縮ゼラチン物質，すなわち毛間フィラメント（黒色）は，1では中等度の緊張状態にあるが2では弛緩している（2では不動毛がいっせいに，背の低い仲間のほうに傾いているため）．

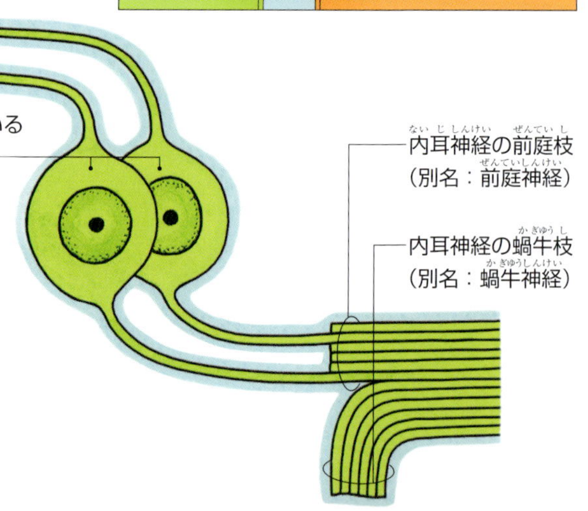

❷有毛細胞の興奮と抑制

1は不動毛1本の頂上付近，2は細胞基底における神経終末とのシナプス部位を示す．不動毛直立時でも毛間フィラメントは中等度の緊張を保ち，機械力感受性の陽イオンチャンネルがすこしだけ開通している．このとき細胞内にK^+（内リンパ陽イオンとしてはK^+が圧倒的に数多い）がすこしずつ流入するが，しかし細胞のK^+専用排出ポンプでたえず内リンパへともどされる．そのため静止時での有毛細胞内のK^+濃度はほぼ一定値を保つ．動毛側に傾いた不動毛では（1の左倒時），毛間フィラメントの強い緊張がK^+流入をいっきょに増大させる．これは細胞内部の静止時電位（-60mV程度）が一時的にゼロに近づく現象，つまり脱分極をもたらし，細胞は興奮状態に移る．細胞基底部まで伝播した脱分極は電位依存性のCa^{2+}チャンネルを開口させ（2の②），流入Ca^{2+}がグルタミン酸の分泌をもたらす．不動毛が右に傾くときは毛間フィラメント弛緩，内リンパからのK^+流入の完全ブロック，有毛細胞の過分極あるいは抑制がおこる．→総論2参照

1. 不動毛1本の頂上付近

- 不動毛の左倒時
- 不動毛の直立時
- 不動毛の右倒時
- 形質膜
- 機械力感受性の陽イオンチャンネル
- K^+

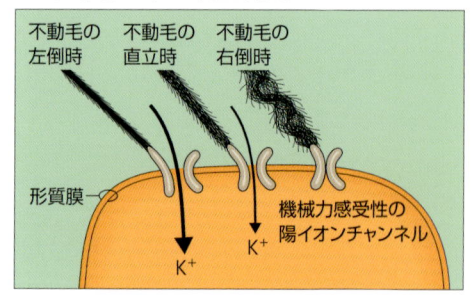

2. 細胞の基底部

- 形質膜
- シナプス小胞
- Ca^{2+}
- 電位依存性のカルシウムイオンチャンネル
- Na^+
- グルタミン酸感受性のナトリウムイオンチャンネル
- グルタミン酸

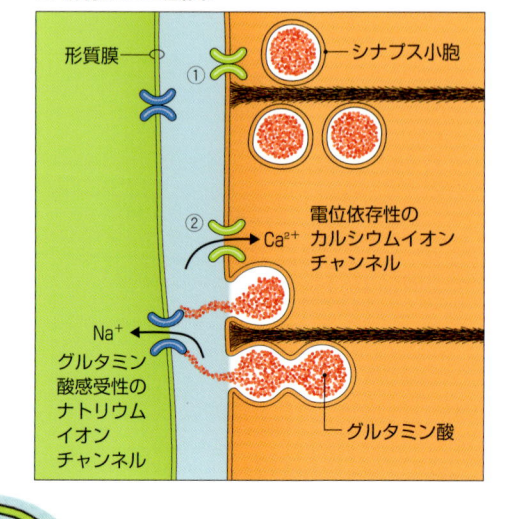

❸ 内耳全体と平衡感覚刺激をとらえる場所

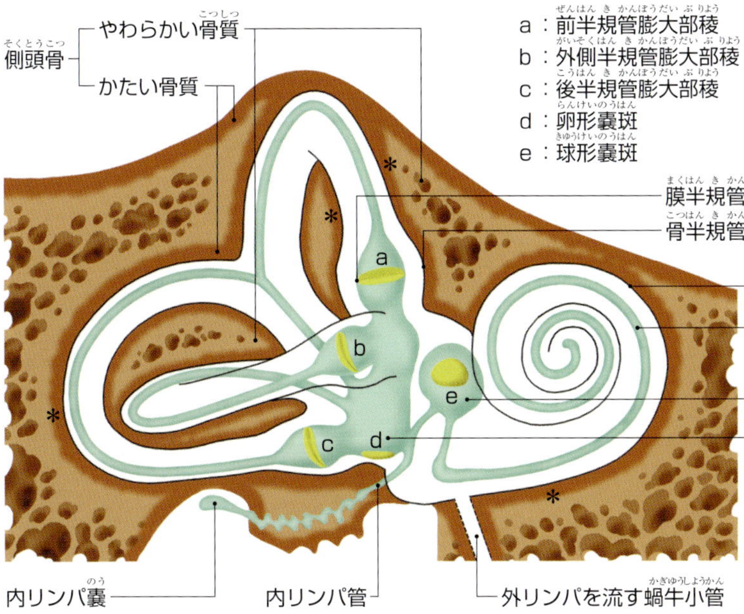

側頭骨 ─ やわらかい骨質
       └ かたい骨質

a：前半規管膨大部稜
b：外側半規管膨大部稜
c：後半規管膨大部稜
d：卵形嚢斑
e：球形嚢斑

膜半規管膨大部
骨半規管膨大部
蝸牛
蝸牛管
球形嚢
卵形嚢
内リンパ嚢
内リンパ管
外リンパを流す蝸牛小管

＊印（4つ）は，側頭骨のなかに埋めこまれている内耳の骨性輪郭，つまり骨迷路を示す．その内部には外リンパを満たす場所（白色），内リンパを満たす膜迷路（緑色）がある．卵形嚢，球形嚢，蝸牛管は膜迷路の一部分であり，蝸牛とは，カタツムリに似た形をした骨迷路部分のことである．平衡感覚をとらえる有毛細胞群は膜迷路壁での，非常にかぎられた5ヵ所（黄色：a～e）にしか存在していない．a～c（3本の膜半規管それぞれの膨大部稜）は頭の回転運動における角加速度，dとe（たがいに直交する面をなす）は静止した頭の傾き具合あるいは頭の動きにともなう直線加速度をとらえる．

❹ 卵形嚢斑，球形嚢斑，三半規管の位置関係

1．頭蓋底を上からみた場合

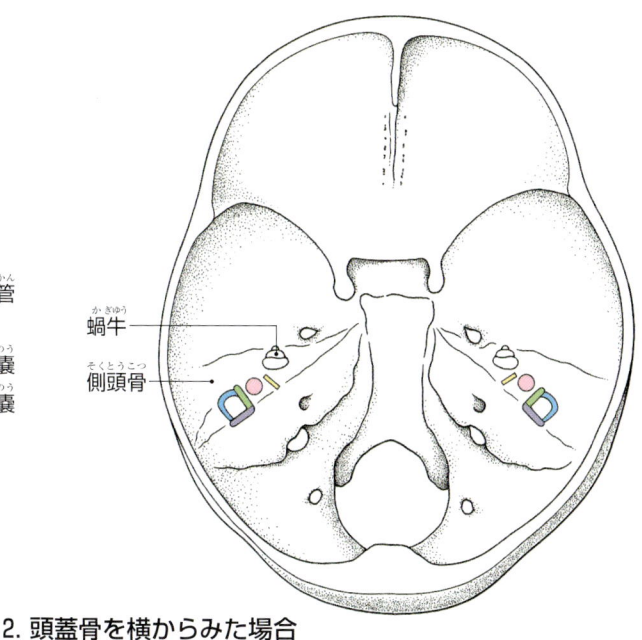

蝸牛
側頭骨

2．頭蓋骨を横からみた場合

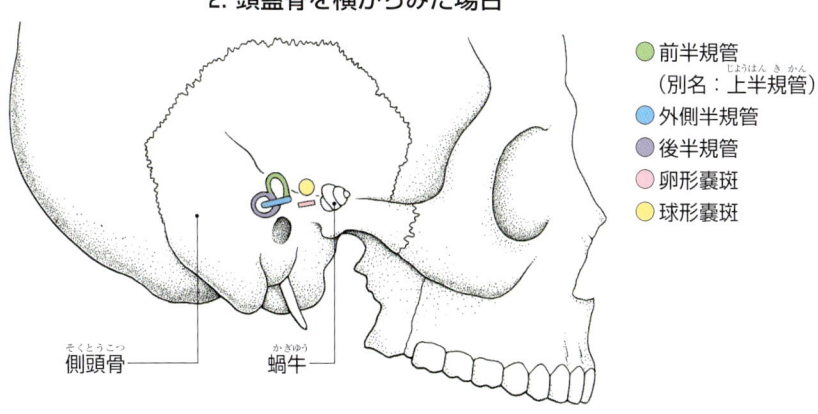

側頭骨
蝸牛

● 前半規管（別名：上半規管）
● 外側半規管
● 後半規管
● 卵形嚢斑
● 球形嚢斑

【動作の変化に反射的に対応するしくみ】　内耳には音感受性の蝸牛部分以外に，頭の傾斜角度の変化や回転力などを平衡感覚刺激として感じとる前庭部分と三半規管があります（図❸）．平衡感覚はあらゆる動作にともなうバランス変化に反射的に対応するために不可欠であるような，重要な感覚です．しかし，その反射的反応（いろいろな筋のあいだでの緊張の再配分）のゴー・サインとなるものには，前庭・三半規管による平衡感覚以外に，視覚，皮膚感覚，固有感覚（筋，腱，骨膜，関節がとらえるもの）も含まれています．

　平衡感覚はあまり意識にのぼらないために実感しにくい，という面があります．たとえば書物の字をみつめたまま首をすこし傾けたり，20度ぐらい回転させたとしても，その字が急にみえにくくなったりはしません．このとき実感できるのは視野範囲がわずかに変化したという事実（視覚）と，首の関節の動き（脳が意識できた固有感覚），それに首のつけ根付近での皮膚のよじれ感覚ぐらいのものでしょう．内耳が検出した頭の傾きや回転の度合い，つまり，前庭・三半規管刺激は意識されないまま，左右の眼それぞれの視線の向きを微調整（眼球を動かす多数の小筋の緊張のバランスを変更）する神経反射をひきおこし，視覚対象（字）が視線の先から逃げないようにします（平衡感覚4参照）．

　内耳の前庭や三半規管の疾患では，からだが沈むような感覚やふわふわと浮くような気分，めまい，などの自覚症状が出やすいことが知られています．

【卵形嚢斑，球形嚢斑，三半規管の役割】　前庭における2ヵ所の平衡感覚受容領域つまり卵形嚢斑，球形嚢斑はたがいに直交する面内にひろがり，三半規管における3ヵ所の平衡感覚受容領域（膨大部稜）も，たがいに直交する3面内でアーチをえがいているべつべつの半規管のなかを流れる液体（内リンパ）の動きをとらえやすい位置にある，という点に注意してください（図❹）．

　耳石器と総称される卵形嚢斑と球形嚢斑では，炭酸カルシウム結晶物の重みがいつでも有毛細胞にかかるようになっている（頭を傾けたりまっすぐにしたりするたびに，その重みが変化する）のに対して，三半規管膨大部稜では頭の回転でのみ有毛細胞が刺激されます（図❶）．

　左右の内耳をみくらべれば，1側の前半規管と反対側の後半規管はたがいに平行な面内での3分の2円を示していることがわかります（図❹）．左右の外側半規管についても，ともにほぼ水平面内での3分の2円を示すといえます．

平衡感覚 2
平衡斑とはなにか

【頭の傾きをとらえる耳石装置】　平衡斑とは，水平な卵形囊斑と垂直な球形囊斑をあわせたもののことです（図1-1, 2）．両斑ともに有毛細胞（平衡感覚1の図1参照）が1枚のシートになるように寄りあつまっている場所に耳石膜（石のようにかたくて重い，大小の炭酸カルシウム結晶が粘液と混ざりあったもの）がかぶさる装置ですから，耳石器とも呼ばれます．

わたしたちが首をまっすぐにして前方に顔を向けているだけのときは，耳石膜の重さの100％が卵形囊斑への圧力になりますが，球形囊斑は圧力をまったくうけません．右耳を上にして寝ころんでいるときは，左右の卵形囊斑への圧力は消失し，右の球形囊斑がもっぱら圧力をうける状態になります．

【魚類の耳石】　耳石は魚類以外の脊椎動物では顕微鏡でしかみえないような大きさなのですが，魚類のイシモチやカレイには球形囊斑全体の表面を押さえつけている，直径1cmもあるような巨大な単一耳石があり（図2），これを不用意に嚙めばだれでもびっくりします．海底で生活時間の大半を過ごすイシモチやカレイでの，頭の骨のなかで垂直に立っている巨大耳石の存在理由は，からだが左右に傾斜する事態をしっかり防ぐということでしょうか．魚類の耳石器は音も感受します．

【ヒトの耳石と有毛細胞】　ヒトをはじめ哺乳類動物での耳石は注意深く調べられ，1本の中央線（図1-1, 2での破線）沿いにとくに微細な耳石が密集するだけでなく，その線を境にして耳石膜下の有毛細胞における毛の配列の向きが逆転していることが確かめられています．Ⅱ型よりもずっと高感度なⅠ型有毛細胞が中央線沿いに集まっていることも，よく知られています．卵形囊斑の耳石膜では中央線のところが薄くなっている（図1-1）のに，球形囊斑の耳石膜では中央線のところが反対に厚い（図1-2）のは，非常に不思議です．さらに，卵形囊斑のすべての有毛細胞は毛を向中央線性（背の高いものほど中央線に近い位置を占める）に配列させているのに対して，球形囊斑のすべての有毛細胞は毛を背中央線性（背の高いものほど中央線から遠ざかる）に配列させているというコントラストには，ただ驚くばかりです．

有毛細胞の毛がより背の高い毛の方向へ傾けば細胞興奮がおこり，より背の低い方向へ傾けば細胞活動抑制をまねくのですから，頭のどの動きでもすべて耳石器（4個）それぞれから，中央線をはさむ2領域由来の興奮，抑制という正反対の信号，それに変化なし（おなじ高さで毛が並ぶ方向に毛が傾いた場合）の信号，という3種類が，解剖学的には内耳神経の前庭枝と呼ばれる神経を通路として利用する求心性神経線維に伝えられます（図3）．

耳石器に分布している遠心性神経線維は，Ⅱ型有毛細胞の感度調節，Ⅰ型有毛細胞に付着している求心性神経線維末端（杯状に大きくひろがったもの）の活動抑制などの役目を果たします．感覚を検出し脳に伝達する装置は，つねにぎりぎりの最高感度を維持しようとせずに，ふだんは7～8分目の活動状態を示すだけなのです．

1 耳石器と有毛細胞

1. 卵形囊斑の場合

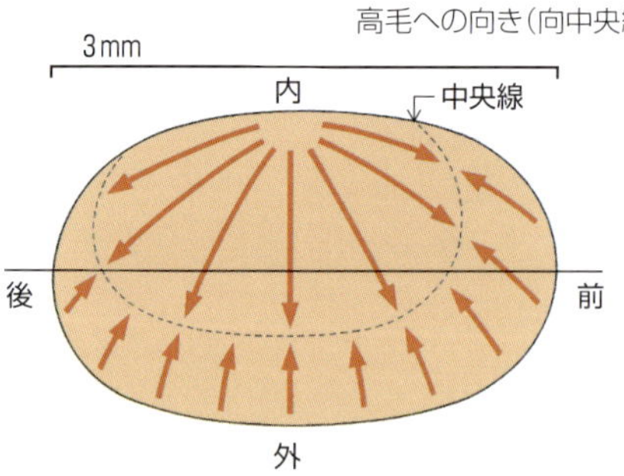

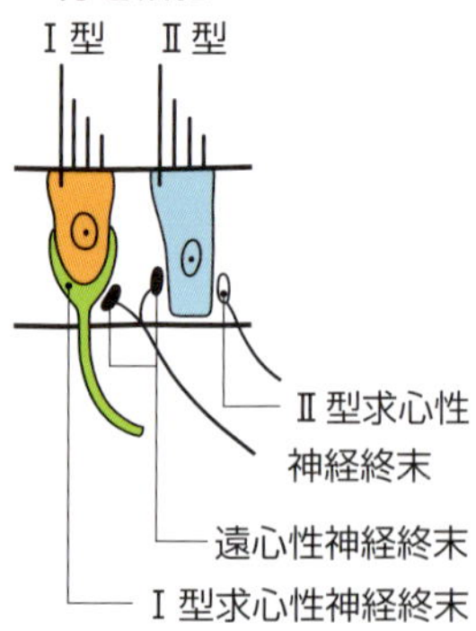

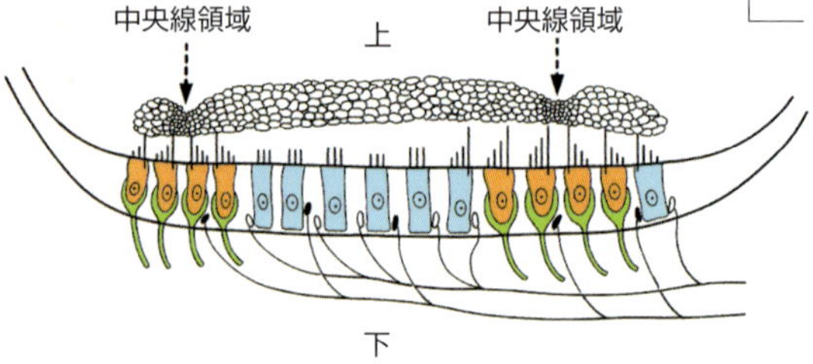

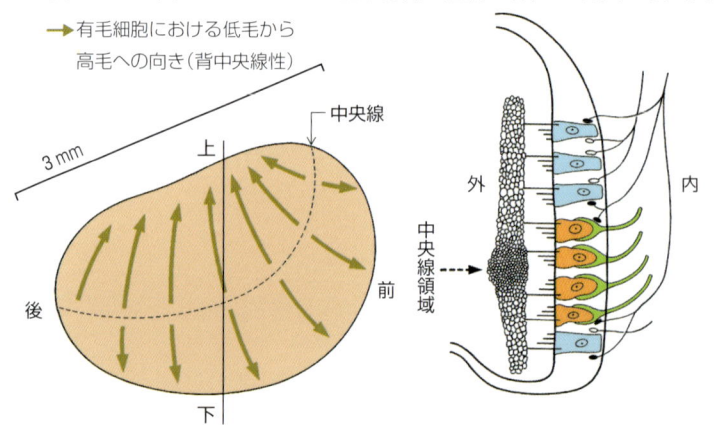

Ⅰ型有毛細胞（橙色）は丸みをおびた感覚細胞であって，大きくひろがったⅠ型求心性神経終末（緑色）にすっぽりと包みこまれる．Ⅱ型有毛細胞（淡青色）は単純な細長い形であることが多く，小さなボタンのような形をしたⅡ型求心性神経終末（白色）だけに感覚信号を伝える．遠心性神経終末（黒色）は感度調節にあずかる．Ⅰ型求心性神経終末は1個の神経細胞体から伸びでた1本の神経線維が枝分かれを示さずに，そのまま大きくひろがって終末をなすものであるが，Ⅱ型求心性神経終末および遠心性神経終末のほうは，1個の神経細胞体から伸びでた1本の神経線維が多数の枝分かれをくりかえしたあとの，おのおのの終末部分に相当する．

2 イシモチの耳石

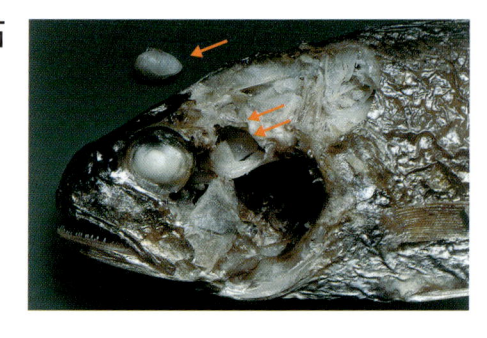

焼き魚となったイシモチの頭部．左眼球（白くみえる）のすぐ後方で，左の球形囊巨大耳石（矢印）を箸でつまみだしたあと（2本の矢印）．

❸前庭の骨迷路と膜迷路腔

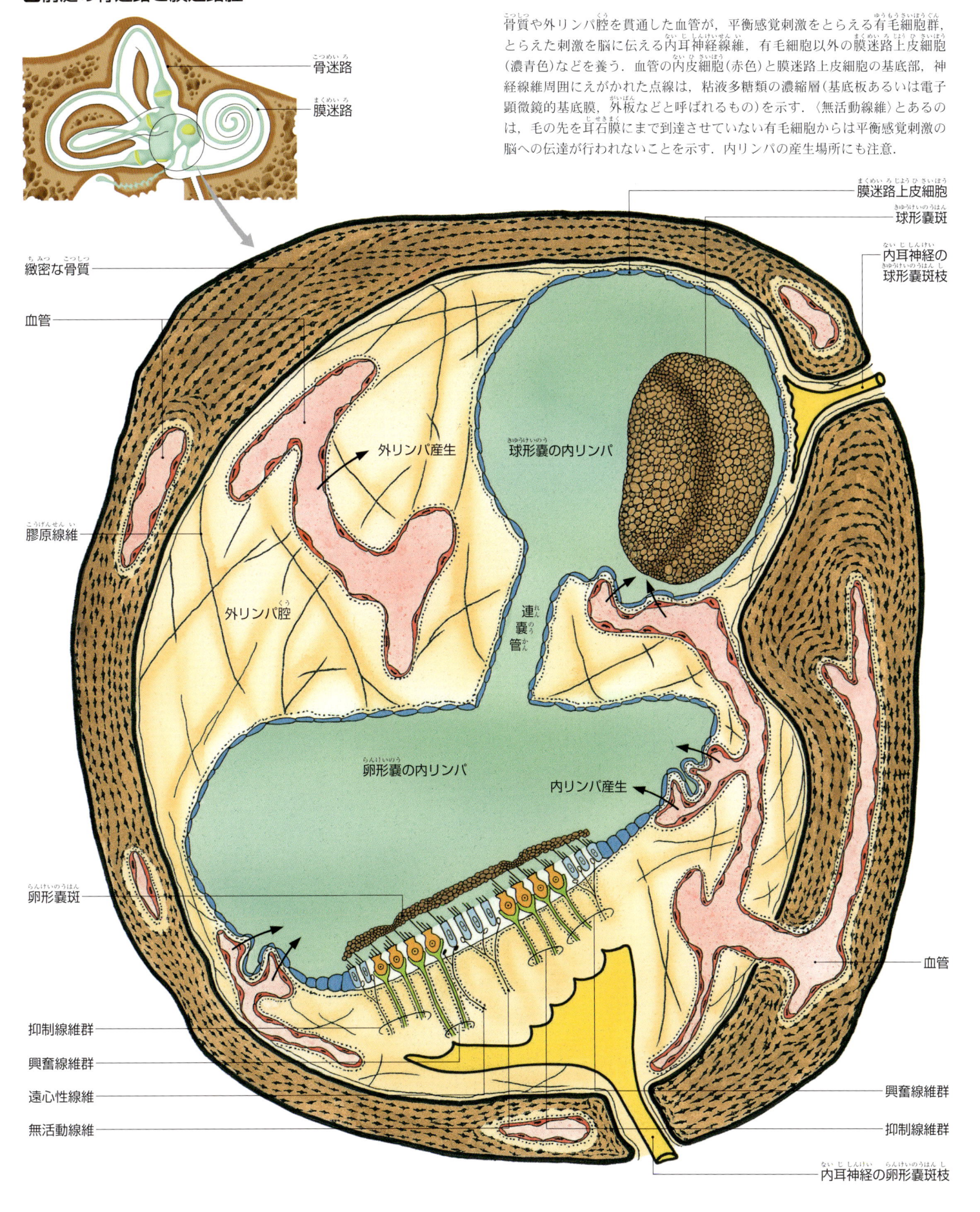

骨質や外リンパ腔を貫通した血管が，平衡感覚刺激をとらえる有毛細胞群，とらえた刺激を脳に伝える内耳神経線維，有毛細胞以外の膜迷路上皮細胞（濃青色）などを養う．血管の内皮細胞（赤色）と膜迷路上皮細胞の基底部，神経線維周囲にえがかれた点線は，粘液多糖類の濃縮層（基底板あるいは電子顕微鏡的基底膜，外板などと呼ばれるもの）を示す．〈無活動線維〉とあるのは，毛の先を耳石膜にまで到達させていない有毛細胞からは平衡感覚刺激の脳への伝達が行われないことを示す．内リンパの産生場所にも注意．

- 骨迷路
- 膜迷路
- 緻密な骨質
- 血管
- 膠原線維
- 外リンパ産生
- 外リンパ腔
- 卵形囊斑
- 抑制線維群
- 興奮線維群
- 遠心性線維
- 無活動線維
- 膜迷路上皮細胞
- 球形囊斑
- 内耳神経の球形囊斑枝
- 球形囊の内リンパ
- 連囊管
- 卵形囊の内リンパ
- 内リンパ産生
- 血管
- 興奮線維群
- 抑制線維群
- 内耳神経の卵形囊斑枝

平衡感覚 3
半規管膨大部稜ではなにがおこるのか

【半規管のいろいろ】　今から約5億年もまえから地球上で種族を保ちつづけている円口魚類の仲間には，一半規管のヌタウナギ，二半規管のヤツメウナギがいますが，それ以外の脊椎動物はすべて三半規管のもちぬしです．半規とは〈完璧な(円)形にある程度近い〉という意味です．三半規管ではたがいに直交する2つの垂直面，それに水平面のなかで，それぞれ3分の2円の弧をえがくように走行する半規管があり(平衡感覚1の図❹参照)，どの方向に頭が回転してもその動きは検出可能です．ヤツメウナギには前・後半規管，ヌタウナギには後半規管だけがあるのです．

【なにが有毛細胞の毛を傾けるのか】　頭の回転が検出できるのは，それの開始と終了時，あるいは動きの途中でスピード増減のおきたときだけです．そのとき頭といっしょに動く膜半規管の壁そのものと壁のなかの内リンパ(液体なので容易には動きださず，いちど動けばとまりにくく，すばやいスピード変化が困難)とのあいだで位置ずれを生じ，これが半規管膨大部稜に密集する有毛細胞の毛を傾ける効果を生みます(図❶)．

半規管膨大部稜の有毛細胞は1本の，とてつもなく長い動毛を帽子のような形をした粘液塊(膨大部頂，小帽，クプラcupula：tiny cup，などと呼ばれるもの)にさしいれていますが，それ以外の約30本の不動毛(根元から傾くことだけは可能であり，また動毛から遠ざかるほど背が低くなっている)については，これらの先端を粘液塊に達する手前にとどめています(図❸)．背丈の勾配のなかで各不動毛が高いほうに傾けば有毛細胞が脱分極(興奮)し，低いほうに傾けば有毛細胞が過分極(抑制)をおこすのですが，この点はコルチ器，耳石器，膨大部稜それぞれの有毛細胞に共通してあてはまります(表❷)．

【有毛細胞の活動のようす】　有毛細胞における毛の背丈勾配(低毛側から高毛側に向かう向き)を，半規管膨大部稜とこれにもっとも間近な卵形嚢部分との関係でいえば，前半規管と後半規管の膨大部稜の場合はすべての有毛細胞で卵形嚢から膨大部稜に向かうほど高毛(背卵形嚢性)になり，外側半規管の膨大部稜では反対に，すべての有毛細胞で膨大部稜から卵形嚢に向かうほど高毛(向卵形嚢性)になります．

顔を右真横に向けた瞬間の外側半規管における膨大部稜の有毛細胞(図❶-1)について考えてみますと，頭の右回転により左右の外側半規管壁(黒線)がともに太い矢印の向きに動きますが，内リンパ(緑色)は簡単には動かないために，管壁の突出部分である膨大部稜(橙色と青色)に対して，水圧が右では向卵形嚢性(図❶-1Bの小矢印)，左では背卵形嚢性(図❶-1Aの小矢印)にかかることになります．そのために右側内耳の膨大部稜の有毛細胞はいっせいに脱分極(興奮)をおこし，左側内耳の膨大部稜の有毛細胞はいっせいに過分極(抑制)状態に陥るのです．

右前方宙返りに入った瞬間の，前半規管(右側内耳)と後半規管(左側内耳)のようすも図❶-2に示しました．

❶半規管膨大部稜での有毛細胞の興奮と抑制

1. 上からみた外側半規管

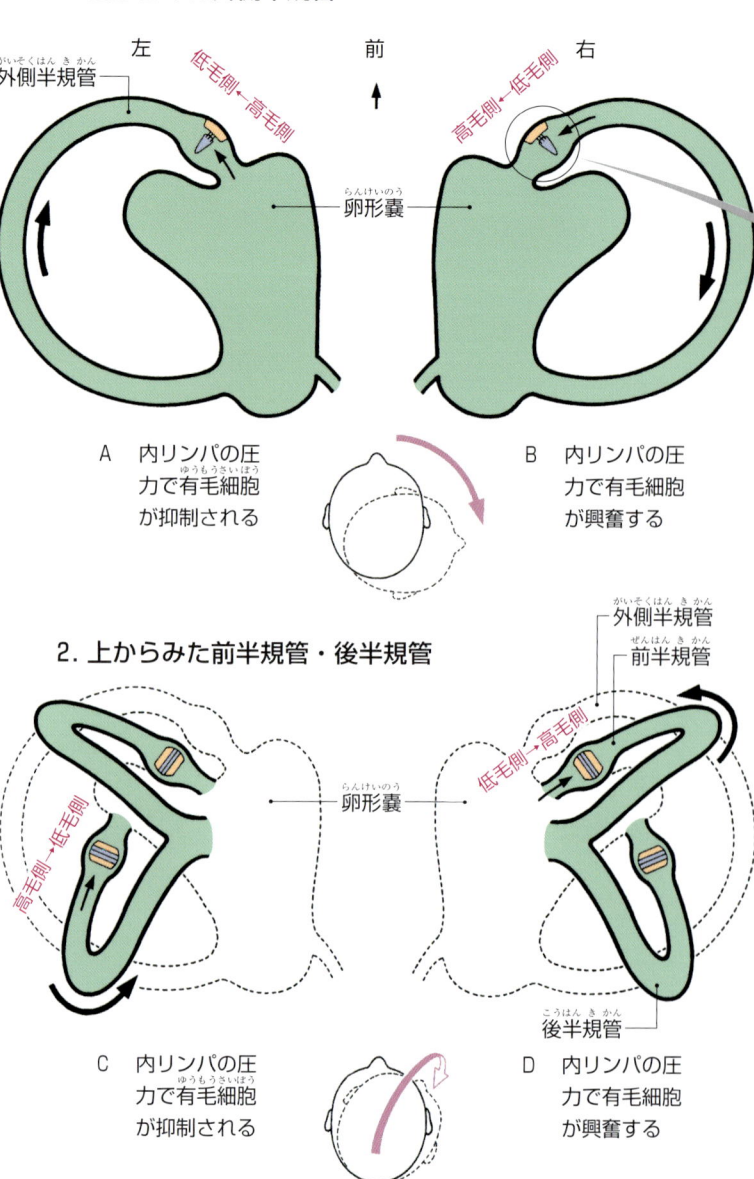

A　内リンパの圧力で有毛細胞が抑制される
B　内リンパの圧力で有毛細胞が興奮する

2. 上からみた前半規管・後半規管

C　内リンパの圧力で有毛細胞が抑制される
D　内リンパの圧力で有毛細胞が興奮する

太い矢印は管壁の動き，小さい矢印は管壁の動きにともなって内リンパが膨大部稜におよぼす圧力の向き，をそれぞれ示す．右前方宙返り(C，D)では，右の前半規管と左の後半規管の膨大部稜での有毛細胞の反応が逆向きになる．

❷内耳の有毛細胞における毛の背丈勾配

場所	種類	動毛(1本)	不動毛の低→高勾配(30〜150本)
コルチ器の基底板	内・外有毛細胞*1	なし	背蝸牛軸性
耳石器 ・卵形嚢斑 ・球形嚢斑	I・II型有毛細胞*2 〃	あり	向中央線性 背中央線性
膨大部稜 ・外側半規管 ・前半規管 ・後半規管	I・II型有毛細胞*3 〃 〃	あり	向卵形嚢性 背卵形嚢性 背卵形嚢性

*1：内有毛細胞が蝸牛軸にもっとも近い1列をつくり，外有毛細胞はそれよりも蝸牛軸から遠い2〜4列をつくる．

*2：I型有毛細胞は中央線沿いに分布．　*3：II型有毛細胞は稜の頂上近くに分布．

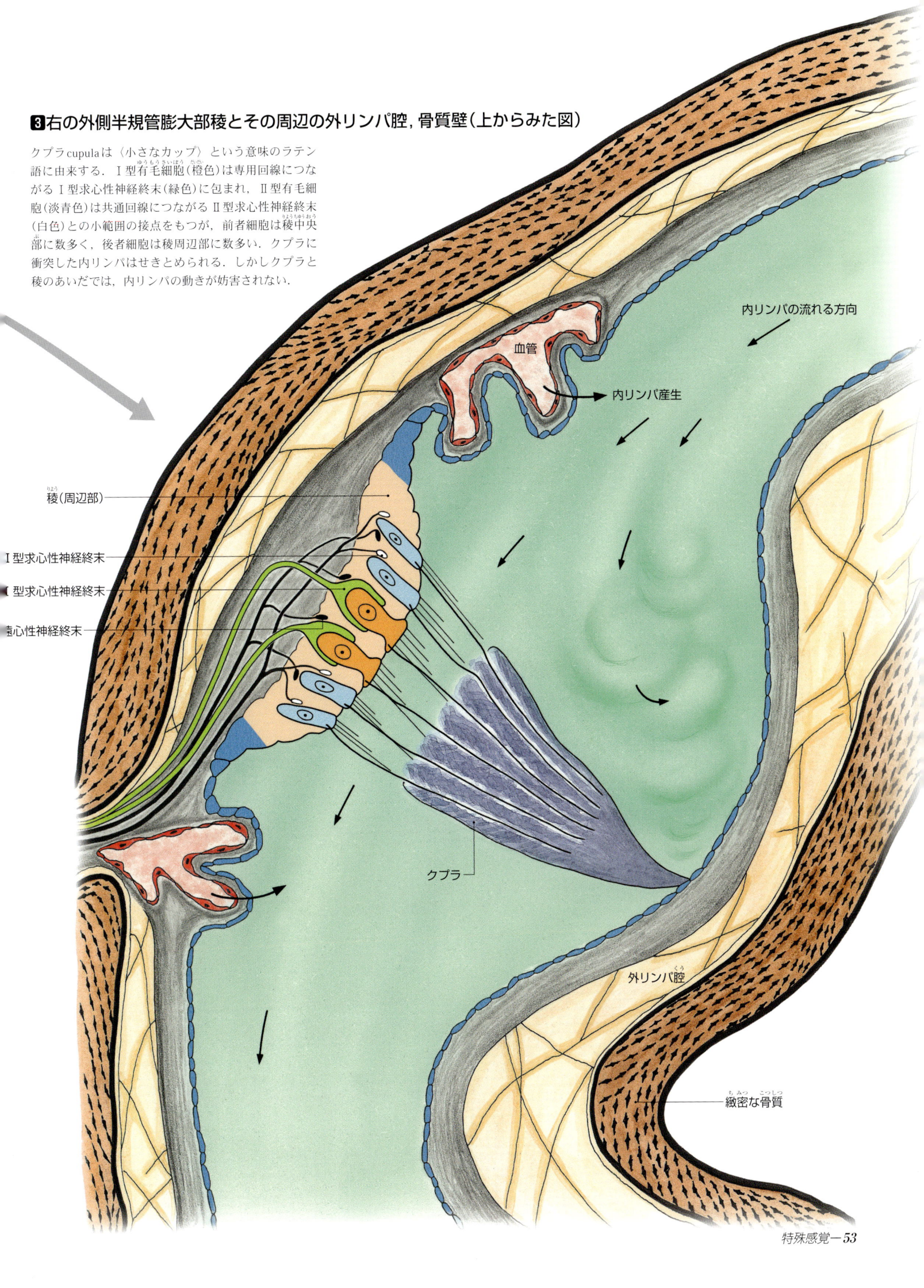

❸ **右の外側半規管膨大部稜とその周辺の外リンパ腔，骨質壁（上からみた図）**

クプラcupulaは〈小さなカップ〉という意味のラテン語に由来する．Ⅰ型有毛細胞（橙色）は専用回線につながるⅠ型求心性神経終末（緑色）に包まれ，Ⅱ型有毛細胞（淡青色）は共通回線につながるⅡ型求心性神経終末（白色）との小範囲の接点をもつが，前者細胞は稜中央部に数多く，後者細胞は稜周辺部に数多い．クプラに衝突した内リンパはせきとめられる．しかしクプラと稜のあいだでは，内リンパの動きが妨害されない．

稜（周辺部）
Ⅰ型求心性神経終末
Ⅱ型求心性神経終末
遠心性神経終末

血管
内リンパ産生
内リンパの流れる方向
クプラ
外リンパ腔
緻密な骨質

平衡感覚 4
平衡感覚と脳

【なぜ乗り物酔い，めまいがおきるのか】 わたしたちの脳のなか（脳幹網様体，図■）には，生まれたときから現在までの身体バランスに関する多種多様な経験をもとにした神経データ集積所があり，日常生活でよくおきるような事態には自動的にうまく対処するしくみになっています．ところが，いつもとちがって頭の傾斜や回転に視野変化がともなわない（動揺する乗り物のなか，自分も周囲もおなじ向きに動く）場合などでは，脳に混乱が生じてしまいます．このとき，乗り物の内部の人の内耳はしっかりと動揺を感じとり神経信号を前庭神経核に送ります．同核からはじまる脳内伝達箇所には視床核（これと大脳皮質とのつながりが動揺しているという意識をもたらす），脳幹網様体，小脳，外転・滑車・動眼の各神経核（眼球を動かす指令を出す神経細胞の3集合体，図■，■），脊髄（首から下の全身筋肉を調節）などがあり，これらはすべて活動状態に入ります．

眼では，視野は変化しないのに眼球だけは勝手によく動き視線を動揺させるので（図■），めまいがおきます．さらに脳幹網様体のデータ集積所では，視野変化を伝える視覚信号がいつものように入ってこないので，信号アンバランスが生じます．それが呼吸・循環中枢（延髄レベルでの脳幹網様体そのもの）の反応を促し，悪心・冷や汗・血圧低下，うずくまり動作などの乗り物酔い症状が出るようになります．この症状は，脳混乱の反映というよりはむしろ，外界の異常性を検出したのちの脳が用心深すぎるほどの，徹底した逃避を生体に命じている姿なのかもしれません．

頭を静止させたままで，動揺性映像をみつめているだけでも，めまいをはじめとする乗り物酔い症状がおきますが，このときは視覚信号はあってもそれに通常ともなうべき内耳（平衡感覚）信号が欠けているというアンバランスが，網様体を混乱させているのです．

【乗り物酔い防止と慣れ】 からだの揺れにみあう視野変化をできるだけ獲得する（図■），つまり乗り物の内部ではなくて外部の，移りかわる景色あるいは地平線を窓から眺めつづける，船ならば船室にとじこもらずに甲板に出て遠い水平線をみる，などの工夫が乗り物酔い防止に役立ちます．しかしエア・ポケットに入った飛行機で窓の外は霧ばかりという状況ならば，お手上げです．慣れという現象は，冒頭の神経データ集積所が何回かの新経験をふまえ一段変化したことの現れです．

【回転性めまい】 直立して左向きのぐるぐるまわりをつづけ，急に立ちどまると，回転性めまい（世の中がぐるぐるまわるという感覚）が生じます．このとき，左右の内耳での外側半規管膨大部稜は正反対の神経信号（左抑制，右興奮）を同側の前庭神経核に送りますが，その効果は左右の前庭神経核をつなぐ抑制ニューロンのおかげで，さらに強められるのです（図■）．回転性めまいを自分でおこしておいて，そのときの自分の眼の動きがどのようなものかを，めまいをおこしていない人に観察してもらうことをおすすめします．

■ 外転・滑車・動眼神経核の眼筋支配（左眼）

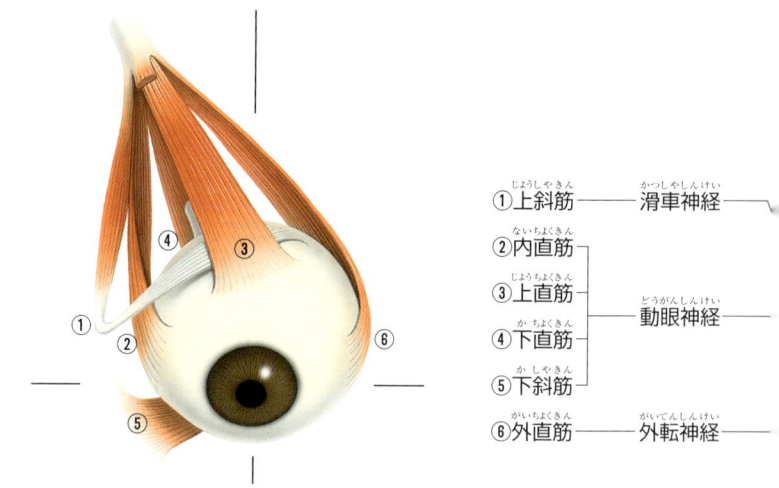

① 上斜筋 ── 滑車神経
② 内直筋
③ 上直筋
④ 下直筋 ── 動眼神経
⑤ 下斜筋
⑥ 外直筋 ── 外転神経

■ 眼球の運動と眼筋の作用（左眼）

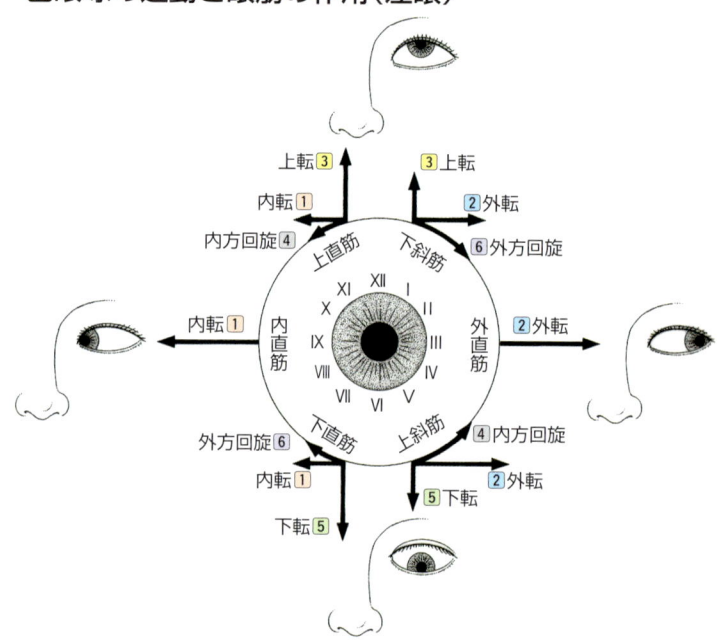

眼球の内・外転（眼球中心を上下方向につらぬく線を軸とする動き），上・下転（眼球中心を左右方向につらぬく線を軸とする動き）に対して，内・外方回旋とは，眼球中心を通る前後方向軸をもつような動きである．眼の前面をアナログ時計の丸い文字盤に見立てるとき，XIIの位置が図のXI側に移動するのが内方回旋であり，図のI側に動くのが外方回旋である．

■ からだの傾きと視野調節

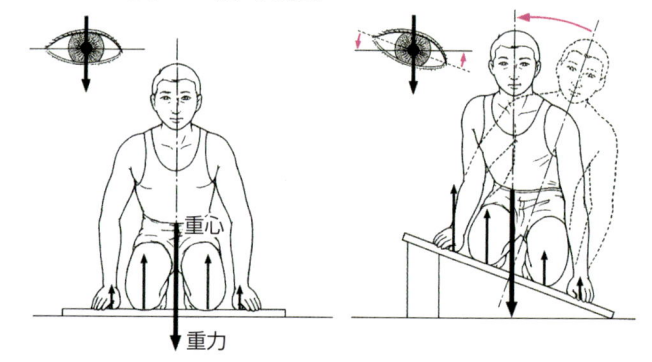

頭の傾きによって重力方向と平衡器官のなす角が変化すると，脳は眼球を水平に保つように眼筋に指令を送る．同時に，からだが転倒しないように重心を移動し，腕の筋肉中の固有感覚の作用で床からうける力の分布を調節する．

❹平衡感覚における神経伝導路

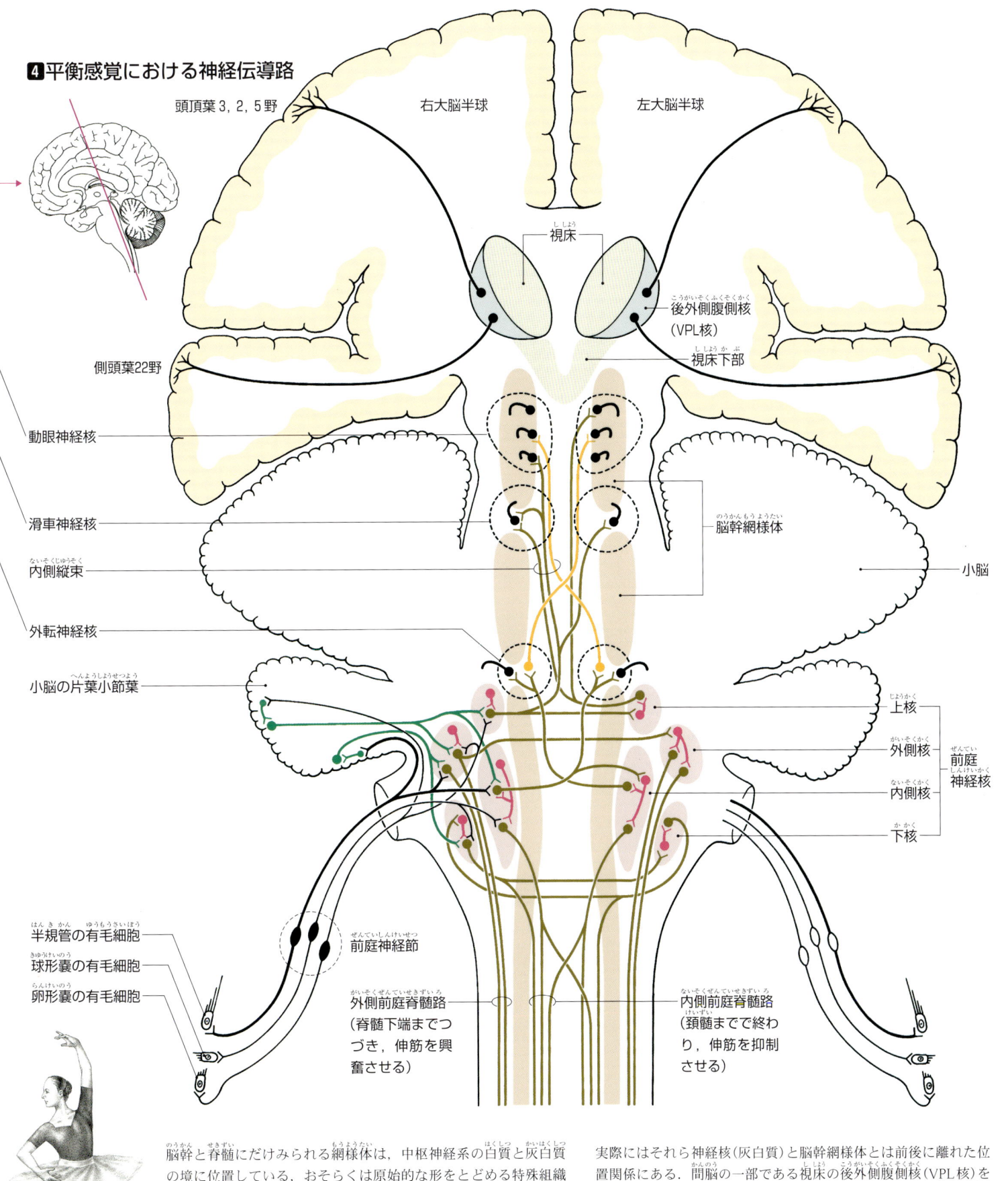

頭頂葉3, 2, 5野
右大脳半球
左大脳半球
視床
後外側腹側核（VPL核）
視床下部
側頭葉22野
動眼神経核
脳幹網様体
滑車神経核
小脳
内側縦束
外転神経核
小脳の片葉小節葉
上核
外側核
前庭神経核
内側核
下核
半規管の有毛細胞
球形嚢の有毛細胞
卵形嚢の有毛細胞
前庭神経節
外側前庭脊髄路（脊髄下端までつづき，伸筋を興奮させる）
内側前庭脊髄路（頸髄までで終わり，伸筋を抑制させる）

脳幹と脊髄にだけみられる網様体は，中枢神経系の白質と灰白質の境に位置している．おそらくは原始的な形をとどめる特殊組織である．そこでは白質の主要成分である有髄神経線維が粗大な網目をつくるように乱雑に走行する一方で，灰白質の主要成分である神経細胞体が粗い網目のなかに散在しているために，白質（神経細胞体がなく有髄線維が密集）でも灰白質（神経細胞体と無髄線維からなる）でもないもの，という意味で網様体の名が生じた．動眼・滑車・外転の各神経核の範囲を示す破線が脳幹網様体（薄茶色）と重なっているのは，透明画ではそうなるというだけで，実際にはそれら神経核（灰白質）と脳幹網様体とは前後に離れた位置関係にある．間脳の一部である視床の後外側腹側核（VPL核）を中継地点として，平衡感覚刺激が頭頂葉または側頭葉の大脳皮質にまで伝えられたときに，頭の傾きと動きが意識される．前庭神経核（4核の総称名）から出発した上行線維群は，内側縦束をつくり眼球を動かす筋群のはたらきを制御する．同核からの下行線維群は脊髄経由でからだ全体の動作あるいはバランスを支配している．小脳のうちで片葉小節葉と呼ばれる小部分は〈前庭小脳〉という別名があるほどに，平衡感覚との関係が深い．

味覚 1
味をとらえる

❶味蕾と味覚刺激

支持細胞／味覚受容細胞／味孔／❶／ケラチン塊／ケラチン顆粒

不全角化層／顆粒層／マルピギー層

❷

物理的刺激／❺／❹／❸／❸／化学的刺激

基底細胞

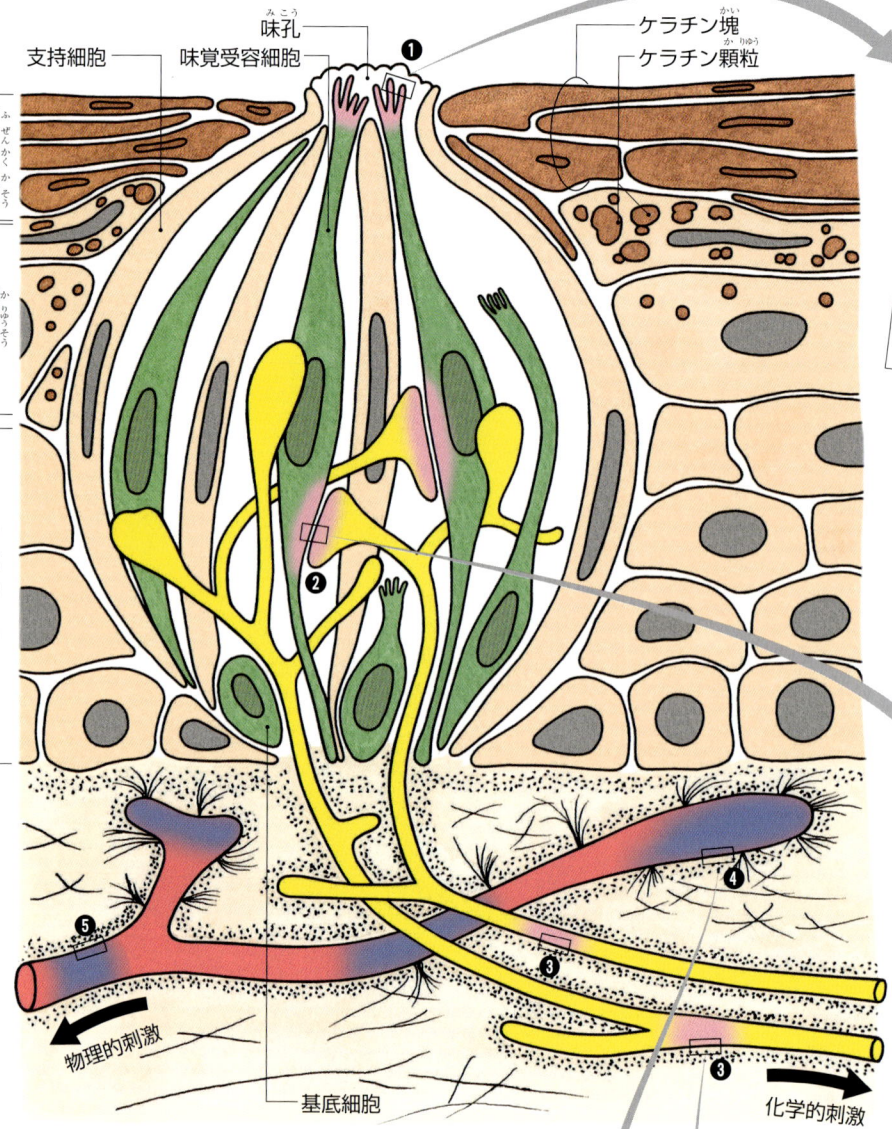

粘膜上皮細胞の配列(図では3層)が乱れた箇所が味蕾であり，そこでは縦長の細胞群が目立つ．化学的刺激伝達性の神経線維(黄色)は味蕾に進入するが，物理的刺激伝達性の神経線維(赤色)は進入しない．

1. 味覚受容細胞が刺激をとらえる場所

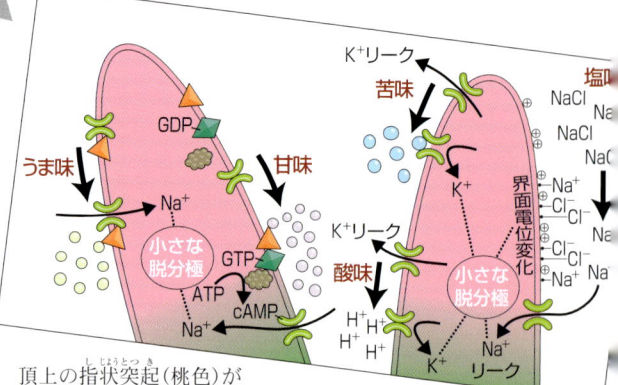

うま味／GDP／苦味／K^+リーク／塩味／NaCl／甘味／K^+リーク／K^+／界面電位変化／小さな脱分極／GTP／ATP／cAMP／Na^+／酸味／小さな脱分極／H^+／K^+／Na^+リーク

頂上の指状突起(桃色)が刺激検出の役を担う．うま味，甘味では細胞膜に埋めこまれた受容タンパク粒子(▲)に刺激物質が付着し，やがてNa^+の流入つまり細胞の脱分極にいたる．苦味と酸味では刺激物質またはH^+(酸味)がK^+のもれだし(リーク)をブロックする．塩味では刺激物質(おもにCl^-)が細胞膜の脂質層に直接作用し，Na^+の流入をもたらす．→総論2参照

2. 味蕾内の神経線維末端と向きあう場所

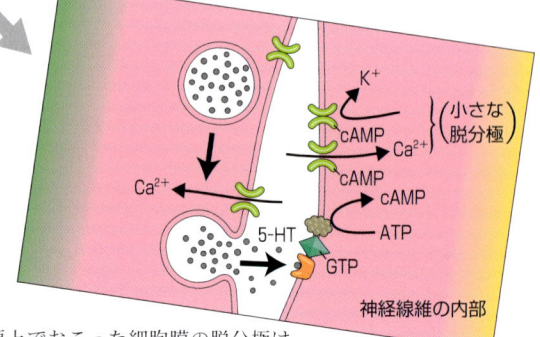

K^+／cAMP／Ca^{2+}／(小さな脱分極)／Ca^{2+}／cAMP／cAMP／5-HT／ATP／GTP／神経線維の内部

頂上でおこった細胞膜の脱分極は，味覚受容細胞の全体に伝わる．感覚神経線維の末端に向きあう場所に達した脱分極の波は，Ca^{2+}チャンネルを開口させ，流入したCa^{2+}が貯蔵5-HT(セロトニン)の放出をもたらす．神経線維の内部では5-HTと専用受容タンパク(⌴)との結合体が膜内のGタンパク(◆)を活性化させる．その結果生じたGTP付きGタンパクはアデニル酸シクラーゼ(●)刺激とcAMP産生量の増大をもたらす．cAMPはK^+のもれだしをブロックするほか，Ca^{2+}チャンネルを開かせる．

4. 三叉神経などが触覚・圧覚をとらえる場所

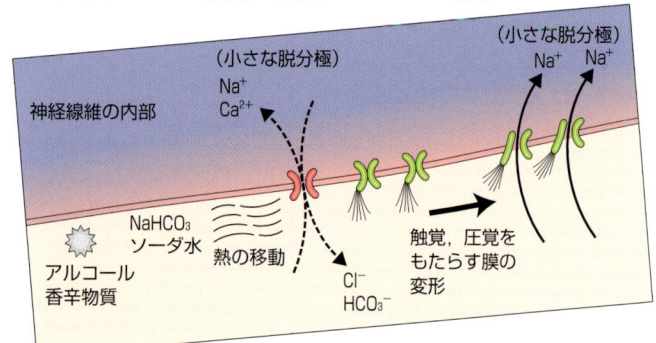

(小さな脱分極)／(小さな脱分極)／Na^+／Na^+／Na^+／Ca^{2+}／神経線維の内部／$NaHCO_3$ ソーダ水／熱の移動／アルコール 香辛物質／Cl^- HCO_3^-／触覚，圧覚をもたらす膜の変形

味蕾に進入しない感覚神経線維でも，粘膜への温度・触覚・圧覚刺激やピリ辛食品・アルコール・炭酸飲料などの刺激をとらえることができる．この種の線維は微細フィラメントによって位置固定されているので，わずかな圧迫でも線維膜の変形がおこりやすく，その変形はNa^+チャンネルを開口する．

3. 活動電位が発射される場所

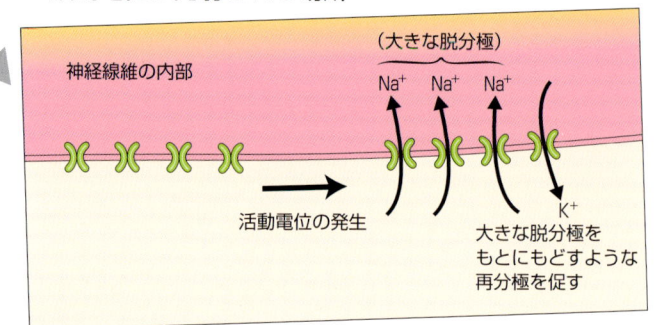

(大きな脱分極)／神経線維の内部／Na^+／Na^+／Na^+／活動電位の発生／大きな脱分極をもとにもどすような再分極を促す／K^+

活動電位の発射は，バーン，バーンというような大規模な脱分極によるものであり，感覚神経線維の末端のあちこちで生じた小さな脱分極(ジワジワ型)がある程度の距離を伝わったのちの，一種の統合現象である．発射がおこる場所(図では❸，❺)はNa^+チャンネル(✕)の密集区域であり，脱分極はNa^+流入をもたらす．❸と❺はおなじメカニズムによる．

❷ヒトの舌

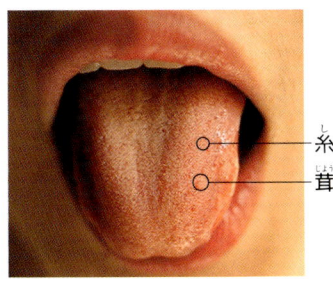

糸状乳頭は白い糸のようにみえ、しかもかたい。完全角化層(ケラチン塊の細胞成分に核の痕跡もみられない点が特徴)でおおわれるためである。茸状乳頭は直径1mmほどの赤い隆起物であり、1〜5個の味蕾をそなえる。舌根領域では10個ほどの有郭乳頭(直径2〜3mm、おのおのに約100個の味蕾あり)が1列に並ぶ。また、舌の左右の側面にある葉状乳頭は、新生児期に発達を示すものの成人では退化する。エブナー腺はさかんに漿液を分泌して有郭乳頭の溝を洗いながす。

- 糸状乳頭
- 茸状乳頭

❹味蕾のある場所

味蕾は舌表面のほか、軟口蓋の下面、喉頭蓋の上面、食道の内面にも存在する。

- 鼻腔
- 軟口蓋
- 舌
- 咽頭
- 喉頭蓋
- 喉頭
- 声帯
- 気管
- 食道

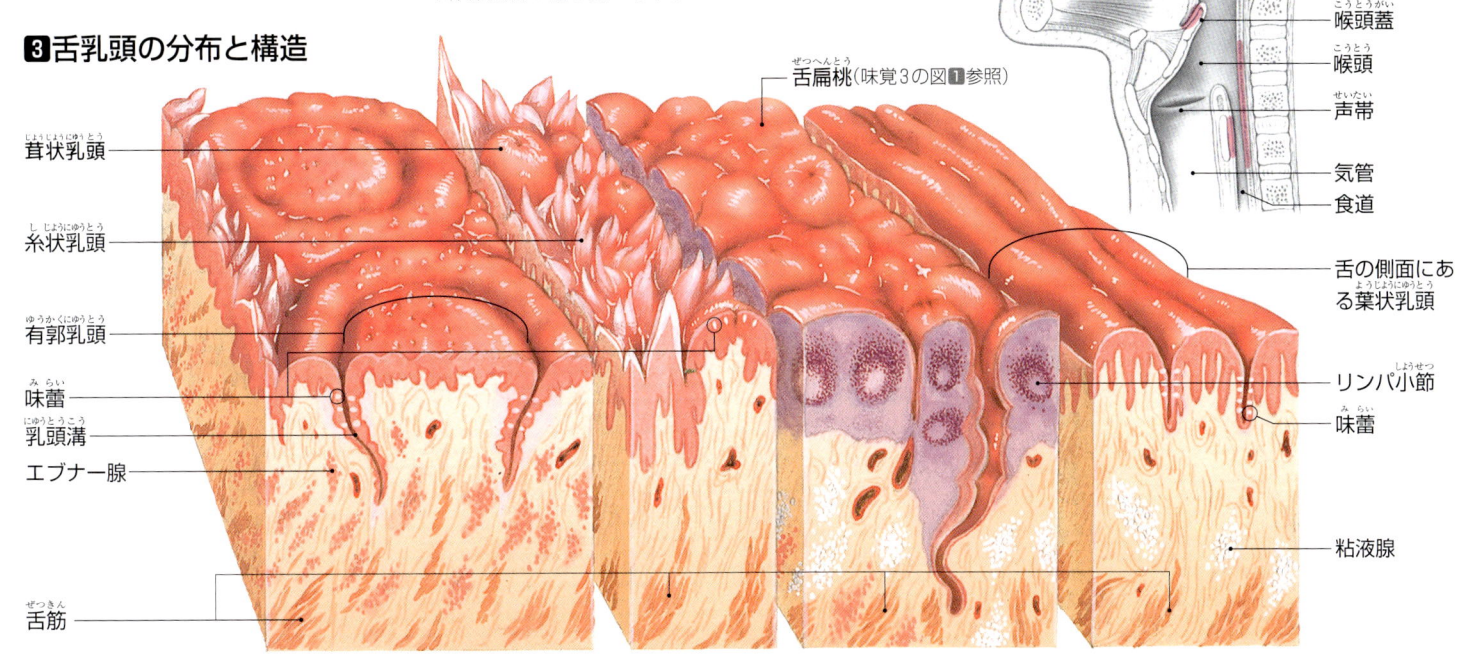

❸舌乳頭の分布と構造

- 茸状乳頭
- 糸状乳頭
- 有郭乳頭
- 味蕾
- 乳頭溝
- エブナー腺
- 舌筋
- 舌扁桃(味覚3の図❶参照)
- 舌の側面にある葉状乳頭
- リンパ小節
- 味蕾
- 粘液腺

【味覚情報を集める複数の脳神経】

水に溶けている物質による、口から咽頭にかけての領域(消化管入口)の粘膜への化学的刺激が、舌の前3分の2を守備範囲にしている顔面神経や、舌の後ろ3分の1と咽頭を守備範囲にしている舌咽神経などの神経情報として健康な脳に伝えられたときに、味覚が生じます。

化学的刺激だけでなく食物の硬・軟や温・冷などの、いわゆる〈口あたり(物理的刺激)〉も、よりひろい意味での味覚の一部になる重要な要素と考えられますが、これは三叉神経(口のなかの場合)または舌咽神経(咽頭の場合)が脳に伝えます。咽頭のもっとも奥にあたるような場所での食物の化学的刺激と物理的刺激は、ともに迷走神経が脳に伝えます(図❹、味覚4の図❶参照)。

このように多種の脳神経が感覚情報をいわば手分けして集める点に味覚の大きな特徴があり、単一脳神経に依存している視覚や聴覚とは対照的です。

【味覚系と嗅覚系とのちがい】

味覚と嗅覚には、ともに三叉神経のお世話になるという共通部分があります。しかし、陸にすむ動物では、空気にいったん混ざった物質の鼻粘膜刺激だけを検出する嗅覚系と、消化管粘膜に直接触れるか押しつけられた食物を感じとる味覚系との差がかなりはっきりしています。水中で生活する動物、たとえば魚類の場合には嗅覚も味覚も水を媒体にするために似たものとなりますが、それでも脳への伝達経路として嗅神経が使われるか否かという差が厳然としています。

【味蕾に存在する味覚受容細胞】

食物がもたらす化学的刺激(甘味、塩味、酸味、苦味、うま味)をとらえる場所として味蕾(図❶、❸)が有名です。うま味というのは、アミノ酸がもたらす味のことです。味蕾の総数はヒトで数千程度とされていますが、若年であるほど数多く、高齢者での数は新生児期の2分の1から3分の1にすぎません(味覚3の図❷参照)。

おのおのの味蕾にはおおよそ50個の味覚受容細胞が存在していますが、その細胞は寿命わずか数日、長くても2週間です(味蕾内での基底細胞群の成長により、新受容細胞がつぎつぎとつくられる)。

たいていの味覚受容細胞は2種類以上の化学的刺激に、それぞれ異なる強さの興奮を示します。また、ひとつひとつの受容細胞には数本ずつの神経線維がまつわりついていて、受容細胞から神経線維末端に向かうシナプス伝達が神経信号を生みだすのです(図❶)。

味蕾に分布する神経線維についても、1本1本が複数の種類の味についてそれぞれ頻度や持続時間の異なる信号を脳に送ることが知られています。塩味刺激でとくに多数の信号を発生させる神経線維と、甘味刺激でとくに多数の信号を発生させる神経線維とはべつのものであることが多く、また塩味と酸味という組みあわせでは、これらに応じた多数の信号それぞれをおなじ神経線維が出すという傾向がみられます。

味覚 2
味とはなにか

【味感覚】 わたしたちは食物を口に入れたときに味を感じます．これは，食物から唾液に溶けだした化学物質が，舌などにある味蕾の味覚受容細胞膜に吸着して，その化学的刺激によって味覚受容細胞の内外電位差が変化したために（総論2参照），味覚神経線維に発生した電気インパルス（活動電位）が大脳に伝達されたからです．しかし，このとき味刺激を与えるのは，水溶液中の化学物質であって，必ずしも唾液中である必要はありません．そこで味覚とは，化学物質（味物質）の水溶液が味覚受容器に与える化学感覚であると定義されます．

一方，飲食物のような固体や液体ではない揮発性液体（たとえばエーテルやクロロホルム）の蒸気（気体）が鼻腔を通り，口腔内に入って唾液に溶けたときにも，味感覚（これらの物質では甘味を感じます）が生じます．この理由から，嗅覚の遠隔性の化学感覚に対して，味覚は近接性の化学感覚であるとはいいきれないのです．

飲食物の味は，甘味，塩味，酸味，苦味，うま味のほかに，辛味や渋味が組みあわさって生じるのです．これらの味のうちで最初の5つは味蕾受容器を，また，辛味や渋味はかたさ，粘りけや温度などと同様に味蕾以外の感覚受容器を刺激します．

このように異なる伝導経路を通った信号が大脳で統合されて，複雑な飲食物の味になるのです．さらに，飲食物のにおい，色，形や飲食時の雰囲気などの外部情報のほかに，過去の食経験の記憶や体調なども飲食物本来の味に影響して，味わいの感覚になります（図❶，味覚5の図❶参照）．そのために味わいや好みには個人差や民族差が生じるのです．

【どんな味を感じるか】 わたしたちの感じる味は，基本的には甘味，塩味，酸味，苦味，うま味に分類されますが，これらの味は基本味と呼ばれています．純粋な基本味を示す代表的な化学物質をあげると，甘味はショ糖，塩味は塩化ナトリウム，酸味は塩酸（または酢酸），苦味はキニーネ（キニン），うま味はグルタミン酸モノナトリウムです（表❸）．

ヘニングは，最初の4つの味だけを基本味とみなして，4基本味を頂点とする正四面体（味の四面体，図❷）をえがき，すべての味は基本味の混合する個数に対応して，それぞれ稜上，面内の点で表現できると考えました（1916年）．これを4基本味説と呼んでいます．うま味（英語でも umami）はこのモデルでは説明ができない（他の基本味と混合してもつくりだせない）ので，のちに基本味に加えられるようになりました．

これらの味のほかに辛味，渋味，金属味，アルカリ味，電気の味などを感じますが，これらは嗅覚，触覚，圧覚，痛覚や温度感覚などの，味蕾以外の感覚受容器をも刺激することによって感じる複合感覚なので，生理学的には味とはみなされていません．また，特定の化学物質が1種類の味だけを示すとはかぎりません．その濃度によって味の質が変化する物質もありますので，味覚も嗅覚と同様に連続的なのです．

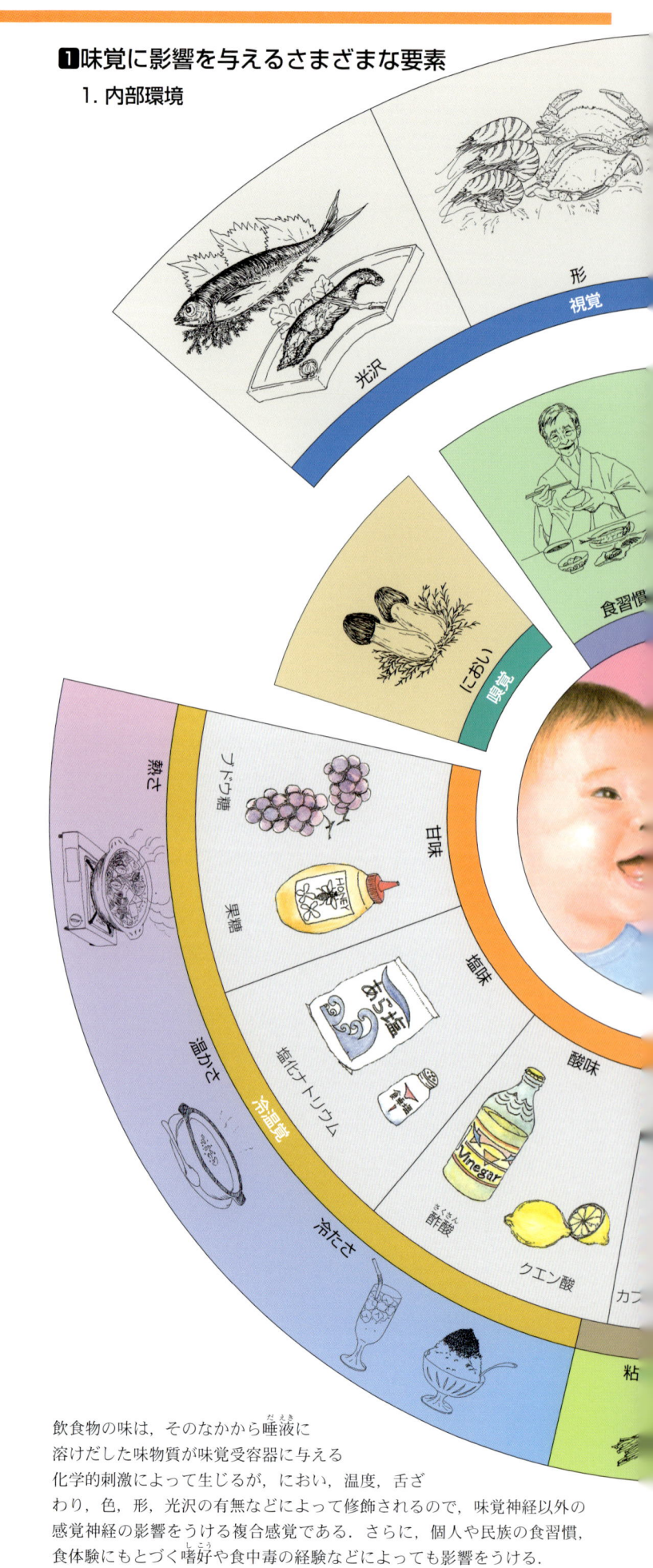

❶味覚に影響を与えるさまざまな要素
1. 内部環境

飲食物の味は，そのなかから唾液に溶けだした味物質が味覚受容器に与える化学的刺激によって生じるが，におい，温度，舌ざわり，色，形，光沢の有無などによって修飾されるので，味覚神経以外の感覚神経の影響をうける複合感覚である．さらに，個人や民族の食習慣，食体験にもとづく嗜好や食中毒の経験などによっても影響をうける．

2. 外部環境

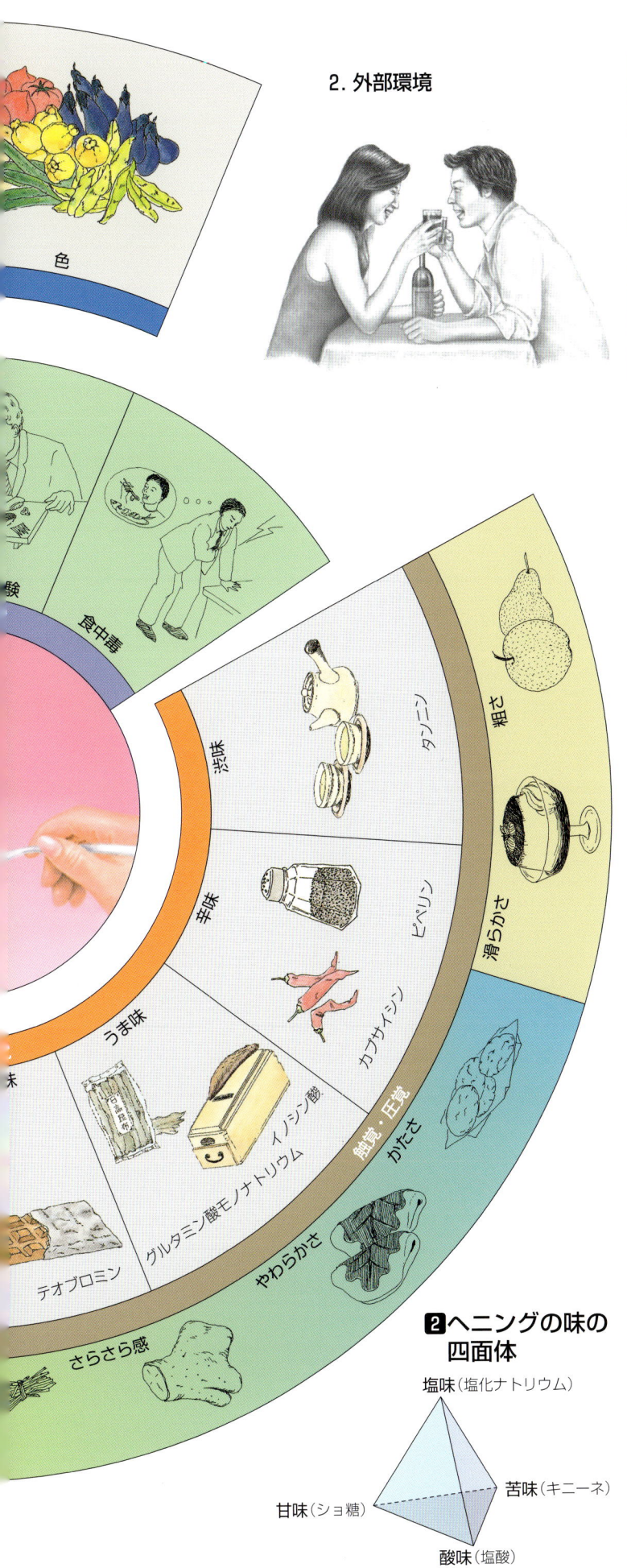

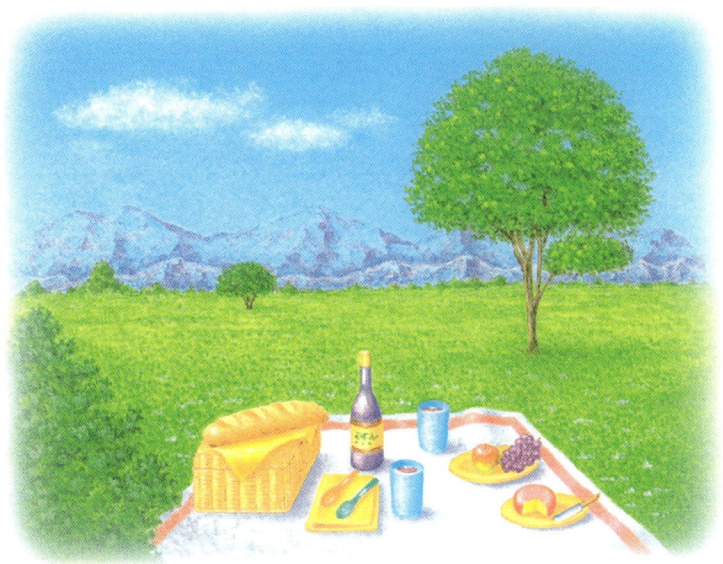

飲食物の味は，そのときの雰囲気によっても強く影響される．恋人と2人きりのとき，家族との楽しい団欒のとき，美しい景色を眺めながら，好みの音楽をききながらの食事は，とくにおいしく感じることをよく経験する．化学的刺激味は，脳のなかで統合された〈味わい〉として認識されるのである．

3 味物質の種類

種類	化学物質名	所在または用途	化学式・化学構造式
甘味物質	ショ糖	サトウキビ，甜菜	ショ糖
	果糖	甘い果実，ハチミツ	
	ブドウ糖	甘い果実	
	乳糖	乳汁	
	グリセリン	医薬・化粧品	
	サッカリン	人工甘味料	サッカリン
	ズルチン	人工甘味料	
	アスパルテーム	人工甘味料	
	ステビオシド	南米の植物ステビア	
	酢酸鉛(鉛糖)	試薬，有毒	
	グリシン	ゼラチン	
塩味物質	塩化ナトリウム	食塩	塩化ナトリウム　NaCl
	臭化ナトリウム	試薬	
	硝酸ナトリウム(チリ硝石)	試薬	
酸味物質	塩酸	試薬	酢酸　CH_3COOH
	酢酸	食酢	
	酒石酸	ブドウなどの果実	
	クエン酸	レモン，ミカンなどの柑橘類	
苦味物質	キニーネ	マラリアの特効薬	カフェイン
	ストリキニーネ	猛毒，微量では神経興奮剤	
	ニコチン	タバコ	
	カフェイン	コーヒー	
	テオブロミン	チョコレート	
	リモニン	ミカンなどの柑橘類	
	ホップ	ビール	
	硫酸マグネシウム	にがり	
うま味物質	グルタミン酸モノナトリウム	コンブ，人工調味料	グルタミン酸モノナトリウム
	イノシン酸	カツオブシ，人工調味料	$NaOOCCH_2CH_2CH(NH_2)COOH$
辛味物質	カプサイシン	トウガラシ	ピペリン
	ピペリン	コショウ	
	ショーガオール	ショウガ	
	ジアリルスルフィド	タマネギ	
渋味物質	タンニン	植物の木部，樹皮，葉，果実	

2 ヘニングの味の四面体

塩味(塩化ナトリウム)
甘味(ショ糖)
苦味(キニーネ)
酸味(塩酸)

味覚 3
味の強さと感度

❶ 舌の表面における4基本味の分布

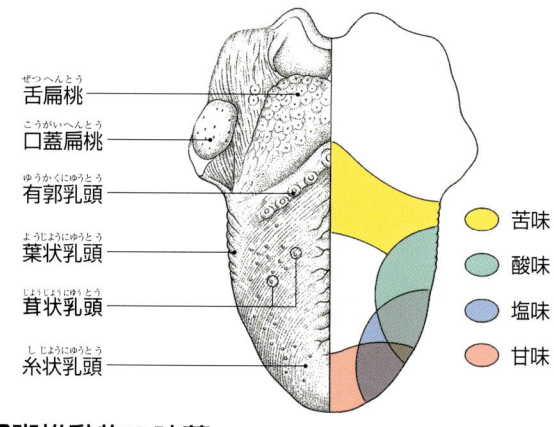

- 舌扁桃（ぜつへんとう）
- 口蓋扁桃（こうがいへんとう）
- 有郭乳頭（ゆうかくにゅうとう）
- 葉状乳頭（ようじょうにゅうとう）
- 茸状乳頭（じょうじょうにゅうとう）
- 糸状乳頭（しじょうにゅうとう）

- 苦味
- 酸味
- 塩味
- 甘味

❷ 脊椎動物の味蕾

1. ヘビ，ヒト，ナマズの味蕾分布

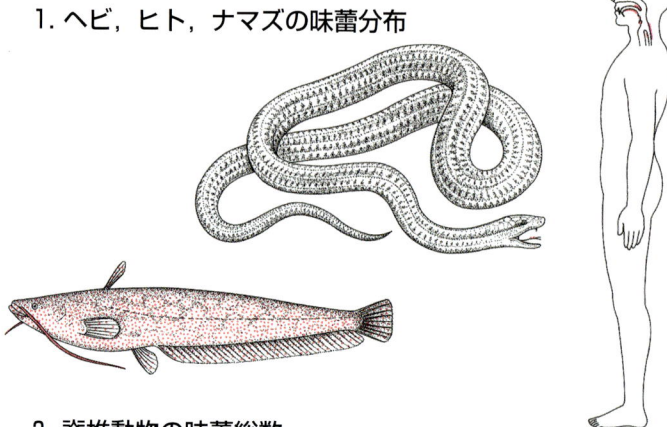

2. 脊椎動物の味蕾総数

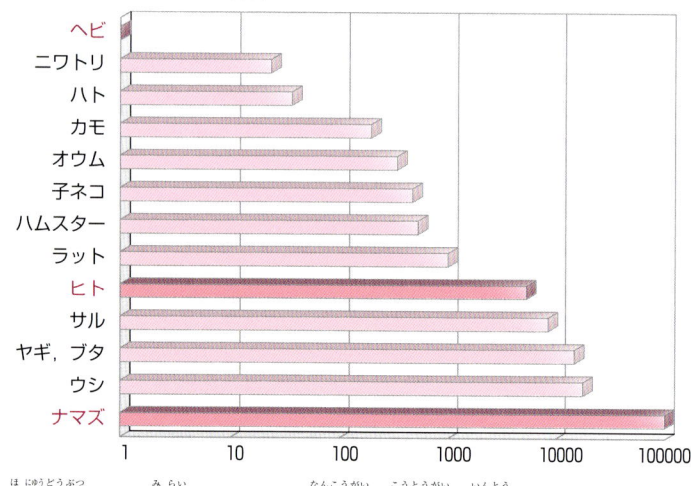

ヘビ／ニワトリ／ハト／カモ／オウム／子ネコ／ハムスター／ラット／ヒト／サル／ヤギ，ブタ／ウシ／ナマズ

哺乳動物では，味蕾は舌のほかに軟口蓋，喉頭蓋，咽頭などにひろく分布しており，それらのすべてが味覚に関与している．しかし，その個数の多少と味覚の感度とは，必ずしも直接的な関係があるわけではない．

3. 有郭乳頭におけるヒトの味蕾数の年齢変化

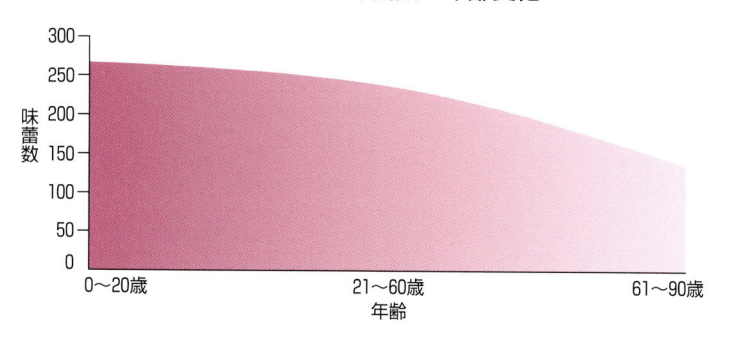

味蕾数 / 年齢（0〜20歳，21〜60歳，61〜90歳）

❸ 味の強さと味物質の濃度

多くの味物質では，味の強さは濃度にともなって増加するが，ショ糖では，高濃度に達すると味の強さは飽和して，それ以上濃度を高めても味の強さは変わらない．

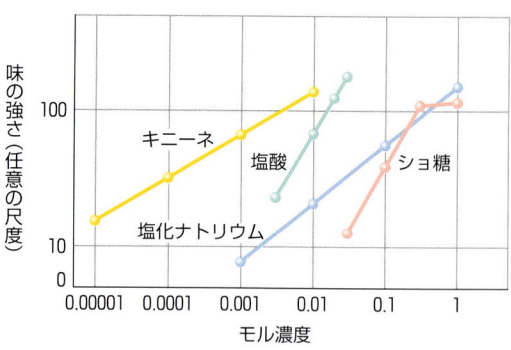

味の強さ（任意の尺度） / モル濃度
キニーネ，塩酸，ショ糖，塩化ナトリウム

❹ 味覚しきい値

1. 4基本味物質のしきい値

- 苦味：キニーネ／カフェイン
- 酸味：塩酸／クエン酸
- 塩味：塩化ナトリウム
- 甘味：サッカリン／ショ糖

モル濃度

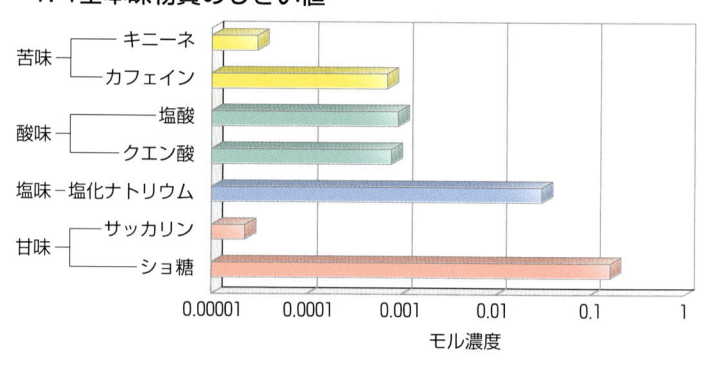

2. 4基本味物質のしきい値の年齢変化

4基本味のしきい値は50歳まではほとんど変化しない．50歳を過ぎると，すべての味覚のしきい値は上昇する．この傾向はとくに塩味と苦味では顕著で，これらの味覚の感度が低下するが，酸味ではあまり年齢差がない．

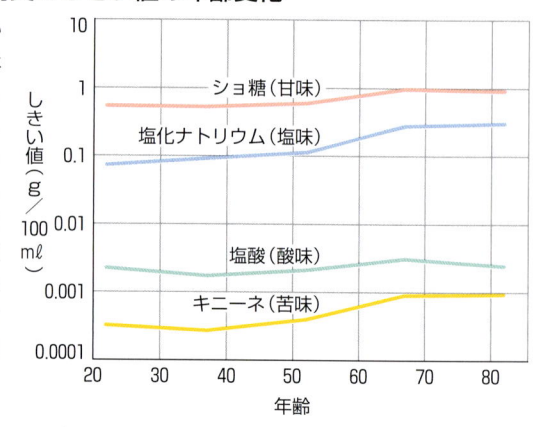

しきい値（g/100ml）：ショ糖（甘味），塩化ナトリウム（塩味），塩酸（酸味），キニーネ（苦味）／年齢

【味の強さ】　一般に，感覚の強さは刺激の強さのべき乗（じょう）に比例して増加するといわれています．味の強さもこの法則に従い，味物質の水溶液の濃度が高くなるにつれて増加しますが，その程度は物質によって異なります（図❸）．ところが，高い濃度では味の質が変化するような物質があります．たとえば，人工甘味料のサッカリンは，高濃度では苦味を与えます．

【味の感度】　味の感度は，味物質の水溶液の濃度をしだいに高めていくとき，はじめてその物質の味を感じることのできる濃度の限界値（しきい値）で表します（図❹）．その値は，刺激を与える方法，部位とその面積，溶液の温度などに依存するので，においの場合よりも複雑です．そしてまた，唾液（だえき）がかなりの濃度のナトリウムと塩素を含んでいることが，その値の決定をいっそう困難にしています．

【味覚の順応】　わたしたちは，おなじ味物質の水溶液を長時間味わっていると，しだいにその味を感じなくなります．すなわち，

5 味を変化させる物質

1. 甘味を抑制する物質

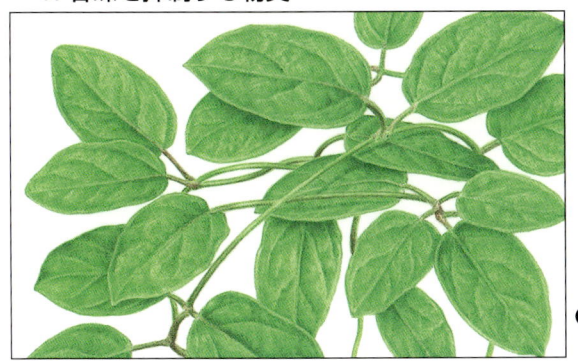

●ギムネマの葉

●ギムネマ酸の甘味に対する抑制作用（ショ糖）

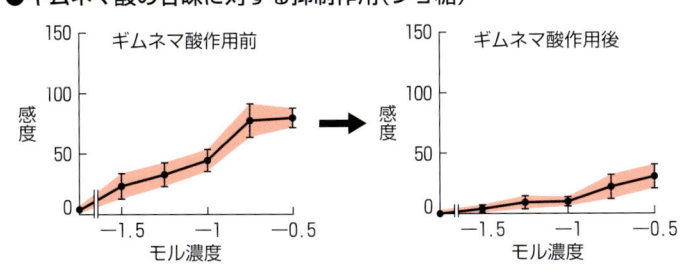

●ギムネマ酸の作用機序の想像図

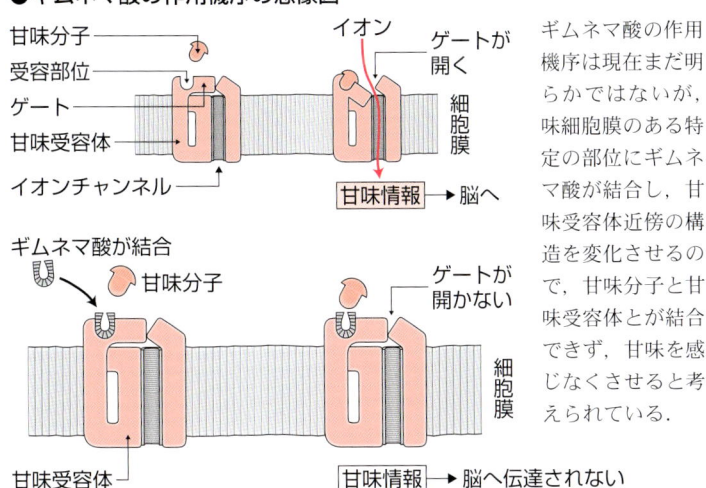

ギムネマ酸の作用機序は現在まだ明らかではないが、味細胞膜のある特定の部位にギムネマ酸が結合し、甘味受容体近傍の構造を変化させるので、甘味分子と甘味受容体とが結合できず、甘味を感じなくさせると考えられている。

2. 酸味を甘味に変える物質

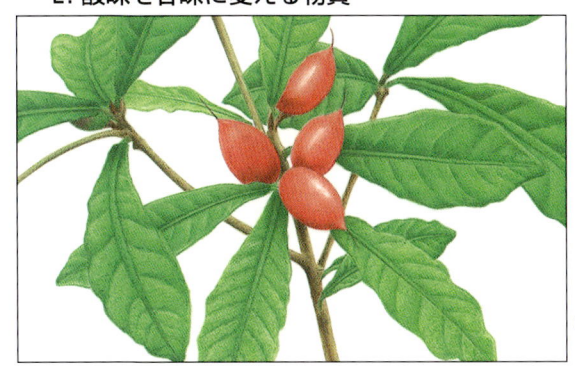

●ミラクルフルーツの実

●ミラクリンの甘味と酸味に対する増強・抑制作用（クエン酸）

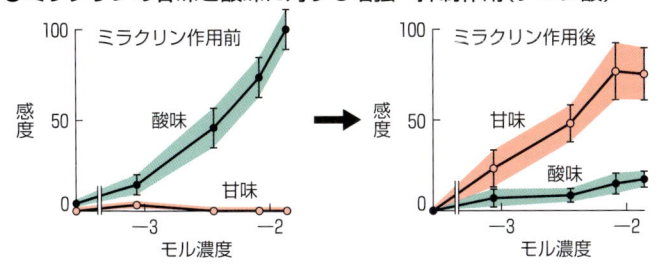

●ミラクリンの作用機序の想像図

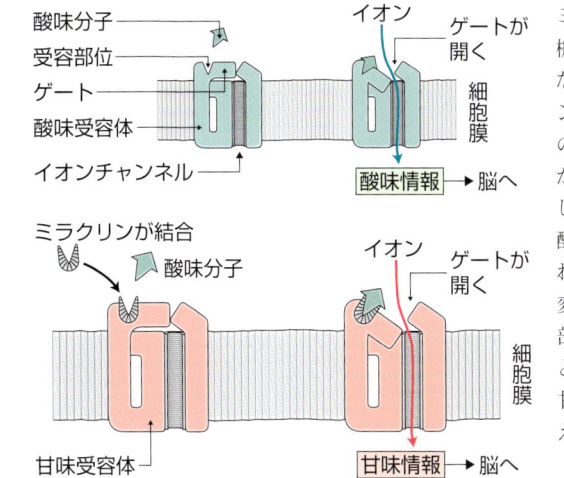

ミラクリンの作用機序も明らかではないが、ミラクリンでは、その分子のタンパク質部分が味細胞膜に結合しており、そこに酸の刺激が与えられると、膜構造が変化して、その糖部分が甘味受容体と結合するので、甘味を感じると考えられている。

□高木雅行：《感覚の生理学》, p.26, 裳華房, 1989より改変.

味覚のしきい値は時間にともなって上昇します。また、味の質が同種の2つの味物質をつづけて味わうと、あとの物質の味の強さは減少します。たとえば、べつべつに味わったときに同程度の甘さを感じる濃度の砂糖とサッカリンの水溶液をつづけて味わうと、あとのほうが甘味が弱く感じられます。このような現象は交叉順応と呼ばれます。

一方、ある物質の水溶液に順応したあとに、それよりも低濃度の水溶液を味わうとべつの味に感じます。たとえば、塩味に順応したあとには、水は苦味または苦ずっぱく、甘味に順応したあとには酸味か苦味を、また苦味に順応したあとには水に甘味を感じ、尿素やその化合物のあとには水は塩辛く感じます。このように、順応によって味の質は変化するのです。これを交叉増強といいます。これは水の味によって生じる現象です。

【水の味】 純粋な水、すなわち蒸留水は、化学的には無色透明で無味無臭の液体です。しかし、わたしたちの舌の表面はつねに唾液でぬれているので、この状態が基準となって、唾液を無味と感じています。すなわち、唾液中に含まれる塩化ナトリウムの味に順応しているのです。ある物質の特定の濃度の水溶液に順応したのちには、それより低い濃度の水溶液には別種の味を感じます。このように、順応した物質によって水の味が決まるので、水はそれ自体の味をもっていませんが、生理学的には無味ではないのです。

【味を変化させる物質】 自然界の物質のなかには、味感覚を変化させるものがあります（図5）。インド原産の植物ギムネマ・シルベストレの葉を噛んだあとに、ショ糖の結晶を舌にのせても砂のようで、その味を感じません。これはその成分のギムネマ酸のしわざです。また、アフリカで〈奇跡の果物（ミラクルフルーツ）〉と呼ばれるリカデッラ・ドゥルチフィカの実は酸味を甘味に変える性質があるので、それを食べたあとには、レモンをおいしく食べることができるそうです。これはその成分であるミラクリンが酸味を抑制し、甘味を増すためです。

味覚 4
味はどのようにして脳に伝えられるのか

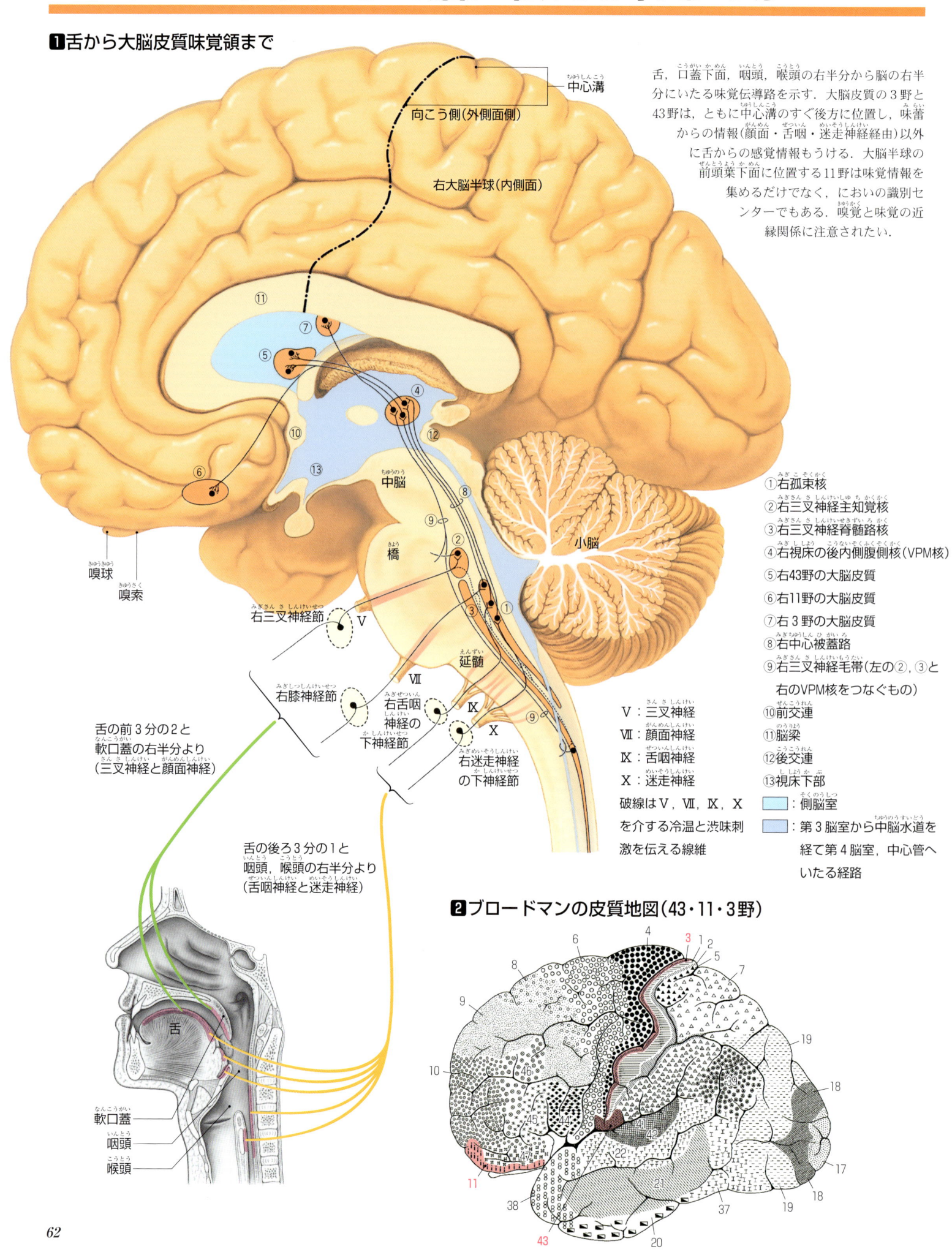

❶ 舌から大脳皮質味覚領まで

舌，口蓋下面，咽頭，喉頭の右半分から脳の右半分にいたる味覚伝導路を示す．大脳皮質の3野と43野は，ともに中心溝のすぐ後方に位置し，味蕾からの情報（顔面・舌咽・迷走神経経由）以外に舌からの感覚情報もうける．大脳半球の前頭葉下面に位置する11野は味覚情報を集めるだけでなく，においの識別センターでもある．嗅覚と味覚の近縁関係に注意されたい．

① 右孤束核
② 右三叉神経主知覚核
③ 右三叉神経脊髄路核
④ 右視床の後内側腹側核（VPM核）
⑤ 右43野の大脳皮質
⑥ 右11野の大脳皮質
⑦ 右3野の大脳皮質
⑧ 右中心被蓋路
⑨ 右三叉神経毛帯（左の②，③と右のVPM核をつなぐもの）
⑩ 前交連
⑪ 脳梁
⑫ 後交連
⑬ 視床下部

Ⅴ：三叉神経
Ⅶ：顔面神経
Ⅸ：舌咽神経
Ⅹ：迷走神経

破線はⅤ，Ⅶ，Ⅸ，Ⅹを介する冷温と渋味刺激を伝える線維

：側脳室
：第3脳室から中脳水道を経て第4脳室，中心管へいたる経路

❷ ブロードマンの皮質地図（43・11・3野）

3 延髄から視床の後内側腹側核まで

1. 大脳横断と脳幹縦断像

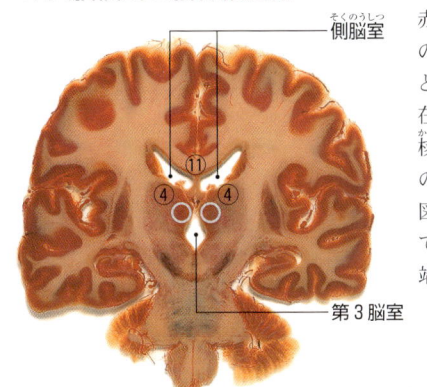

赤色色素を脳血管に注入したのちに厚さ8mmのスライスとした標本である．間脳に存在している視床の後内側腹側核（左右ともに④）の，およその位置を示した．⑪は脳梁．図の下端近くで左右に突出しているものは小脳半球の前方端領域である．

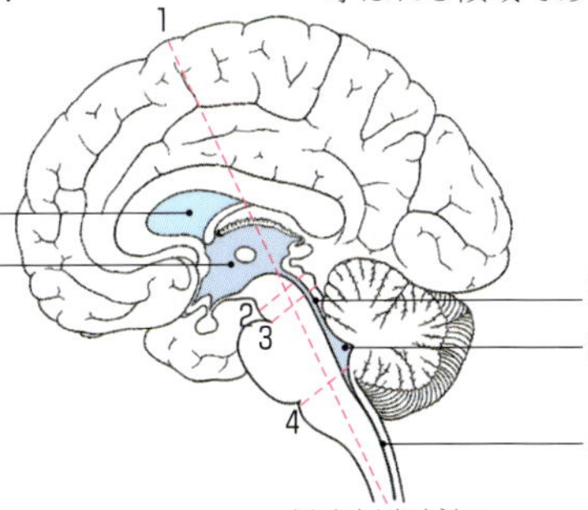

（資料提供：養老孟司氏）

2. 中脳の横断像

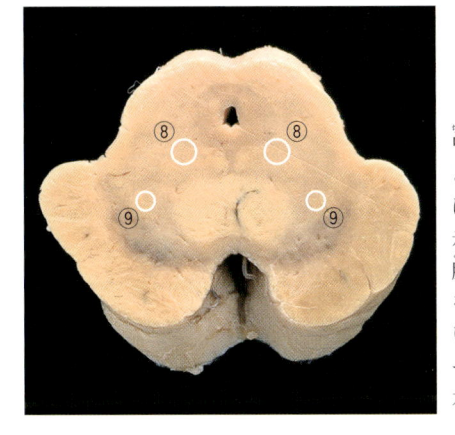

中心被蓋路（左右ともに⑧）と三叉神経毛帯（左右ともに⑨）の，およその位置を示す．図の上方（正中部）の腔所は中脳水道．左右に弧をえがくようにひろがる黒い帯状の領域は黒質であり，それよりも下の全領域は左右の大脳脚に相当している．

3. 橋の横断像

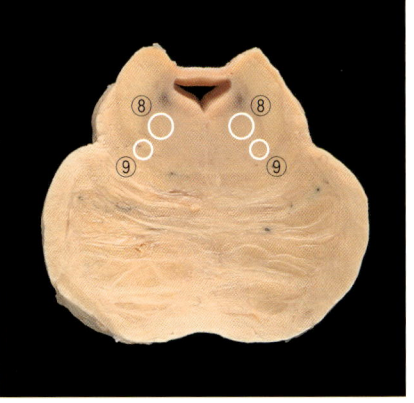

中心被蓋路（左右ともに⑧）と三叉神経毛帯（左右ともに⑨）の，およその位置を示す．ラベル数字⑧のすぐ内側よりに，左右の青斑核が青黒い卵円形の小領域をなす．図の上方（正中部）の腔所は第4脳室，数字⑧と⑨のあいだは被蓋と呼ばれる領域である．

4. 延髄の横断像

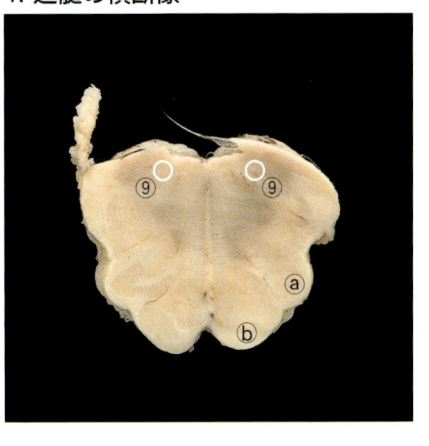

三叉神経毛帯（左右ともに⑨）の，およその位置を示す．ⓐはオリーブの内部，ⓑは錐体の内部である．この高さでの三叉神経毛帯を構成しているものは，味覚関係では飲食物の渋味と温度を伝える線維，痛覚関係では下顔部・口腔・咽頭などの痛みを伝える線維である．

　消化管入口の粘膜でとらえた味覚刺激を，三叉・顔面・舌咽・迷走神経が脳にまで伝えます（図1）．これらの脳神経はそれぞれが感覚線維，運動線維（咀嚼筋群，顔面表情筋，嚥下筋などを支配），腺支配線維（副交感系自律神経の節前線維）の混合物なのですが，脳への刺激伝達で活躍するのは感覚線維のみです．

【味覚刺激を伝える3つのニューロン】　味蕾や粘膜に分布し，味覚刺激をピックアップする感覚線維末端部は，数cmから10cmもの距離にわたって太さを変えない線維（ケーブル）に移行し，その感覚線維は脳に近づいた場所にある神経節のなかで，例外なく大きくふくらんだ1個の神経細胞体になったのちふたたび線維の形をとりもどし，脳（橋または延髄）に進入して三叉神経主知覚核または孤束核を構成している神経細胞に信号リレーを行うための接触を示します（図1-①②）．

　ここまでが味覚伝導路の第1次ニューロンですが，それが脳と脊髄のなかではめったにはみられない形態のものである（細胞体に向かう伝導用の樹状突起と細胞体から遠ざかる伝導用の軸索突起とが，ともに長大な単一線維をなす）ことに注意すべきです．首から下の全身からの冷温覚・痛覚・触覚・圧覚を脊髄にまで伝える系統の第1次ニューロンも同様な，2本の足しかないタコのような形をしています．味覚伝導路はさらに，三叉神経主知覚核と孤束核から間脳（視床の後内側腹側核，図1-④）までの第2次ニューロン，間脳から大脳皮質味覚領（ブロードマン43・11・3野，

図1-⑤⑥⑦，図2）までの第3次ニューロンとつながります．

【同側性と対側性の伝わりかた】　味覚伝導の主要路をなす，このような第1～第3次ニューロン連鎖はもっぱら同側性（舌の右半分で受容した刺激は脳の右半分領域へ）ですが，しかし触覚の一種である渋味や食物温度などを伝えるための三叉・舌咽・迷走神経を介する味覚伝導路だけは，第2次ニューロンの途中から対側性の脳内経路を示します（図1-⑨）．また，脳内での枝道に相当するような孤束核から唾液核群，視床の後内側腹側核から視床下部にそれぞれ向かう内臓支配性の神経反射路についていえば，脳の右半と左半をつなぐような脳内経路がふつうになります．さらに，意識を生みだす大脳皮質のレベルでは，左右半球間での神経線維連絡（通路：脳梁，前交連，後交連）がきわめて頻繁です（図1-⑪⑩⑫）．

【孤束核の役割】　左右の孤束核は，消化管の入口から横行結腸までの部分，呼吸器のすべて，血管壁の圧受容器と化学受容器などからの神経信号を一手にうける場所です．顔面・舌咽・迷走という3種類の脳神経で運ばれた味覚信号は，どれも孤束核の上端近くの部分に集まり，つぎに第2次ニューロンへと伝達されます．孤束核からの神経反射路をなす神経線維の一部は上唾液核（顔面神経を通路として利用する，顎下腺や舌下腺の支配線維がここから出る）あるいは下唾液核（舌咽神経の耳下腺支配線維がここから出る）に進入します．

味覚 5
味わいと脳

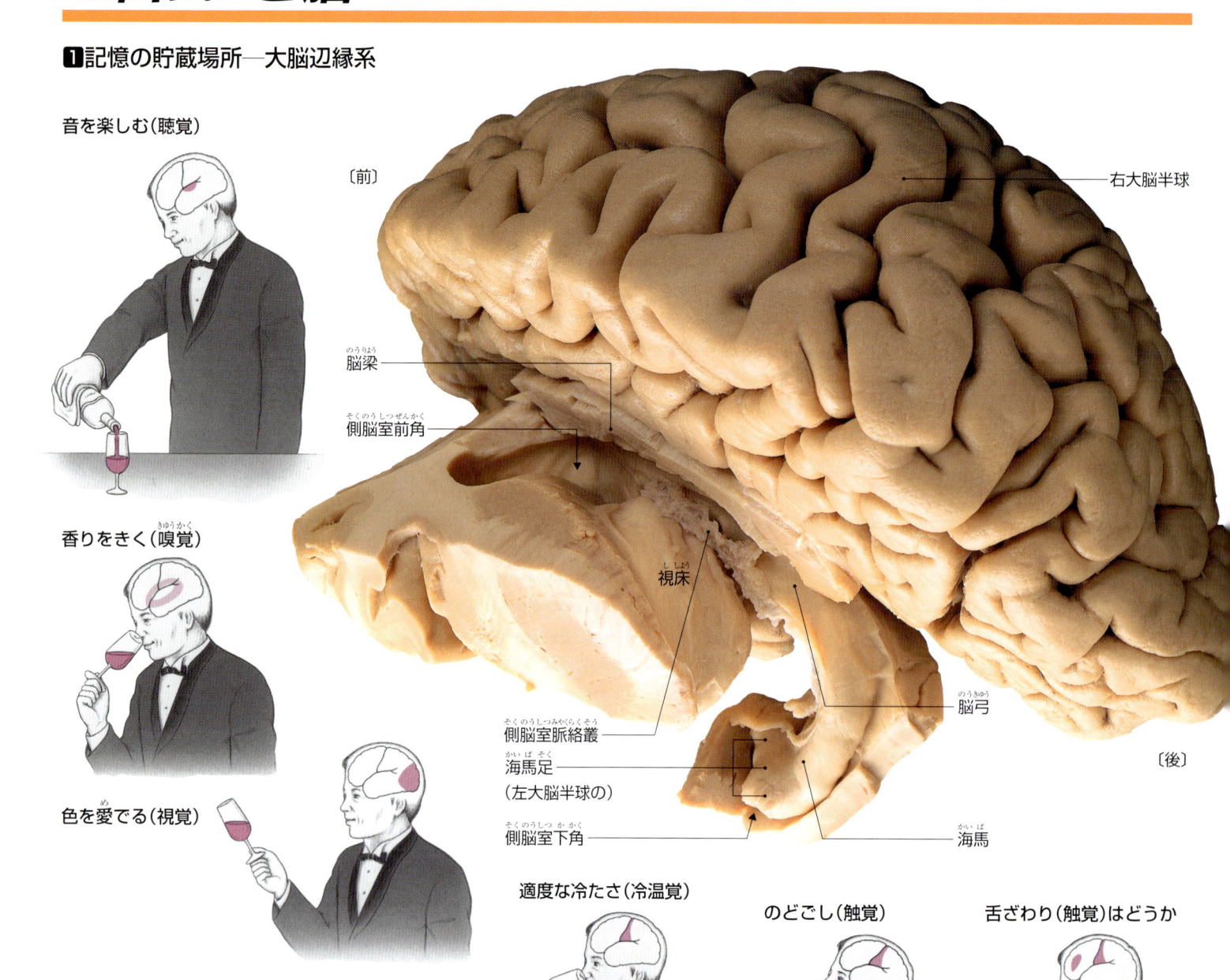

❶記憶の貯蔵場所―大脳辺縁系

音を楽しむ（聴覚）

香りをきく（嗅覚）

色を愛でる（視覚）

適度な冷たさ（冷温覚）　のどごし（触覚）　舌ざわり（触覚）はどうか

〔前〕

右大脳半球

脳梁

側脳室前角

視床

側脳室脈絡叢

海馬足（左大脳半球の）

側脳室下角

脳弓

〔後〕

海馬

大脳辺縁系は脳の奥深くにある．海馬足と呼ばれる部分は側脳室腔への膨隆（縦に長い）を形成していて，あたかも水底にひそむ巨大な動物の足ゆびを思わせる．ワインを楽しむとき6項目テストをする．そのときに大脳辺縁系以外の，濃い赤色で示した大脳皮質のいろいろな領域に感覚刺激はまず進入し，その刺激が記憶として残るためには海馬足への信号転送が，つぎに行われなければならない．

【味わいはどのようにして生みだされるのか】　飲食物の風味を楽しむ場合には，味覚に匹敵するほど嗅覚が大活躍します．そのうえ，視覚もかなり重要です．眼を閉じ，鼻をつまんだままで薄切りのレモンとライムを交互になめてみても，両方とも単純なすっぱさと冷たさがあるだけで区別できません．ときには聴覚も，飲食での賞味に参加するでしょう．これらの4感を統合し，過去の経験・記憶との照合や比較までも実行してしまうという脳のはたらきが，人によってじつに千差万別の味わいをもたらします（図❶）．

大脳半球の前頭葉下面（ブロードマン11野，かなりひろい）の外側後方4分の1ほどの皮質領域には嗅覚信号が合流することが確かめられていて，注目に値します．経験・記憶との関連では，1次嗅覚領皮質と大脳辺縁系との強いつながり（嗅覚4参照）が有名です．嗅覚の鋭敏さは成人期以降の加齢とともに，そうとう急速に衰えやすいのですが，それに比較すれば味覚が老人でもよく保存されているケースは数多いとされます．

【大脳辺縁系を構成するもの】　大脳辺縁系は，〈新しい半球部分の大規模な発達にともない，ちょうど間脳（大脳の一部分）の辺縁に相当する場所に押しこめられている古い半球部分〉という意味で名づけられているもので，本能的な快・不快感の気分を生みだす場所であるほか，記憶の貯蔵場所も兼ねています（図❶）．前頭葉皮質の一部分である梁下野からはじまり，帯状回，海馬傍回を

❷大脳辺縁系を構成するもの

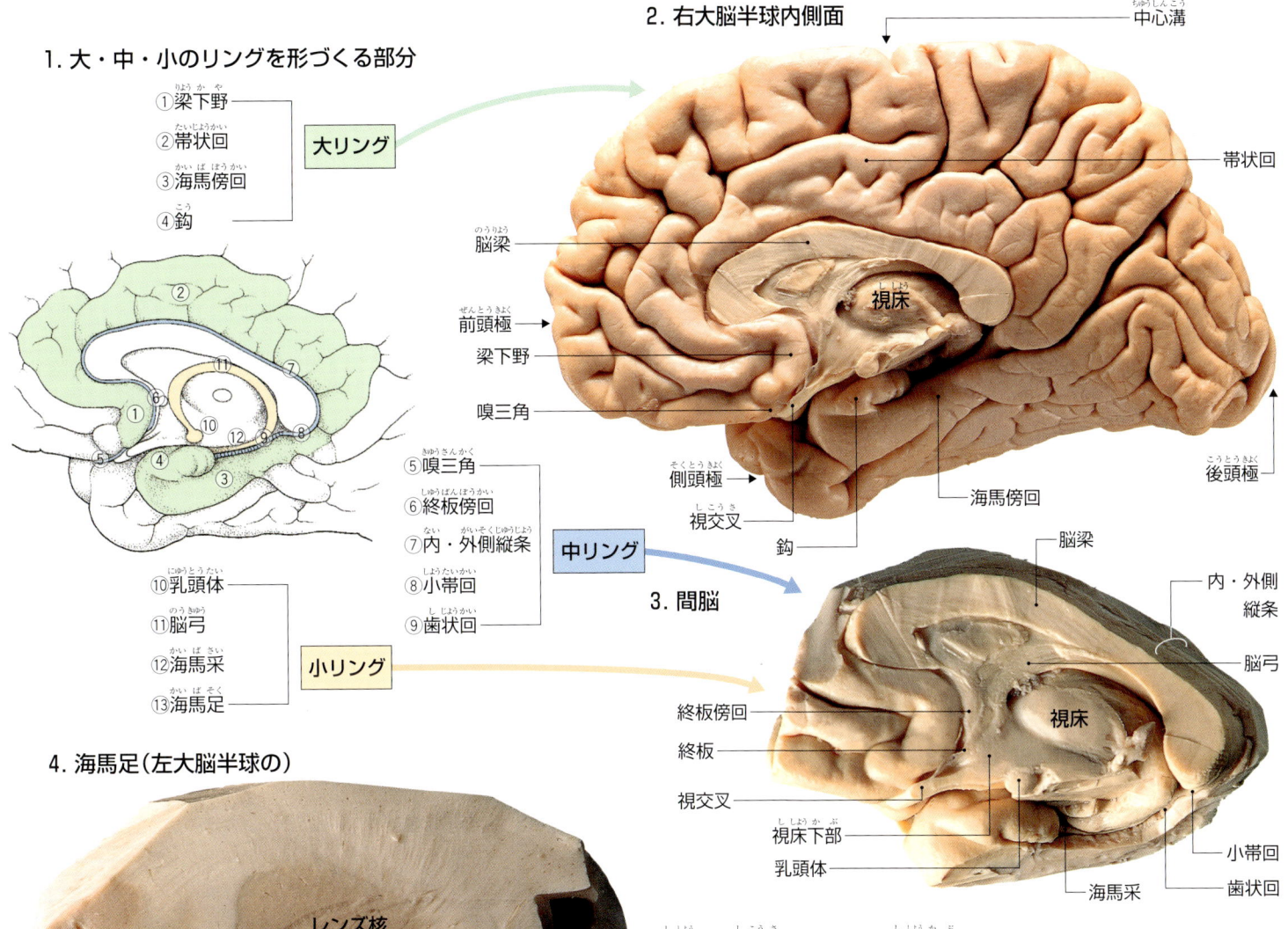

1. 大・中・小のリングを形づくる部分

- ①梁下野
- ②帯状回
- ③海馬傍回
- ④鉤

【大リング】

- ⑤嗅三角
- ⑥終板傍回
- ⑦内・外側縦条
- ⑧小帯回
- ⑨歯状回

【中リング】

- ⑩乳頭体
- ⑪脳弓
- ⑫海馬采
- ⑬海馬足

【小リング】

2. 右大脳半球内側面

中心溝／帯状回／脳梁／視床／前頭極／梁下野／嗅三角／側頭極／視交叉／鉤／海馬傍回／後頭極

3. 間脳

脳梁／内・外側縦条／脳弓／視床／終板傍回／終板／視交叉／視床下部／乳頭体／海馬采／小帯回／歯状回

4. 海馬足（左大脳半球の）

レンズ核／海馬足／扁桃核／嗅球／嗅索

視床から視交叉までの領域が視床下部であり（図❷-2, 3），視床と視床下部が間脳の大部分を占める．間脳の前端をなすものはきわめて薄い膜状の脳部分であり，これを終板と呼ぶ（図❷-3）．間脳のへりをめぐる緑・青・黄色の3リングはどれも，図❷-1での左端地点（①⑤⑩）の位置を固定したまま，右端地点（④⑨⑬）が間脳のへりを時計方向に移動したために，両端間が大きく引きのばされる形で生じたものである．海馬足（⑬）は図❷-1〜3（右半球を内側からみる）では示すことができない．図❷-4（左半球の大部分を除去した標本の外側面）をみられたい．各リング内には2端間を両方向性につなぐような神経線維が多数存在する．帯状回は，膨大な面積をもつようになった新皮質各領域と辺縁系とをつなぐ窓口としての役を担う．

経由して鉤に達する大きなリング状の区域，これよりは1まわりだけ小さなリング（嗅三角，とても小さい終板傍回，厚さ1mm程度の内・外側縦条，小帯回，歯状回を順につなぐもの），最小のリング（乳頭体，脳弓，海馬采，海馬足を順につなぐもの）という3者が大脳辺縁系を構成します（図❷）が，研究者によっては視床と視床下部からなる間脳，さらには中脳の中心部分までも，大脳辺縁系に含めます．

【味わいと記憶】 新しい記憶が生じるためには，大脳辺縁系のうちでもとくに海馬の活動が不可欠です．しかし，海馬はアルツハイマー病や一過性脳血流障害による壊滅的影響（記憶喪失がその主要症状）をとてもうけやすいのです．

記憶が持続するためには，古い脳部分に属する大脳辺縁系と新しい大脳皮質（ことに味覚領，視覚領，聴覚領，体性知覚領などの感覚スペシャリストたち）とのあいだでの，信号の往復現象がおこっていなければなりません．

その状況のもとで新参の感覚刺激が新大脳皮質に達するたびごとに，以前に脳が経験した感覚刺激との比較が一瞬のうちに行われます．1950年代のマリア・カラスによる歌唱録音をいちどでもきくと，他の歌手によるおなじ曲の歌唱がいかにも味気ないものにきこえてしまうと主張する人たちがいます．その人たちの脳では，あまりにも印象深い感覚刺激の味わいが，いつまでも持続する記憶として残るのでしょう．

嗅覚 1
においをとらえる

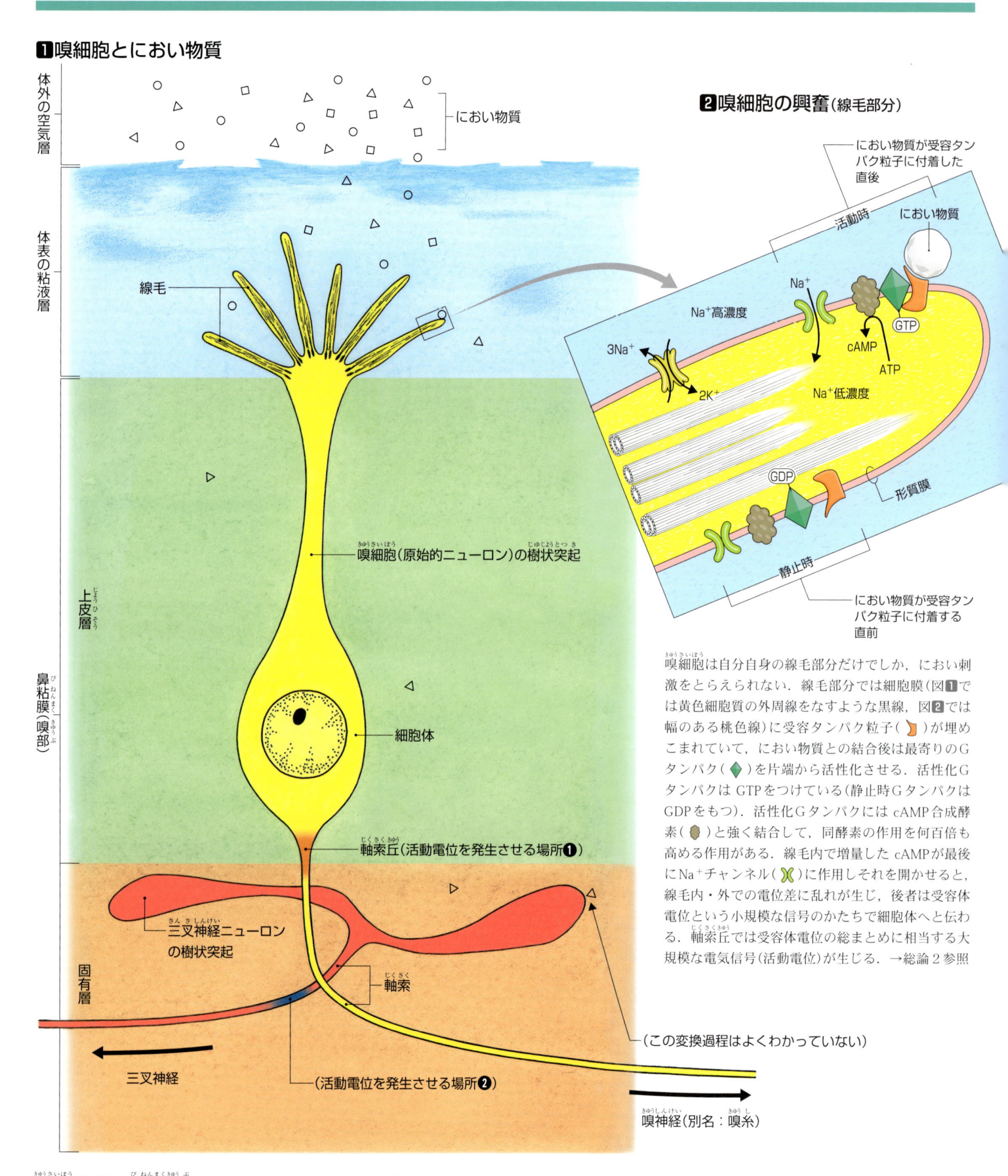

❶嗅細胞とにおい物質

体外の空気層／体表の粘液層／上皮層／鼻粘膜（嗅部）／固有層

におい物質
線毛
嗅細胞（原始的ニューロン）の樹状突起
細胞体
軸索丘（活動電位を発生させる場所❶）
三叉神経ニューロンの樹状突起
軸索
三叉神経
（活動電位を発生させる場所❷）
（この変換過程はよくわかっていない）
嗅神経（別名：嗅糸）

❷嗅細胞の興奮（線毛部分）

におい物質が受容タンパク粒子に付着した直後
活動時
におい物質
Na⁺高濃度
Na⁺
3Na⁺
2K⁺
cAMP
ATP
Na⁺低濃度
GTP
GDP
形質膜
静止時
におい物質が受容タンパク粒子に付着する直前

嗅細胞は自分自身の線毛部分だけでしか，におい刺激をとらえられない．線毛部分では細胞膜（図❶では黄色細胞質の外周線をなすような黒線，図❷では幅のある桃色線）に受容タンパク粒子（ ）が埋めこまれていて，におい物質との結合後は最寄りのGタンパク（ ）を片端から活性化させる．活性化Gタンパクは GTP をつけている（静止時Gタンパクは GDP をもつ）．活性化Gタンパクには cAMP 合成酵素（ ）と強く結合して，同酵素の作用を何百倍も高める作用がある．線毛内で増量した cAMP が最後に Na⁺チャネル（ ）に作用しそれを開かせると，線毛内・外での電位差に乱れが生じ，後者は受容体電位という小規模な信号のかたちで細胞体へと伝わる．軸索丘では受容体電位の総まとめに相当する大規模な電気信号（活動電位）が生じる．→総論2参照

嗅細胞（黄色）は鼻粘膜嗅部だけにすみついているもっとも原始的な神経細胞，つまりニューロンである．三叉神経ニューロン（赤色）の樹状突起（信号を細胞体へ近づく向きに伝える）は，嗅部を含めた鼻粘膜全体のほかに顔面すべてに分布しているが，しかしあくまでも体内組織での浅層領域のなかを走り，体表には露出しない．長い距離にわたって太さのほぼ一様なニューロン突起のことを，たんにそのかたちのうえから軸索と呼ぶが，これは細胞体から遠ざかる向きに信号を伝える場合（嗅細胞軸索がその一例）と，細胞体に近づく向きに信号を伝える場合（図に示した三叉神経ニューロン軸索がその一例）がある．

3 ヒトの鼻(外鼻)

- 鼻骨
- 鼻中隔軟骨
- 外側鼻軟骨
- 小鼻翼軟骨
- 外鼻孔
- 大鼻翼軟骨

4 ヒトがにおいをとらえる場所(斜線部)

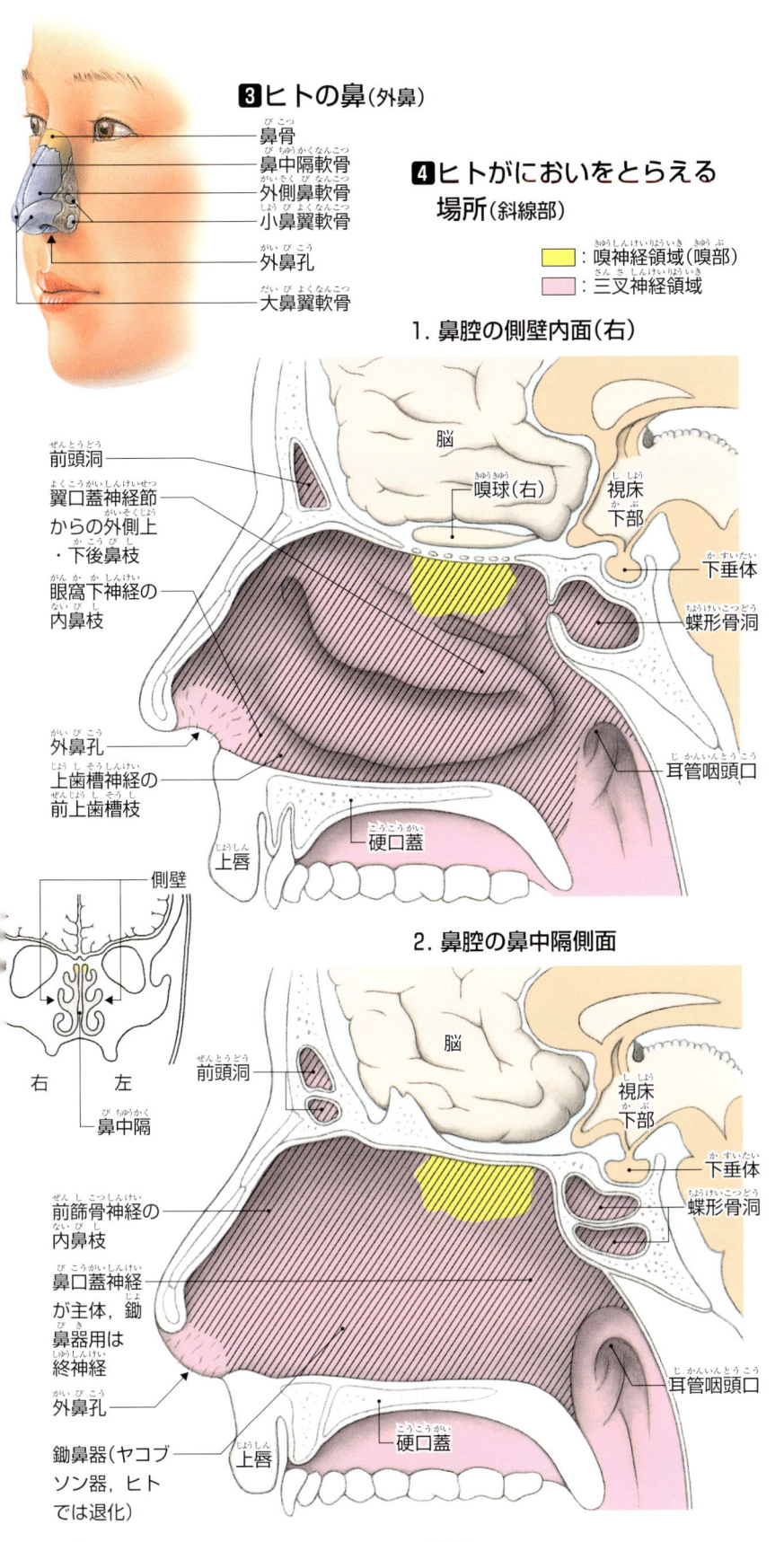

- 黄：嗅神経領域(嗅部)
- ピンク：三叉神経領域

1. 鼻腔の側壁内面(右)

- 前頭洞
- 翼口蓋神経節からの外側上・下後鼻枝
- 眼窩下神経の内鼻枝
- 脳
- 嗅球(右)
- 視床下部
- 下垂体
- 蝶形骨洞
- 外鼻孔
- 上歯槽神経の前上歯槽枝
- 耳管咽頭口
- 上唇
- 硬口蓋

側壁　右　左　鼻中隔

2. 鼻腔の鼻中隔側面

- 前頭洞
- 脳
- 視床下部
- 下垂体
- 蝶形骨洞
- 前篩骨神経の内鼻枝
- 鼻口蓋神経が主体，鋤鼻器用は終神経
- 外鼻孔
- 鋤鼻器(ヤコブソン器，ヒトでは退化)
- 耳管咽頭口
- 上唇
- 硬口蓋

鼻腔の天井付近では鼻腔の側壁内面(上図)と鼻中隔の側面(下図)とが非常に近づいている．したがって，黄色で塗られた両図での嗅神経の分布領域，つまり図1に示した原始的ニューロン(黄色)が密集している鼻粘膜嗅部も，たがいに向きあっている．右あるいは左の鼻粘膜嗅部と嗅球(上図)を同側性につなぐものが，第1脳神経である嗅神経である．一方，第5脳神経である三叉神経だけしか分布していないような鼻粘膜部分は非常にひろい範囲にひろがっていて，前頭洞や蝶形骨洞などの副鼻腔にまでおよんでいる．頭蓋骨底の骨折などによって左右の嗅神経が破壊されてしまった場合でも，三叉神経のほうが健常であるかぎり，におい感覚がゼロにはならない．

【においをとらえる場所−嗅部】　空気中に含まれている物質のなかには，鼻粘膜に触れただけで嗅神経(第1脳神経)や三叉神経(第5脳神経)の興奮をひきおこすものがあり，その興奮が健康な脳に伝達されたとき嗅覚(においがするという意識)が生じます．わたしたちの左右の鼻腔での天井にあたる場所には，鼻粘膜の嗅部と呼ばれるそれぞれ$2〜4cm^2$の特殊な領域があります(図4)．この領域でキャッチしたにおい情報だけを，嗅神経は脳に伝えます．鼻粘膜全体(副鼻腔粘膜や嗅部なども含む)を守備範囲としている三叉神経は，鼻粘膜での一般感覚つまり触覚とか冷温覚・痛覚などの諸情報とともに，アンモニア・酢・亜硫酸ガス・アルコールなどの強い臭気情報を，嗅神経とはまったくちがう経路で脳に伝えます．

【嗅細胞のはたらきと特徴】　鼻粘膜表面には，いつもある程度の厚さで粘液層がみられます．嗅部についていえば，そこにしか存在しない嗅細胞(図1)が粘液層のなかにいっせいに十数本ずつの線毛を，アンテナのように突出させています．そしてそれら線毛の形質膜(線毛内部と外界を仕切るので限界膜とも呼ばれる)には，におい物質が付着した瞬間からはじまる連鎖化学反応に使われる多種のタンパク粒子が埋めこまれているのです．嗅細胞の興奮(膜電位脱分極)はまず線毛部分ではじまり(図2)，つぎに細胞の胴体部分へと伝播し，最後にお尻のところから伸びでるケーブル形をした1本の細胞突起(嗅神経線維の軸索をなす：長さ5〜6mm)の活動電位という，脳にとってわかりやすい信号に変えられます．

嗅細胞は原始的状態を保っているニューロン(別名：神経細胞)です．たとえ数mm程度のものにしても軸索(それでも胴体部分の約700倍の長さ!)をもち，自身の胴体部分は身体表面(この場合は鼻粘膜内)にある，というような特徴をそなえています．しかし胎生期ではすべてのニューロンの先祖(軸索をまだもたない神経芽細胞)が身体表面に位置していたのです(総論1参照)．嗅細胞の寿命がわずか30日前後で，それを補充するための新ニューロン誕生がつぎからつぎへとおこるのも，独特の現象です．より高度な分化をとげたニューロンの場合は寿命も長いけれども，補充もないのです．

【三叉神経の役割】　三叉神経線維の終末部分は鼻粘膜上皮層に隣接するような体内領域に分布している関係で，同層を通りぬけるほどに拡散性または浸透力の高いにおい物質を検出することになります．水は，におい物質といえるでしょうか？　アフリカの乾季に動物たちは〈水のにおい〉を求めて移動しますが，そのとき乾いた空気中のわずかな水蒸気分圧の増加を，動物たちは三叉神経でとらえているのかもしれません．

嗅覚 2
においとはなにか

❶においとにおい物質

においは，においのある物体の表面から気化した化学物質の蒸気（多数の分子の集合）が，空気によって希釈されて鼻腔に吸いこまれ，鼻粘膜を刺激することによって生じる．特徴的なにおいをもつ化学物質はにおい物質と呼ばれる．アムーアは，すべてのにおいは基本臭（ここでは8種類）の混合であるという説を唱えたが，現在では，においの質は連続的なものであり，数種類の基本臭に分類することは不可能とされている．

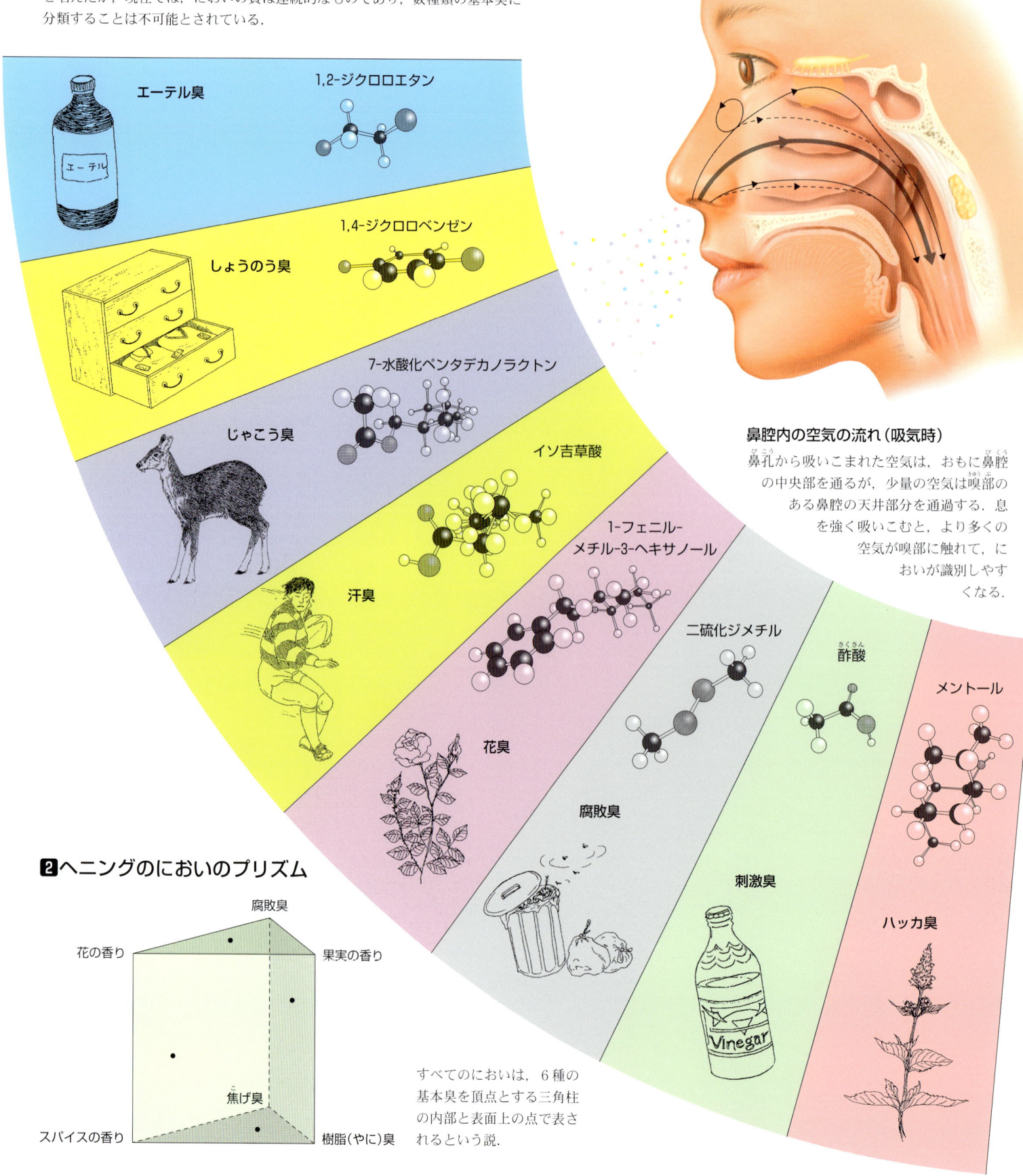

エーテル臭　1,2-ジクロロエタン

しょうのう臭　1,4-ジクロロベンゼン

じゃこう臭　7-水酸化ペンタデカノラクトン

汗臭　イソ吉草酸

花臭　1-フェニル-メチル-3-ヘキサノール

腐敗臭　二硫化ジメチル

刺激臭　酢酸

ハッカ臭　メントール

鼻腔内の空気の流れ（吸気時）

鼻孔から吸いこまれた空気は，おもに鼻腔の中央部を通るが，少量の空気は嗅部のある鼻腔の天井部分を通過する．息を強く吸いこむと，より多くの空気が嗅部に触れて，においが識別しやすくなる．

❷ヘニングのにおいのプリズム

腐敗臭
花の香り　果実の香り
焦げ臭
スパイスの香り　樹脂（やに）臭

すべてのにおいは，6種の基本臭を頂点とする三角柱の内部と表面上の点で表されるという説．

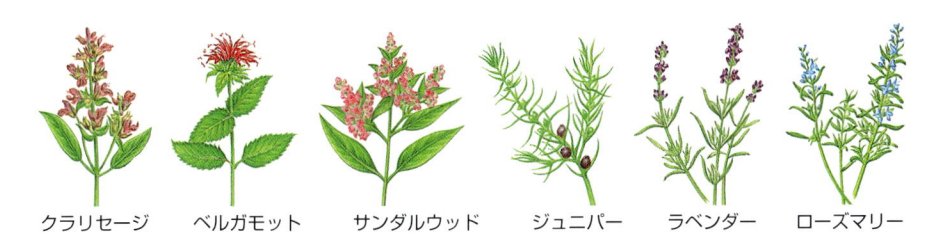

クラリセージ　ベルガモット　サンダルウッド　ジュニパー　ラベンダー　ローズマリー

3 におい物質の蒸気圧

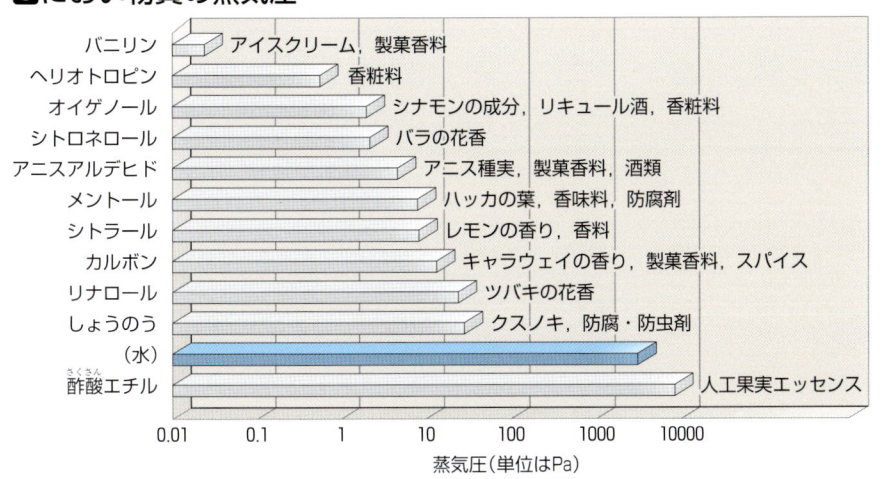

におい物質	含む身近な物体の例
バニリン	アイスクリーム，製菓香料
ヘリオトロピン	香粧料
オイゲノール	シナモンの成分，リキュール酒，香粧料
シトロネロール	バラの花香
アニスアルデヒド	アニス種実，製菓香料，酒類
メントール	ハッカの葉，香味料，防腐剤
シトラール	レモンの香り，香料
カルボン	キャラウェイの香り，製菓香料，スパイス
リナロール	ツバキの花香
しょうのう	クスノキ，防腐・防虫剤
（水）	
酢酸エチル	人工果実エッセンス

蒸気圧（単位はPa）　0.01　0.1　1　10　100　1000　10000

すべての物質はその性質として固有の蒸気圧を示すが，そのうちの代表的なにおい物質の蒸気圧を示した．棒グラフの右側には，そのにおい物質を含んでいる身近な物体の例をあげた．

5 アロマテラピー

改善作用	幸福感	心身のリラクセーション	強壮自信回復	心身のリフレッシュ気分転換	心身のバランス回復	記憶力・集中力のアップ
エッセンシャル・オイル（精油）	クラリセージ ジャスミン ローズ リンデン	ゼラニウム ローズウッド フランキンセンス ベルガモット	サンダルウッド パチュリー ジャスミン イランイラン クラリセージ	サイプレス ジュニパー ティートリー レモングラス	カモミール ネロリ マージョラム ラベンダー オレンジ	ペパーミント レモン ローズマリー ユーカリ ニアウリ
精神状態	無感情 自信喪失 気分の落ちこみ	情緒不安定 憂うつ	気持ちの内向 情緒的な低下	無気力 精神疲労 倦怠感	怒り 緊張 不眠 イライラ	勉強疲れ 集中力低下 記憶力低下

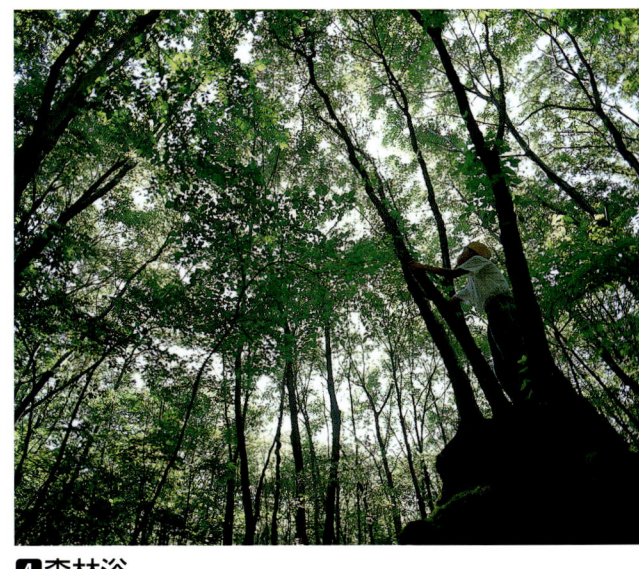

4 森林浴

森林に入るとさわやかなにおいを感じる．これは植物の花，葉，枝や幹から発散される精油中のにおい物質によるものである．それらはフィトンチッドと呼ばれ，ヒバに含まれる精油成分のひとつであるヒノキチオール，マツの精油の主成分のピネン，テルピネオールなどの総称である．植物は害虫やバクテリアから自身を守るために防虫性，抗菌性のあるこの物質を発散しているのである．このにおいを嗅いでいると，気分が爽快になり，精神の活動レベルが高まるといわれている．そこで，森林のなかで休養や運動をすることによって，積極的にこの作用を利用することを森林浴という．

花や樹木の精油のにおいを嗅いだり，温湯に溶かして内用したり，浴湯に加え，また直接皮膚に塗ることによって生じる肉体的・心理的影響を各種の治療に利用する治療法を，アロマテラピーと呼んでいる．たとえば，ラベンダー油のにおいは神経の鎮静効果があるので不眠症の治療に，またマツに含まれるピネンは疲労回復に，ビャクダン（サンダルウッド）の主成分のサンタロールは精神鎮静に効果を示すことが，脳波の測定からも確認されている．

【においの感覚】　においとは，物体や生物から周囲に発散され，嗅覚器を通じて知覚される微粒子による特別な刺激のことです．そのうちで，わたしたちに快い感覚を与える場合には香り，芳香，香気といい，不快感を与える場合には臭さ，臭気，悪臭などと呼んで区別しています．

哺乳動物では，においの感覚を与えるものは，物体などの表面から揮発した物質の分子です．呼吸によって，空気といっしょにそのうちのきわめて少数の分子だけが鼻腔に入り，鼻粘膜を刺激し，においの感覚を与えます．わたしたちは約2000種のにおいを区別できますが，香水などのにおいを決める調香師やとくに訓練した化学者などは，その5倍もの異なるにおいを識別できるといわれています．一般的なにおい刺激を受容するのは鼻粘膜嗅部に存在する嗅細胞ですが，アンモニアや亜硫酸ガスの刺激臭，メントールやエチルアルコールの爽快感などは，この粘膜にもきている三叉神経が刺激されるためであることに注意すべきです．

嗅覚は味覚と同様に，化学物質の刺激によって生じる感覚なので，化学感覚の一種です．

【におい物質とは】　わたしたちの世界には約850万種の物質があります．そのうちでにおいのある物質は，約40万種あるといわれています．元素でにおうものは臭素，塩素，フッ素，ヨウ素のほかに酸素（オゾンとして），ヒ素の6種だけです．無機化合物にはにおいのあるものは比較的少ないのに対して，大部分の有機化合物はにおいをもっています．

物体ににおいがあるためには，その表面から揮発性物質の分子が放出され，それがわたしたちの鼻粘膜表面の粘液層に溶け，さらに嗅細胞膜（形質膜）の脂質層を透過する必要があります（嗅覚1の図1，2参照）．そこでにおい物質は，まず気体であるために室温である程度以上の蒸気圧を示し（したがって沸点は低く，分子量が小さく300程度以下），そして嗅細胞膜にある受容体に到達するために，水溶性でしかも脂質にも溶解する脂溶性などの物理化学的性質をそなえている必要があります．そのうえ，受容体に刺激を与えるために分子中に官能基や二重結合，三重結合などの不飽和結合をもっていることが必要です．また，化学構造が等しくても，分子の立体構造の差異（光学異性体）によってにおいの強さが変化します．しかし，化学構造や立体構造と嗅覚との関連については，未知の点が多いのです．

嗅覚 3
においの質と強さ

❶いろいろな嗅覚理論

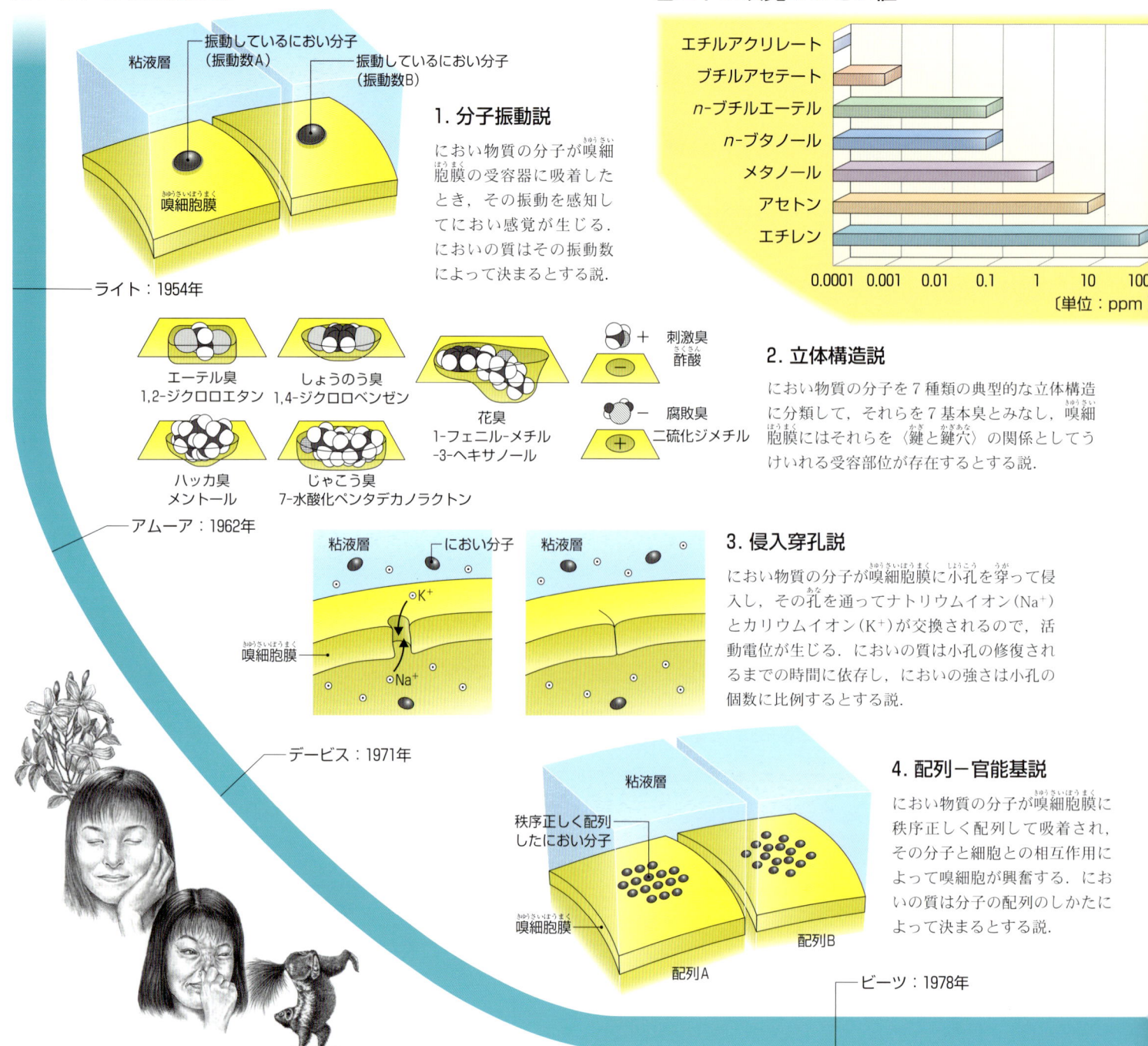

1. 分子振動説
におい物質の分子が嗅細胞膜の受容器に吸着したとき，その振動を感知してにおい感覚が生じる．においの質はその振動数によって決まるとする説．

ライト：1954年

エーテル臭　1,2-ジクロロエタン
しょうのう臭　1,4-ジクロロベンゼン
花臭　1-フェニル-メチル-3-ヘキサノール
ハッカ臭　メントール
じゃこう臭　7-水酸化ペンタデカノラクトン
刺激臭　酢酸
腐敗臭　二硫化ジメチル

2. 立体構造説
におい物質の分子を7種類の典型的な立体構造に分類して，それらを7基本臭とみなし，嗅細胞膜にはそれらを〈鍵と鍵穴〉の関係としてうけいれる受容部位が存在するとする説．

アムーア：1962年

3. 侵入穿孔説
におい物質の分子が嗅細胞膜に小孔を穿って侵入し，その孔を通ってナトリウムイオン(Na^+)とカリウムイオン(K^+)が交換されるので，活動電位が生じる．においの質は小孔の修復されるまでの時間に依存し，においの強さは小孔の個数に比例するとする説．

デービス：1971年

4. 配列－官能基説
におい物質の分子が嗅細胞膜に秩序正しく配列して吸着され，その分子と細胞との相互作用によって嗅細胞が興奮する．においの質は分子の配列のしかたによって決まるとする説．

ビーツ：1978年

❷ヒトの嗅覚のしきい値

エチルアクリレート
ブチルアセテート
n-ブチルエーテル
n-ブタノール
メタノール
アセトン
エチレン

0.0001　0.001　0.01　0.1　1　10　100
〔単位：ppm〕

【どんなにおいがあるか】　においを表す言葉が多いことからもわかるように，わたしたちの識別できるにおいの種類は非常に多いのです．そして，おなじにおい物質でも濃度によってにおいは変化しますが，その感じかたには人種，年齢のほかに個体差もあります．これは味覚が，甘い，すっぱい，塩辛い，苦い，うまいの5種類の基本感覚に区別でき，それぞれの感覚と化学物質との対応が明瞭であるのにくらべると，大きなちがいです．

この味覚の基本味や視覚での光の3原色にならって，嗅覚においても，すべてのにおいの質を組みあわせで表せるような少数の基本的なにおい（基本臭，原臭）を探しだす試みが行われてきました．ヘニングは，花の香り，スパイスの香り，腐敗臭，焦げ臭，樹脂（やに）臭，果実の香りの6種の基本臭を想定しました（嗅覚2の図❷参照）．アムーアは，当初はしょうのう臭，刺激臭，エーテル臭，花臭，ハッカ臭，じゃこう臭，腐敗臭の7種の基本臭をあげ，その他のにおいは基本臭の組みあわせと考えましたが，のちには，汗臭を含め8種に分類し，さらに30〜40種にまでふやしました．

においの質は，におい物質の種類だけでは定まらず，刺激の強さ，すなわちにおい物質の分子の濃度にも依存します（たとえば，高濃度では悪臭を放つスカトールも，低濃度ではジャスミンの香りに変わります）．そこで現在は，においの質は連続的で，数種類の基本臭に分類することは不可能であると考えられています．

嗅覚の感度は，におい物質を空気で希釈したとき，におい感覚を与えることが可能な濃度の限界値（しきい値，いき値）で表す．ppmは，全体を100万とするとき，そのうちの特定物質の含有量を表す単位である．

❸脊椎動物の嗅細胞数

嗅覚の感度が，味覚にくらべて高いことは，嗅細胞数が味細胞数よりもはるかに多いことに起因する．ヒトの嗅細胞数約1000万個に対して，シェパードでは約2億2500万個であり，たとえば酢酸に対しては，1000万倍の感度を示す．

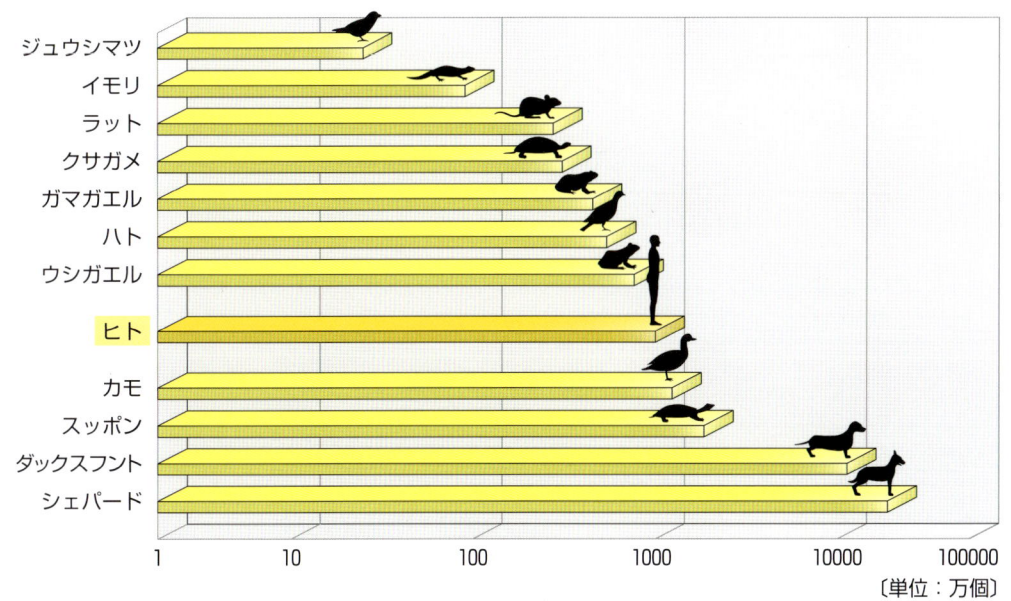

5. 受容タンパク説

におい物質の分子が嗅細胞膜の特異的受容タンパク粒子と結合すると，酵素が連鎖的に作用してイオンチャネルを開き，細胞外の陽イオンが細胞内に流入して活動電位が発生する．この説にもとづいて多くの研究がされている．

― プライス：1981年

6. 脂質膜吸着説

におい物質の分子が嗅細胞膜の脂質二重層の間隙に吸着されると，膜構造の変化を生じて膜電位が変化し，嗅神経に活動電位が発生する．この説にもとづいて，人工的なにおいセンサーが開発されている．

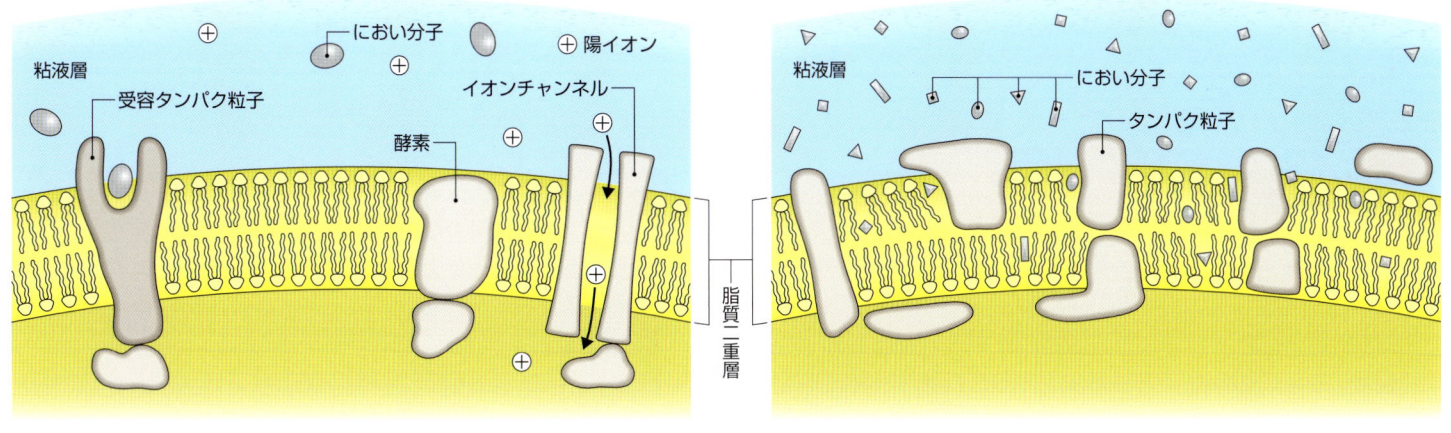

― 栗原堅三：1982年

心理学者は現在でも5～9種の基本臭が存在することを認めているのですが，におい感覚の複雑さのために，嗅覚に関する生理学は未完成です．

【においの感度】　わたしたちの嗅覚は非常に敏感で，その感度は味覚の1万倍といわれています．においの感度は，空気中のにおい物質を希釈してもにおい感覚を与えることができる濃度の限界値（しきい値，いき値ともいう）で表します（図❷）．たとえば，腐敗した肉のにおいの主成分であるにおい物質（化学名メチルメルカプタン）に対する人間の嗅覚のしきい値は，空気1ℓあたり4億分の1mgといわれています．

このようににおいの感度が非常に高いことは，わたしたちの嗅細胞の数がほぼ1000万個もあることによります．しかし，イヌにはとてもかないません．ダックスフントは1億2000万個，シェパードは2億2500万個の嗅細胞をもっています（図❸）．イヌは他の動物の皮膚から分泌されるある種の脂肪酸の知覚については，人間の100倍以上の感度をもっています．ですから，イヌは遠くにいる人でもにおいで判別できるのです．

温度や湿度は，物質の揮発性を通じて嗅覚の感度に影響します．温度が高いとにおい物質の分子の蒸発が促され，湿度が高いとにおいの放散が妨げられるからです．風邪のときには，一時的に無嗅覚症になることがあります．それはすべてのにおいに対する場合と，特定のにおいだけに対する場合とがあります．

嗅覚 4
においはどのようにして脳に伝えられるのか

❶嗅脳が脳全体に占める割合（脳を底面からみた図）

1. イヌ（脳重量70〜150g）
2. ヒト（脳重量900〜1500g）

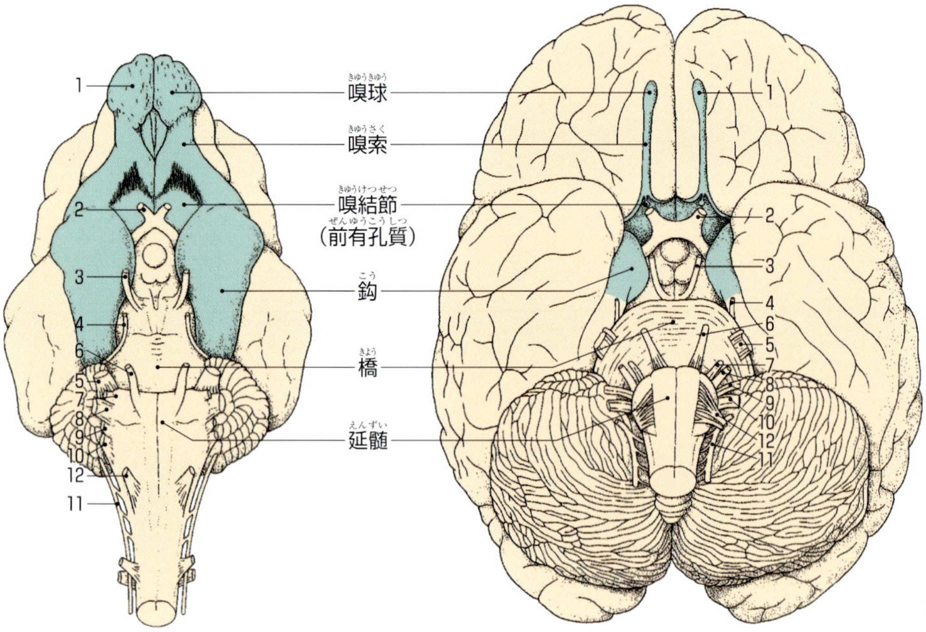

嗅球／嗅索／嗅結節（前有孔質）／鉤／橋／延髄

1：嗅神経　2：視神経　3：動眼神経　4：滑車神経　5：三叉神経　6：外転神経
7：顔面神経　8：内耳神経　9：舌咽神経　10：迷走神経　11：副神経　12：舌下神経

❷ヒトの嗅球と嗅索

嗅球／嗅索／視交叉／下垂体（漏斗）／乳頭体

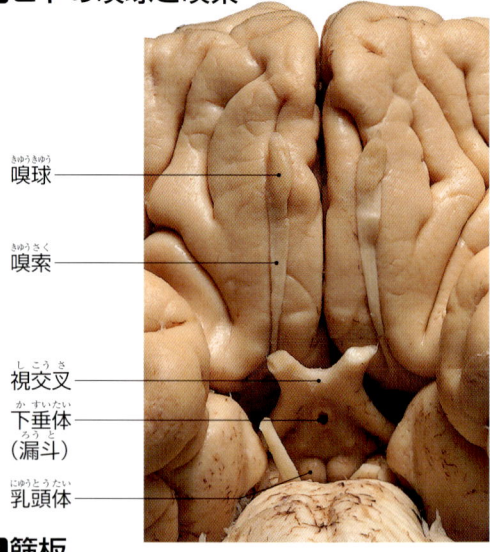

❸篩板

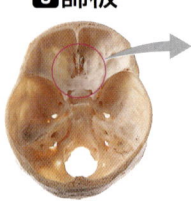

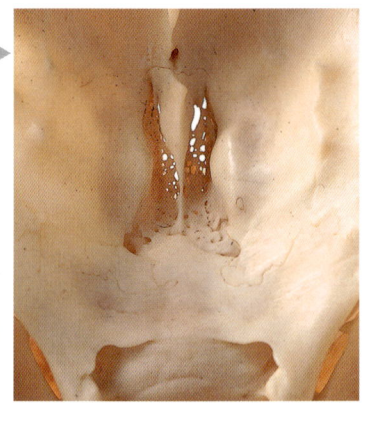

下からの照明で頭蓋底を撮影したもの．右の写真で白くみえる場所が，左右の篩板（穴だらけの，紙のように薄い骨質）である．篩板は嗅球に接している（図❹）．

嗅脳と呼ばれる脳部分（緑色）を構成するものは，嗅球，嗅索，嗅覚の1次中枢に相当する大脳皮質（1次嗅覚領）などである．1次嗅覚領大脳皮質には，嗅球からはじまる神経線維群（図❹–❽）が直接終わっている．イヌの嗅脳は脳全体に占める相対量ばかりでなく，その絶対量のうえでもヒトの嗅脳量を上まわっている，という点に注目されたい．

【嗅細胞から嗅球まで】 左右どちらかの鼻粘膜だけで500万ほどある嗅細胞は，すべて1本ずつだけの軸索突起を嗅球（脳の一部）に進入させています．第1脳神経をなす神経線維そのものでもあるこれらの軸索突起は，ふつうの神経の場合のようにできるだけ大きな束になることをせずに，30本ほどのたがいに分離した小束（嗅糸）になっただけの，おそらくは原始的と考えられるような状態のままで，鼻腔天井部で骨質頭蓋底が紙のように薄くなっている場所（篩板，図❸）を貫通するのですが，そのあとは右または左の嗅球（図❷）がすぐ間近です．嗅球進入後には，各軸索が小規模な枝分かれをはじめて行い，各枝の終末部分によって2〜3個のシナプス糸球（図❹，破線が囲む領域）に，単一嗅細胞のとらえた情報が送りこまれるようになっています．

【嗅球内での情報伝達】 たいていの嗅細胞は多種類のにおい物質に，いろいろな程度の強さの興奮反応を示します．1種類のにおい物質が1回だけ鼻粘膜に到達したようなときでも，多数の嗅細胞が多様な（しかし嗅細胞ごとにすこしずつ異なる）強さで興奮するのです．ただし，フェロモンという特別なにおい物質は例外的に，それだけをきわめて高い感度でとらえるスペシャリスト的な嗅細胞だけの興奮をひきおこします．

嗅球内のシナプス糸球は0.2mmぐらいの直径の球状領域で，数万本のニューロン突起がいっせいに絡まりあう場所です（図❹）．

その数万のうち，およそ2万〜3万を占めるものは鼻粘膜からやってきた❶嗅細胞の軸索突起であり，約50が❷僧帽細胞の頂上樹状突起（これは僧帽細胞が1個ずつしかそなえていないもの），残りが❸傍糸球細胞（嗅球内の赤い小型神経細胞）の樹状突起および❹軸索突起です．

糸球内でのシナプス伝達がもたらす神経信号の流れとしては❶から❷に向かうものが主であって，その流れが❽僧帽細胞の軸索突起を伝わり嗅球外に出ます．❶から❸，❸から❷，❹から❷，❷から❹という向きのシナプス伝達も，局所的な調整作用を行うと考えられています．嗅球内の深層には❺僧帽細胞の基底樹状突起をたがいにつなぎとめるような❻アマクリン細胞（別名：顆粒細胞，嗅球内の白い細胞）があり，❺と❻のあいだでの両方向性シナプス伝達が，やはり調整作用を担っています．

【嗅球から脳へ】 嗅球外に出た❽僧帽細胞の軸索突起は嗅索と呼ばれる神経線維束を形成し，やがて大脳の1次嗅覚領（総論3参照）のどこかの部分に終わるのですが，信号はさらにその先の前頭葉大脳皮質（嗅覚意識が生じる），視床下部（自律神経反射をひきおこす），大脳辺縁系（情緒反応や記憶をもたらす）に伝えられます．大脳の1次嗅覚領からはじまり嗅球内に逆もどりするような，いわゆる❼遠心性神経線維も，におい情報の処理や統合機構で重要な役割を果たします．

4 嗅球内でのシナプス伝達

① 嗅細胞の軸索突起
② 僧帽細胞の頂上樹状突起
③ 傍糸球細胞の樹状突起
④ 傍糸球細胞の軸索突起
⑤ 僧帽細胞の基底樹状突起
⑥ アマクリン細胞
⑦ 遠心性神経線維
⑧ 僧帽細胞の軸索突起

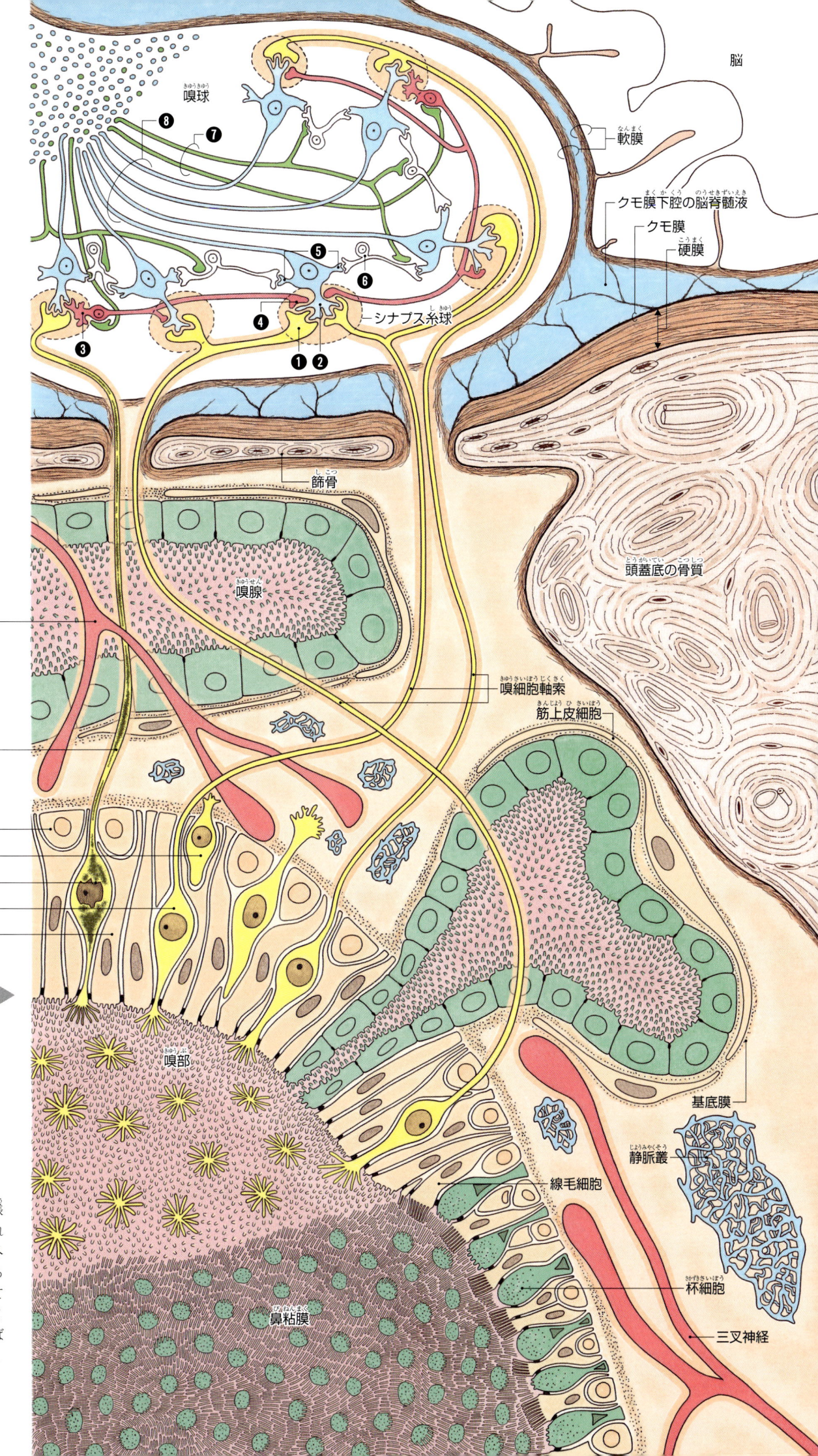

脳

軟膜

クモ膜下腔の脳脊髄液
クモ膜
硬膜

嗅球

シナプス糸球

篩骨

頭蓋底の骨質

嗅腺

三叉神経

嗅細胞軸索

筋上皮細胞

基底細胞
成長しつつある嗅細胞
死にかけている嗅細胞
嗅細胞
支持細胞

基底膜

嗅部

線毛細胞

静脈叢

杯細胞

鼻粘膜

三叉神経

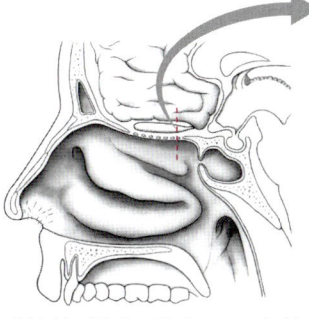

鼻粘膜の嗅部は嗅腺の出す水様分泌液によって，いつも洗われている．それに対して嗅部以外の鼻粘膜は，杯細胞が分泌する粘液でおおわれる．死にかけている嗅細胞，それを補充すべく基底細胞から新たに分化したばかりの幼若嗅細胞なども示した．

嗅覚 5
においと脳

❶前脳・中脳・後脳の変遷

1. 原始的状態のヒトの脳

左の嗅神経
眼球
左の視神経
動眼神経(3)
滑車神経(4)
外転神経(6)
三叉神経(5)
内耳神経(8)
迷走神経(10)

前脳
中脳
後脳

( )内の数字は脳神経の番号を表している

2. 完成したヒトの脳

左右の大脳半球
間脳

左大脳半球
外側面

左の嗅球
右の嗅球
右大脳半球
内側面
間脳

中脳
左の視蓋(別名：上丘)
右／左の動眼神経
橋 延髄 小脳

左の三叉神経
左の内耳神経
左の迷走神経
橋
小脳
延髄

3. 脳の区分（正中断の内側面図）

右大脳半球
間脳
中脳
橋
延髄
小脳

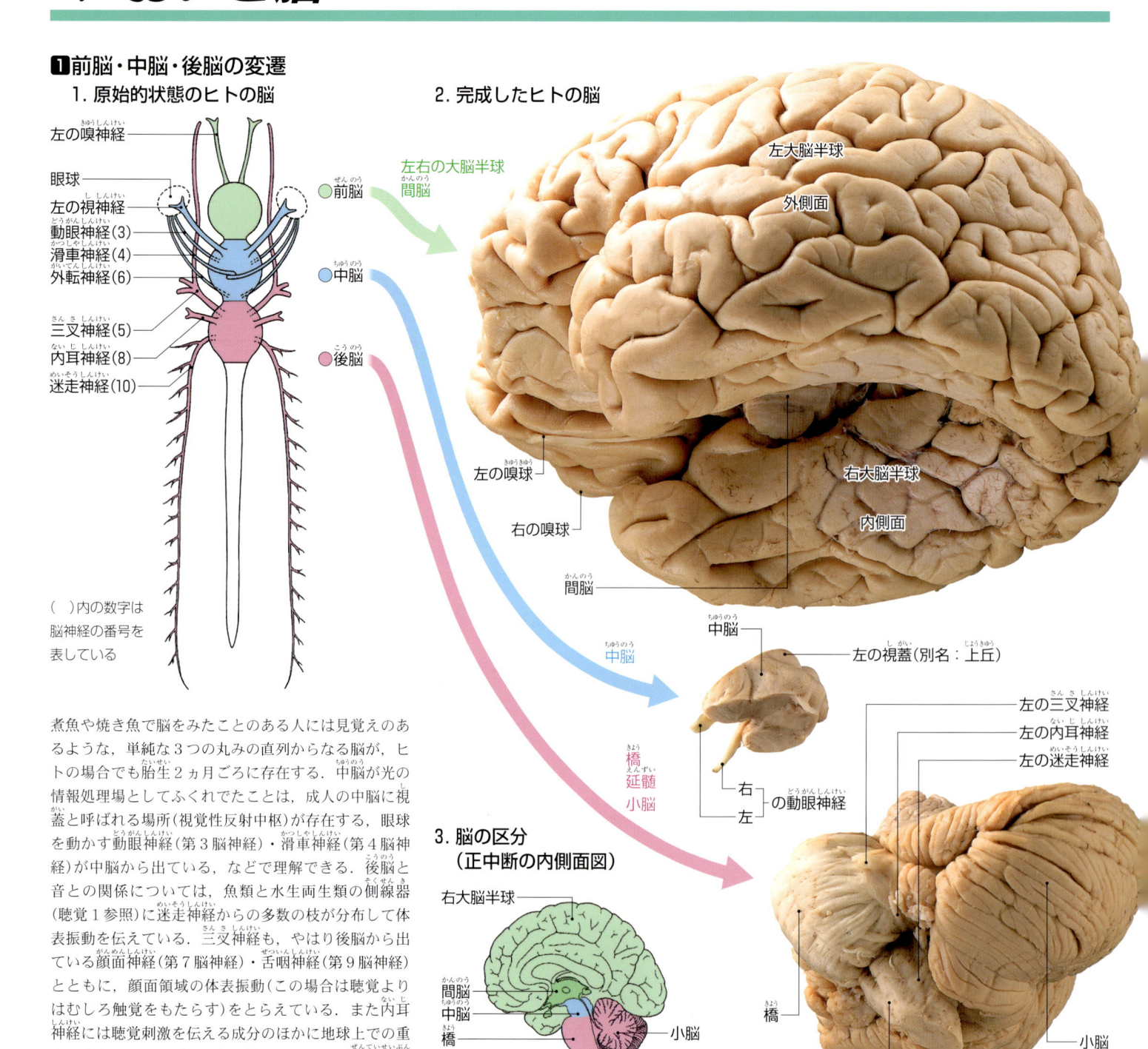

煮魚や焼き魚で脳をみたことのある人には見覚えのあるような，単純な3つの丸みの直列からなる脳が，ヒトの場合でも胎生2ヵ月ごろに存在する．中脳が光の情報処理場としてふくれでたことは，成人の中脳に視蓋と呼ばれる場所(視覚性反射中枢)が存在する，眼球を動かす動眼神経(第3脳神経)・滑車神経(第4脳神経)が中脳から出ている，などで理解できる．後脳と音との関係については，魚類と水生両生類の側線器(聴覚1参照)に迷走神経からの多数の枝が分布して体表振動を伝えている．三叉神経も，やはり後脳から出ている顔面神経(第7脳神経)・舌咽神経(第9脳神経)とともに，顔面領域の体表振動(この場合は聴覚よりはむしろ触覚をもたらす)をとらえている．また内耳神経には聴覚刺激を伝える成分のほかに地球上での重力の向きや，からだの回転を検出するための前庭成分も含まれている．

【においの情報処理場－嗅覚領】 脊髄の前端部分のふくらんだものが脳です．そのふくらみというのは，最初はきわめて単純な3個のもの(図❶-1)ですが，しかし外界刺激のうちのにおいに対応する専門領域として前脳が生じたという点に注意すべきです(中脳は光，後脳は音の情報処理場としてそれぞれ発生)．

このような原始的状態から出発し，いろいろな変遷を示したのちに完成したヒトの脳(図❶-2)では，前脳が左右大脳半球と間脳とを合わせたものになっています．光と音に対応する高次元の専門領域も左右大脳半球に新しく組みこまれました．ものすごく発達したヒト大脳半球のなかで1次嗅覚領(におい専門領域)は隅に押しやられているみたいですが，においがヒトの精神活動に直接与える影響の大きさは計りしれないほどです．嫌なにおいはあらゆる精神活動の邪魔となり，好きなにおいは気分を高揚させます．

【鼻が利く動物，利かない動物】 ヒトと類人猿，クジラなどは，鼻があまり利かない動物として一種の変わりものに属しています．このグループが自然界で他に例のないほどの顕著な大脳を発達させていて，高知能であるとされるのも，不思議な符合ではないでしょうか．反対に魚類，たいていの哺乳類，昆虫類は嗅覚感度のきわめて高い代表選手です．

たとえ感度はそれほどでないにしても，ヒトは一定の訓練を積むことによって，1万種類もの香りの成分をひとつひとついいあてる調香師になることができます．ただでさえ数がけっして多い

❷魚の鼻腔

1. タイの鼻腔

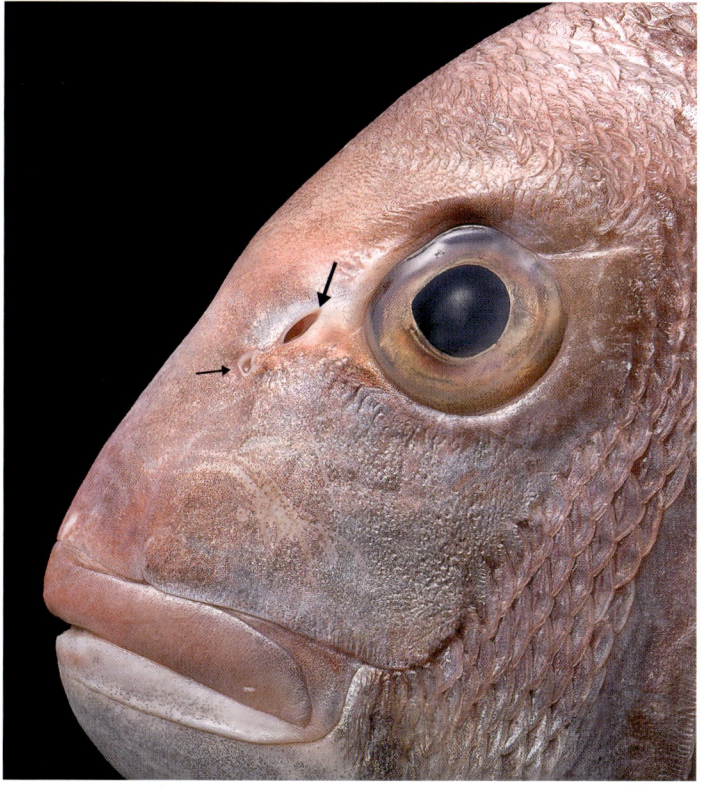

2. キングサーモンの鼻腔

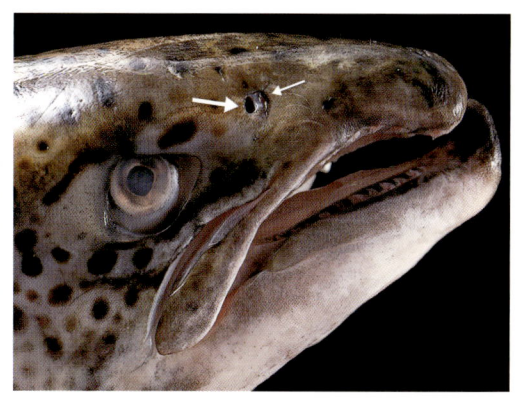

入水孔（小矢印）と出水孔（大矢印）を通じて外界の水が出入りするだけの鼻腔を魚類はそなえていて，その鼻腔壁に嗅神経が濃密に分布している．魚類では鼻腔と口腔が奥でたがいにつながることがないが，ヒトの胎生2～3ヵ月ごろにもおなじ状態がみられる．

❸サケの母川回帰

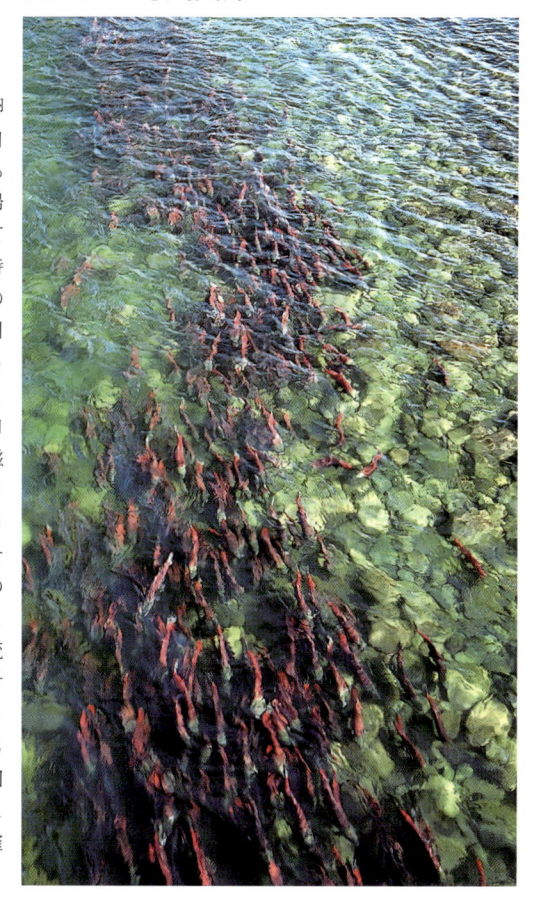

サケやマスは，産卵のために，海から自分の生まれた川にもどってくる母川回帰という習性をもっている．生後の早い時期に産卵場所の水のにおいを記銘し，川を下って成魚になってもそれを保持して，外洋から故郷の河口までの数千kmを地磁気を感知しながら2～5年かけてもどっていく．そして，そこから本流をさかのぼってくるあいだに，自分の生まれた支流のにおいを嗅ぎつけてもどるのである．このような河口から支流にいたる母川回帰は，嗅覚によることが実験によって確認されている．

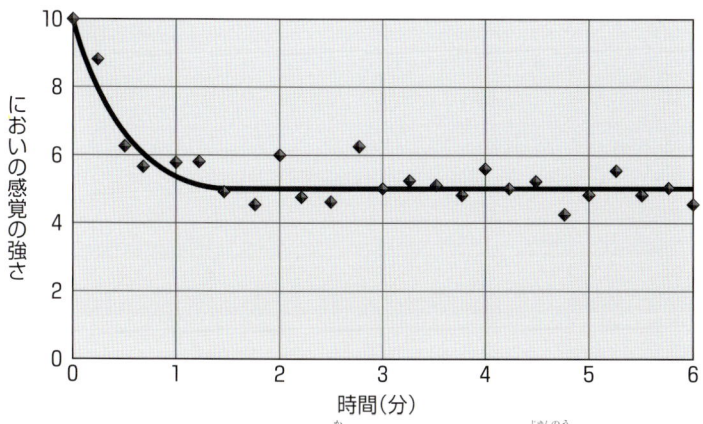

❹嗅覚の順応

この測定データは，同種のにおいを嗅ぎつづけていると，順応のために約1分後にはその強さが半減することを示している．ガスもれに気づかずに事故がおこるのは，このためである．

わけではない嗅細胞が10歳時ごろからのちには，毎年1％程度ずつ減るいっぽうであるという現象がふつうにおこるほか，脳全体の神経細胞もまた1歳時以降には毎日10万～20万程度ずつ減少しつづけるといわれているのですから，この訓練は若いうちに行わなければなりません．ただし，加齢による嗅覚の劣化には個体差があり，高齢に達しても若人とおなじくらい鼻が利く人もいます．インフルエンザウイルスが鼻粘膜にすみついたとき，嗅細胞数はとくに減少しやすいのですから，日常の健康管理もたいせつです．

【嗅覚の順応】 三叉神経がにおいに関する情報を脳に伝える場合の神経信号は，後脳（橋）にはじめ進入し，視床を経由したのちに大脳皮質，視床下部，大脳辺縁系などに達して，嗅神経系統によって運ばれた信号と混ざりあうのです．

おなじにおいを数分間嗅いでいると香り・悪臭の区別なく，そのにおいをほとんど感じなくなることをよく経験します．これは嗅覚の順応と呼ばれる現象（図❹）で，とくに強いにおいのときに顕著です．異なるにおいのあいだでも順応が生じ，たとえばしょうのうのにおいをしばらく嗅いだあとではユーカリ油のにおいを感じなくなります．このように異種のにおいがかかわった順応を交叉順応といいます．嗅覚順応は鼻粘膜になんらかの変化が生じるためと考えられていましたが，現在では感覚器だけでなく脳にも順応がおこることがわかっています．

特殊感覚—75

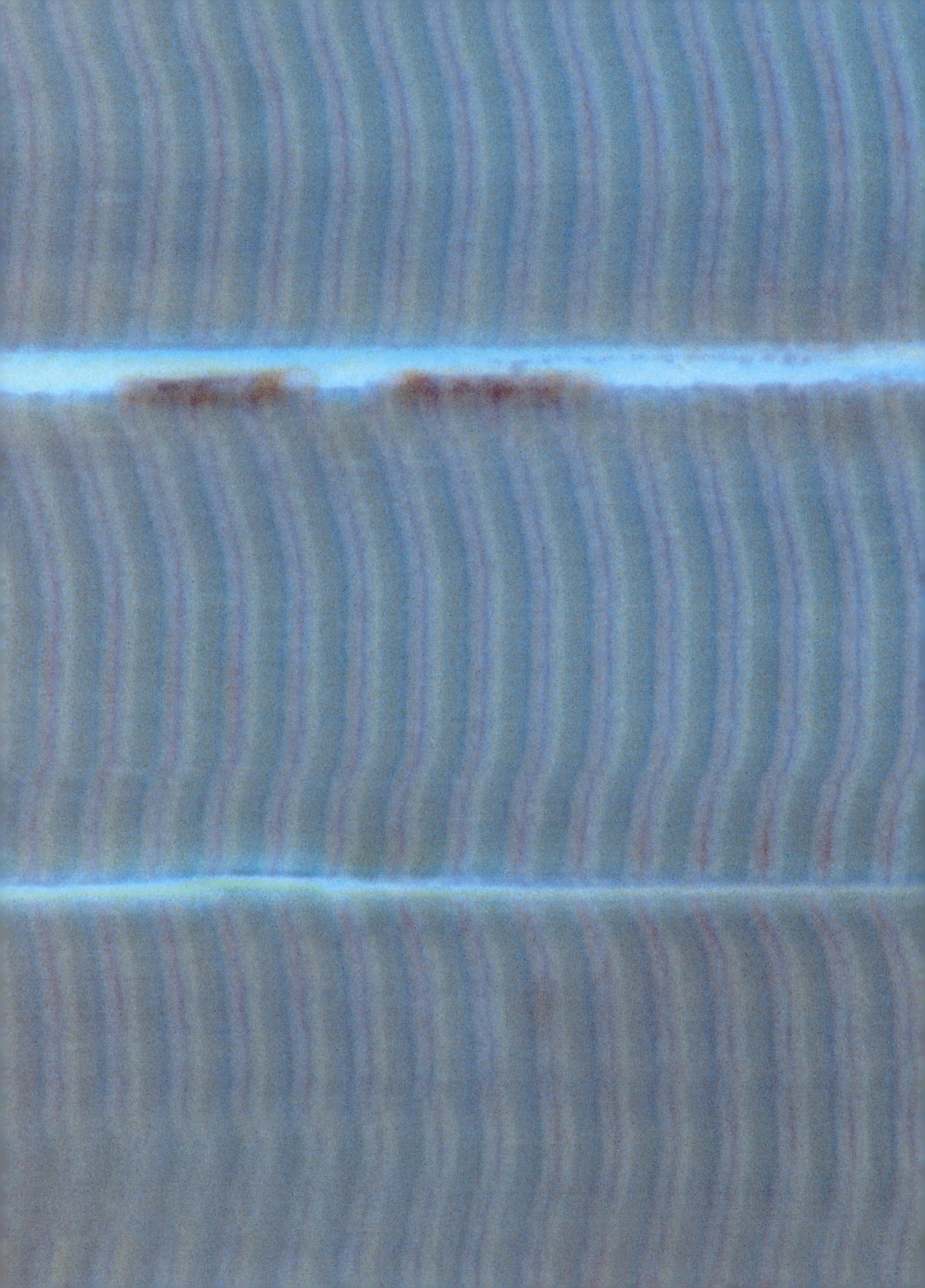

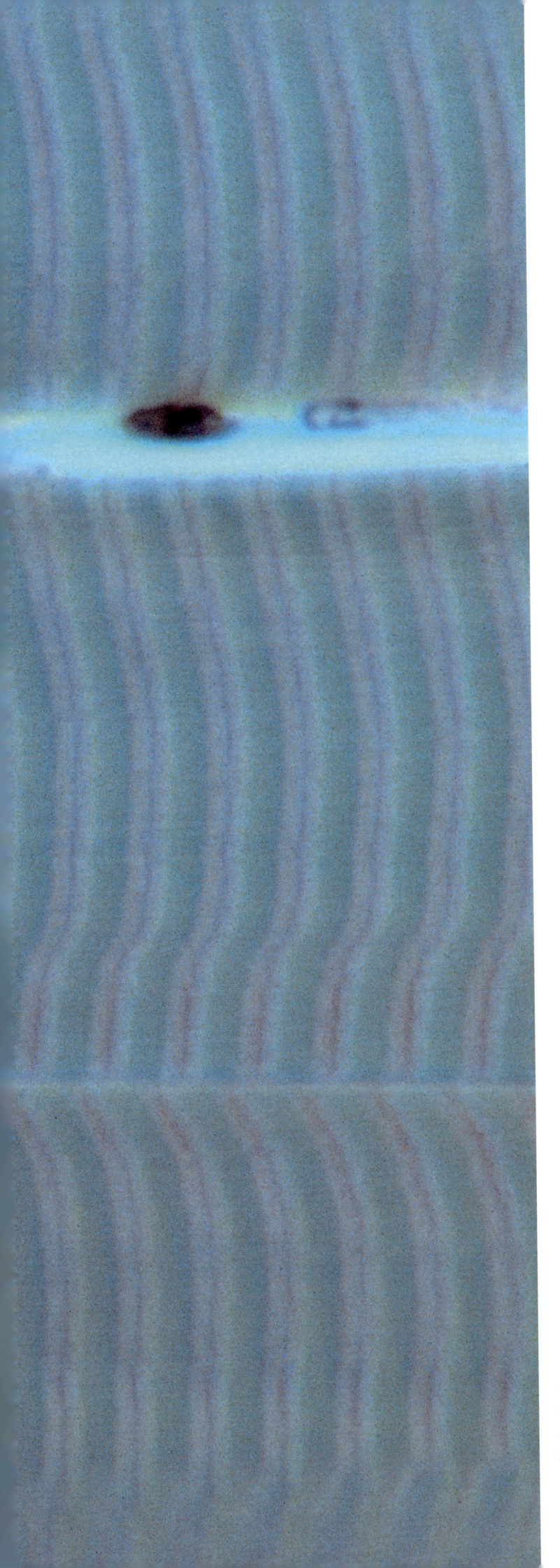

一般感覚

痛覚

触覚・圧覚

固有感覚

冷温覚

血液成分感覚

骨格筋細胞の拡大像
骨格筋細胞は，幅1～2μmの明調帯と暗調帯が交互に並ぶ横紋構造をもち，帯の幅は筋収縮によって変化する．骨格筋内に散在する筋紡錘はこのわずかな変化を感知する．

痛覚 1
痛みはどこから出てくるのか

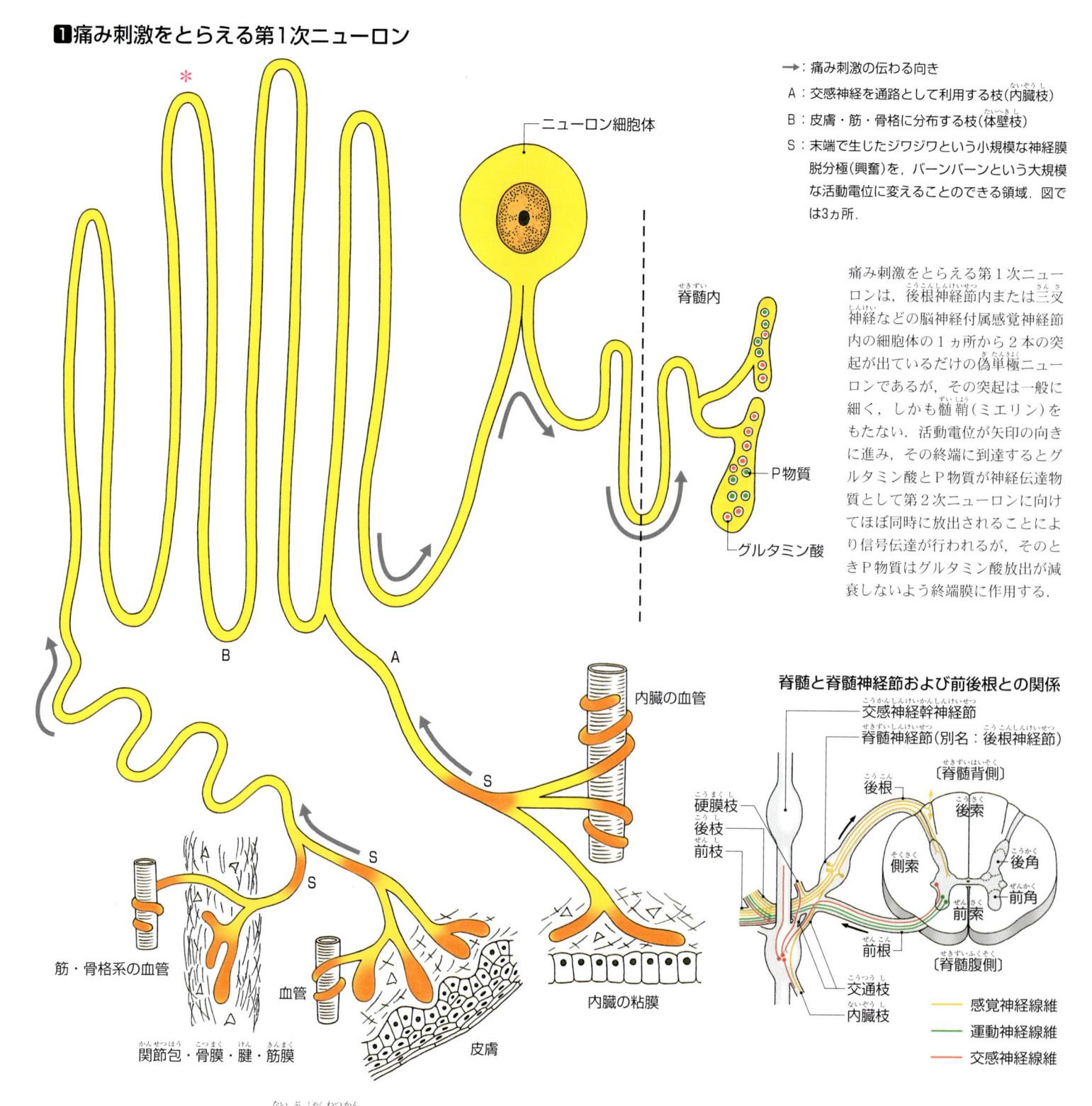

❶痛み刺激をとらえる第1次ニューロン

→：痛み刺激の伝わる向き
A：交感神経を通路として利用する枝（内臓枝）
B：皮膚・筋・骨格に分布する枝（体壁枝）
S：末端で生じたジワジワという小規模な神経膜脱分極（興奮）を，バーンバーンという大規模な活動電位に変えることのできる領域．図では3ヵ所．

痛み刺激をとらえる第1次ニューロンは，後根神経節内または三叉神経などの脳神経付属感覚神経節内の細胞体の1ヵ所から2本の突起が出ているだけの偽単極ニューロンであるが，その突起は一般に細く，しかも髄鞘（ミエリン）をもたない．活動電位が矢印の向きに進み，その終端に到達するとグルタミン酸とP物質が神経伝達物質として第2次ニューロンに向けてほぼ同時に放出されることにより信号伝達が行われるが，そのときP物質はグルタミン酸放出が減衰しないよう終端膜に作用する．

脊髄と脊髄神経節および前後根との関係

感覚神経線維（黄）
運動神経線維（緑）
交感神経線維（橙）

【痛みとは】　七転八倒させる内部灼熱感，逆に全身をほとんど不動化させてしまうような痛み，皮膚のしびれ感をまじえた痛み，痛がゆさなど，いろいろな性質の痛みをわたしたちは経験します．〈痛みとは脳が意識することのできる極端な不快感のことである〉と定義することができ，痛みの多くは実際にからだのどこかでおこっている組織損傷が，第1次痛覚伝導ニューロン（図❶）を刺激する場合か，あるいは同ニューロンから大脳皮質までの痛覚伝導経路のどこかで誤作動現象がおこる（組織損傷が実在するときとおなじ神経反応が出てしまう）場合に生じます．

痛みはあくまでも主観的体験ですから，痛みの感じかたには個人差があり，同一個人でも睡眠中にはなかった痛みが翌朝目覚めれば再現するというふうに，脳の状態が痛みを左右します．気持ちのうえで幸福感いっぱいのときやなにかにすっかり気をとられているときのけがは痛くない，という例もよくおこります．

【痛み刺激をとらえるもの】　全身のあらゆる血管はその外壁に，第1次痛覚伝導ニューロンの末梢側突起つまり感覚神経線維を，ノルアドレナリン分泌性の交感神経線維群（こちらのほうがはるかに数が多い）といっしょにまつわりつかせています．皮膚，内

❷血管の異常拡張と片頭痛発作

1. 片頭痛の非発作時

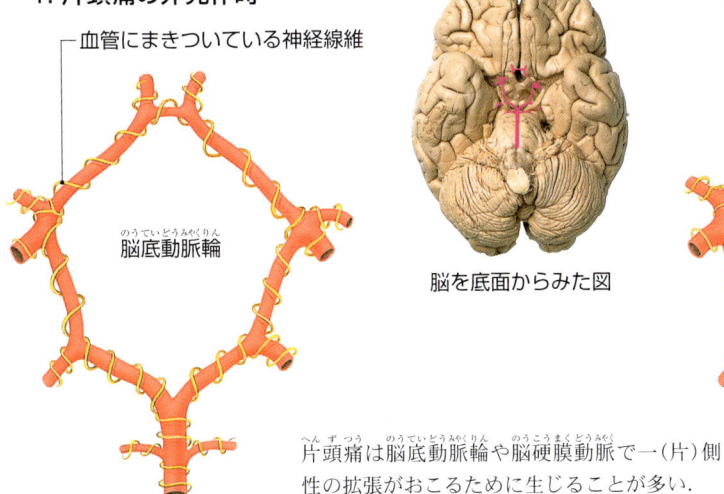

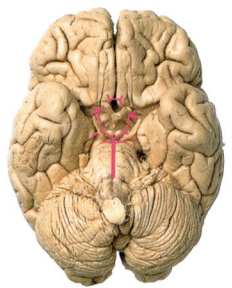

血管にまきついている神経線維
脳底動脈輪

脳を底面からみた図

2. 片頭痛の発作時

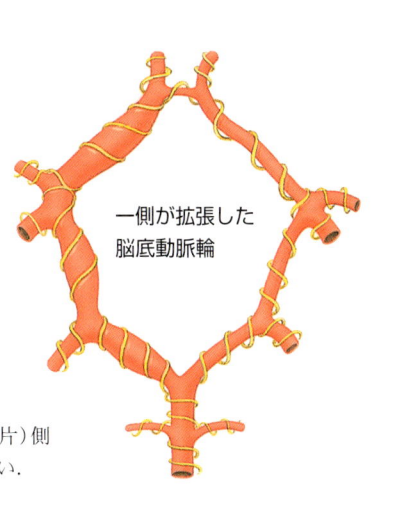

一側が拡張した脳底動脈輪

片頭痛は脳底動脈輪や脳硬膜動脈で一(片)側性の拡張がおこるために生じることが多い．

❸ニューロン誤作動による痛みの現れかた

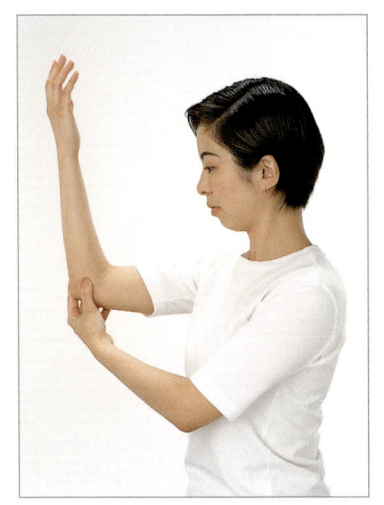

右肘のところで尺骨神経を圧迫することによって，右手の小指寄りの小領域にビリビリ感を感じることができる．肘を通過するとき尺骨神経が骨と皮膚のあいだに位置するために，左手親指による圧迫をうけたとき骨の表面に押しつけられるだけであるが，圧迫の効果が出やすい．尺骨神経は小指寄り皮膚だけでなく，手の小筋群（各指の微妙な動きをもたらすもの）の運動支配にもあずかる．

❹内臓の関連痛

1. からだの前面

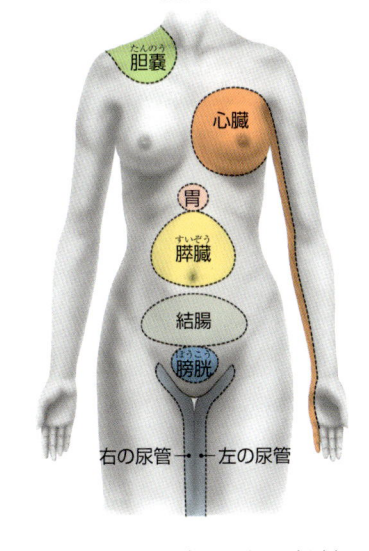

胆嚢／心臓／胃／膵臓／結腸／膀胱／右の尿管・左の尿管

2. からだの後面

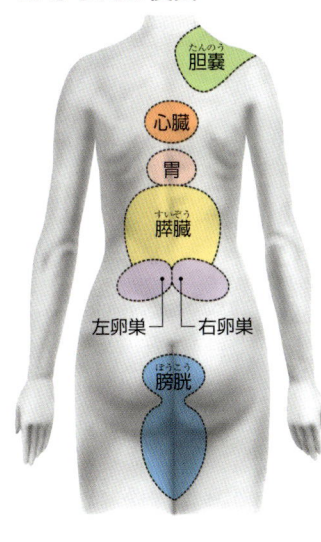

胆嚢／心臓／胃／膵臓／左卵巣・右卵巣／膀胱

第1次痛覚伝導ニューロンの内臓枝（図❶のA）が内臓で生じた痛み刺激を脊髄内に伝えるために，特定の体表部分に内臓関連痛が出やすい．ただし胆嚢病変で右肩の皮膚が痛むのは，胆嚢の炎症が横隔膜下面（第3〜第5頸神経からの枝を成分とする右の横隔神経が感覚守備範囲とする場所）に波及した場合にかぎられる．右肩の皮膚は右の肩甲上神経（第3〜第5頸神経からべつの枝群を成分とするもの）の守備範囲でもある．

臓，骨膜・関節包・靱帯・筋膜・筋などの運動器，それに脳・脊髄でも血管の進入しない場所はないのですから，感覚神経線維は血管壁を通路として利用しながら全身に痛み刺激受容のためのアンテナを張りめぐらしている，という見かたができます．

痛み刺激となるものは，①感覚神経自体が傷をうけ（動脈破裂のときなど），細胞外液中のNa^+が神経線維の限界膜欠損部から線維内へと大量に流れ，線維の脱分極（興奮）をもたらすこと，②血管の異常収縮（狭心症など）あるいは図❷で示したような異常拡張（片頭痛の拍動痛をもたらす）が，血管壁を走行している感覚神経線維を変形させること（その変形は線維限界膜の，ふだんは閉じがちな機械的刺激作動型Na^+チャンネルをいっせいに開かせるのでNa^+が流入する），③炎症箇所で生じるブラジキニンやプロスタグランジン，出血箇所のヒスタミンやセロトニン，血流停滞箇所の乳酸などの催痛物質が，神経線維の表面に降りそそぐこと（線維限界膜に埋めこまれた化学物質作動型Na^+チャンネルが開きNa^+が流入する），などです．

皮膚や粘膜には，血管壁から離れた位置を走行する痛覚感受性神経線維も存在しますが，やはり①，②，③がそれを興奮させます．

【ニューロン誤作動による痛み】 肘の内側のへりで皮膚を，骨の突出部に沿うように押したりもんだりすれば，小指の皮膚に電気に触れたような痛み（不快感）を感じるでしょう（図❸）．小指の皮膚に末端部分を枝分かれさせている神経線維の根元近く（図❶の＊印）での圧迫刺激を，末端のできごととしてわたしたちの脳は認識してしまうのです．内臓病変でおこる健康な皮膚の痛み（関連痛，図❹），痛覚伝導経路における最後の中継箇所である間脳の視床が調子を崩した場合におこる健康な皮膚の頑固な痛み（視床痛）なども，ニューロン誤作動を背景にしたものであり，皮膚の痛覚受容に脳が慣れすぎていることを示しています．

なお，かゆみは皮膚だけで感じることのできる特別なタイプの痛覚であり，ヒスタミンが神経末端を刺激するためにおこるとされます．

痛覚 2
痛みはどのようにして脳に伝えられるのか

❶ 痛み刺激を伝える第2次・第3次ニューロン

左視床の背内側腹側核
視床下部
大脳辺縁系
左視床の背外側腹側核
左の脊髄視床路
左の三叉神経視床路
中心後回皮質

(右の大脳半球)　(左の大脳半球)

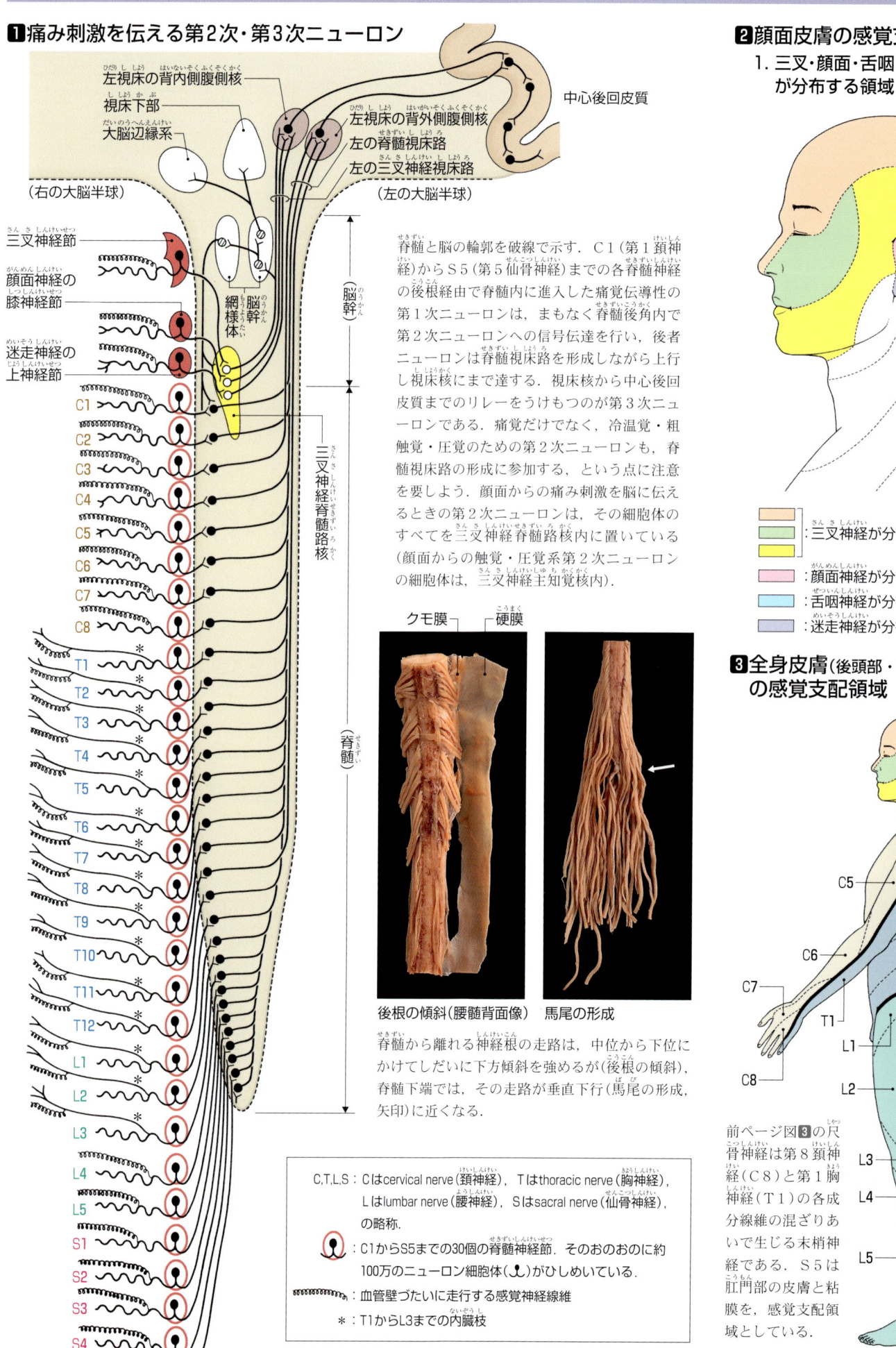

三叉神経節
顔面神経の膝神経節
迷走神経の上神経節
網様体
脳幹
三叉神経脊髄路核
脊髄

C1〜C8, T1〜T12, L1〜L5, S1〜S5

脊髄と脳の輪郭を破線で示す．C1（第1頸神経）からS5（第5仙骨神経）までの各脊髄神経の後根経由で脊髄内に進入した痛覚伝導性の第1次ニューロンは，まもなく脊髄後角内で第2次ニューロンへの信号伝達を行い，後者ニューロンは脊髄視床路を形成しながら上行し視床核にまで達する．視床核から中心後回皮質までのリレーをうけもつのが第3次ニューロンである．痛覚だけでなく，冷温覚・粗触覚・圧覚のための第2次ニューロンも，脊髄視床路の形成に参加する，という点に注意を要しよう．顔面からの痛み刺激を脳に伝えるときの第2次ニューロンは，その細胞体のすべてを三叉神経脊髄路核内に置いている（顔面からの触覚・圧覚系第2次ニューロンの細胞体は，三叉神経主知覚核内）．

クモ膜　硬膜

後根の傾斜（腰髄背面像）　馬尾の形成

脊髄から離れる神経根の走路は，中位から下位にかけてしだいに下方傾斜を強めるが（後根の傾斜），脊髄下端では，その走路が垂直下行（馬尾の形成，矢印）に近くなる．

C,T,L,S：Cはcervical nerve（頸神経），Tはthoracic nerve（胸神経），Lはlumbar nerve（腰神経），Sはsacral nerve（仙骨神経），の略称．

○：C1からS5までの30個の脊髄神経節．そのおのおのに約100万のニューロン細胞体（●）がひしめいている．

〜〜〜：血管壁づたいに走行する感覚神経線維

＊：T1からL3までの内臓枝

❷ 顔面皮膚の感覚支配領域
1. 三叉・顔面・舌咽・迷走神経が分布する領域

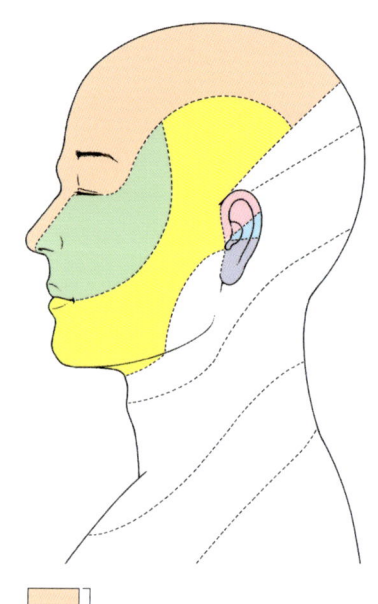

- 　　：三叉神経が分布する領域
- 　　：三叉神経が分布する領域
- 　　：顔面神経が分布する領域
- 　　：舌咽神経が分布する領域
- 　　：迷走神経が分布する領域

❸ 全身皮膚（後頭部・首以下）の感覚支配領域

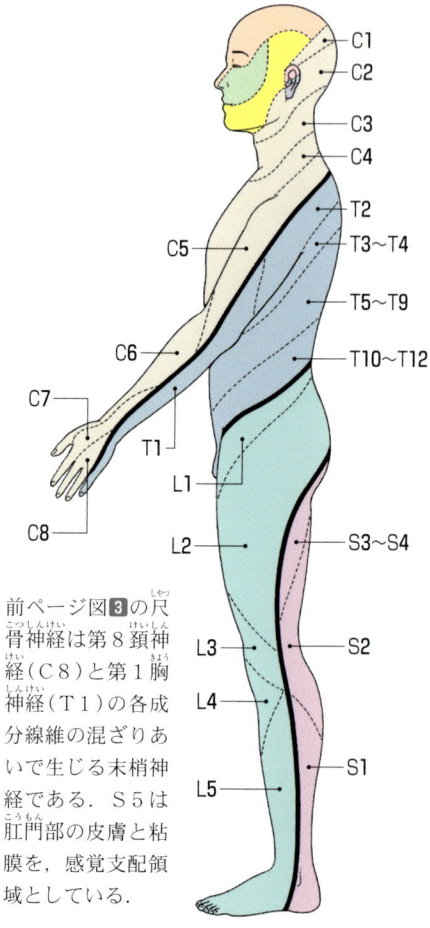

C1, C2, C3, C4, C5, C6, C7, C8, T1, T2, T3〜T4, T5〜T9, T10〜T12, L1, L2, L3, L4, L5, S1, S2, S3〜S4

前ページ図❸の尺骨神経は第8頸神経（C8）と第1胸神経（T1）の各成分線維の混ざりあいで生じる末梢神経である．S5は肛門部の皮膚と粘膜を，感覚支配領域としている．

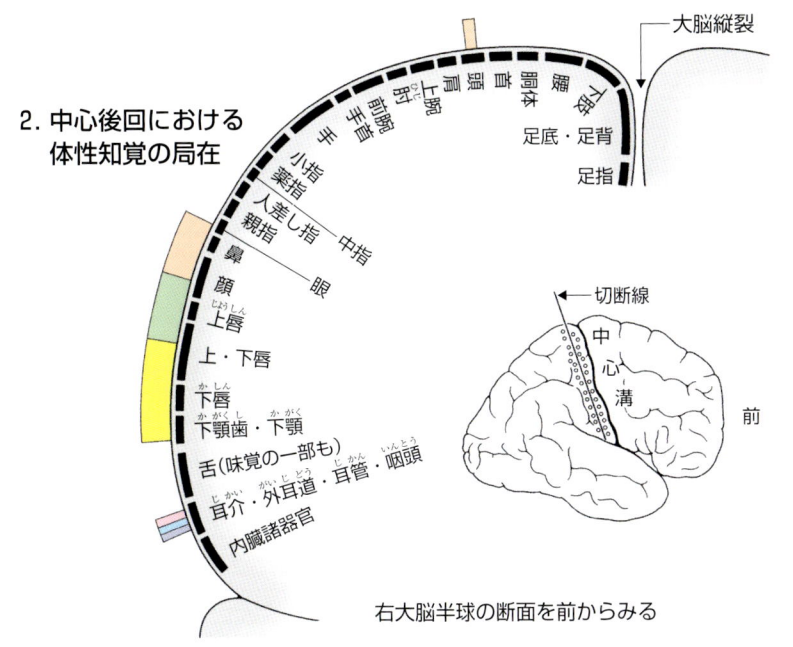

2. 中心後回における体性知覚の局在

右大脳半球の断面を前からみる

4 刺激の場所的な鮮鋭度を高める抑制機構

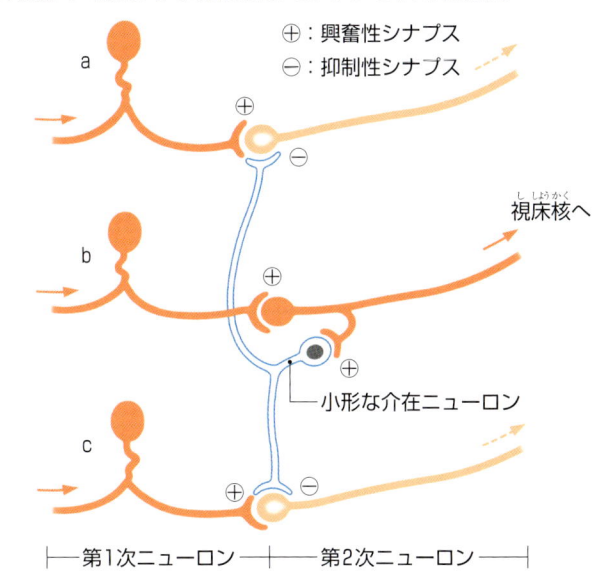

⊕：興奮性シナプス
⊖：抑制性シナプス

視床核へ

小形な介在ニューロン

|―第1次ニューロン―|―第2次ニューロン―|

からだのどの場所で生じた体性知覚刺激（痛み，熱感，冷感，触・圧感）を中心後回をなす大脳皮質，つまりブロードマン3・1・2野の，どの部分がうけいれる責任を負っているのかを，上の図は示している．下半身の責任区域が上半身のそれよりも，はるかに狭い点，上半身のうちでも手や顔のための体性知覚域が途方もなく広大である点，などが目立つ．ここでは右半球断面の状況がわかるだけであるが，左半球の中心後回にも鏡像のかたちで，同様な体性知覚局在が存在する．皮質輪郭（実線）の外にはみでている色彩帯は，図2-1との対応を示す．中心前回（随意運動を開始させる責任を負う皮質領域でブロードマン4野に該当）にも，体性知覚に酷似した身体部位局在がある．

障害部位からの信号をa，b，c 3個の第1次痛覚伝導ニューロンが運ぶ場合を示す．a〜c末梢枝群の分布差により，刺激をとらえる量とこれに応じた興奮程度がa〜c間で異なる（図ではbが最大，aとcはそれ以下）．bに接続する第2次ニューロンもまた，a，cに接続するものよりも強く興奮して，小形な介在ニューロンに対する最大刺激効果（抑制性伝達物質の十分量放出）をもたらすことで，図の側方抑制がおこる．a，c系から入力をうける介在ニューロンも存在している（図示せず）．しかし側方抑制をおこすのに必要な活動レベルに到達しない．

【神経細胞（ニューロン）のつながり】

第1次ニューロンが刺激発生場所から脳幹あるいは脊髄まで，第2次ニューロンが脳幹の三叉神経脊髄路核あるいは脊髄各レベル（図1のC1からS5まで）の後角（痛覚3参照）から間脳における反対側の視床核まで，第3次ニューロンがそのつぎの，やはり刺激の発生場所からみると反対側の大脳半球での，中心後回の大脳皮質部分までの神経信号伝達を，それぞれ分担することによって大脳皮質で痛みが意識されるようになります．

第1次と第2次ニューロン間の中継箇所では，神経信号のすべてが第2次に吸いとられるのではなく，一部は最寄りの筋運動支配性のニューロンに達して，反射的な身の動きを無意識のうちに行ってしまうことを可能にします．また，脊髄後角に進入した神経信号は後角内の超小形な介在ニューロン（痛覚3の図2）にも分けあたえられます．第2次ニューロンの神経信号もすべて第3次に吸いとられるのではなく，その一部がたとえば，図1の三叉神経視床路から出る枝を通り脳幹網様体に振りわけられたりします．脳幹網様体からの下行線維は痛覚伝導系の第1次・第2次ニューロン間の信号伝達を調節します．また，脳幹網様体から上行する線維は間脳の視床下部，大脳辺縁系などに信号を送り，痛みにともなう内臓の活動や情動面の変化をもたらします．

【皮膚への刺激による痛み】

痛み刺激は全身いたるところに生じるのですが，ここでは皮膚が外界刺激をうける場合を中心に話を進めることにします．顔での大部分の皮膚・粘膜領域（図2の橙・緑・黄色）には第5番めの脳神経である三叉神経が分布して

いますが，耳介と外耳道の皮膚については顔面神経（第7脳神経），舌咽神経（第9脳神経），迷走神経（第10脳神経）のそれぞれの細枝が〈感覚なわ張り〉を分けあっています（図2の桃・青・紫色）．これらの場合の第1次ニューロン細胞体は，脳幹に寄りそう位置にある三叉神経節，膝神経節，上神経節（舌咽神経と迷走神経の場合，ただし舌咽神経の上神経節は図1に示していない）のどれかの内部に存在しているので，同ニューロンから出る2本の突起のうちで脳幹に進むものは，顔の皮膚・粘膜に進むものにくらべて格段に短いことになります．C1からS5までの30対の脊髄神経のなかを走行するような，後頭部皮膚や首以下の全身皮膚の感覚支配領域（図3）でも事情がよく似ていて，第1次ニューロンの細胞体は30のレベルそれぞれで脊髄寄りに位置しているので，L5やS1レベルでは1mを超すような長い末梢側突起が足底皮膚にまでとどくかたちになっています．

皮膚のどの場所が刺激されたのかを知るのにいちばん役立つのは，眼でみて位置を確かめることでしょう．しかし，三叉神経脊髄路核や脊髄後角の内部にも刺激の場所的な鮮鋭度を高める側方抑制（別名：周辺抑制）と呼ばれる機構があります（図4）．また，皮膚での2点識別の精度は，その皮膚部分に末梢側突起を送りこんでいる感覚性ニューロンの数が増すほどに高まります．精度の高いのは唇や手の指先の皮膚であり，これらの場所では眼を閉じていても約2mm離れた痛覚刺激（針による）の箇所を2点として識別できます．反対に精度が低いのは背中の皮膚（2点識別可能な最短距離：7cm）です．

痛覚 3
痛みをやわらげる

❶脊髄後角(矢印部分)

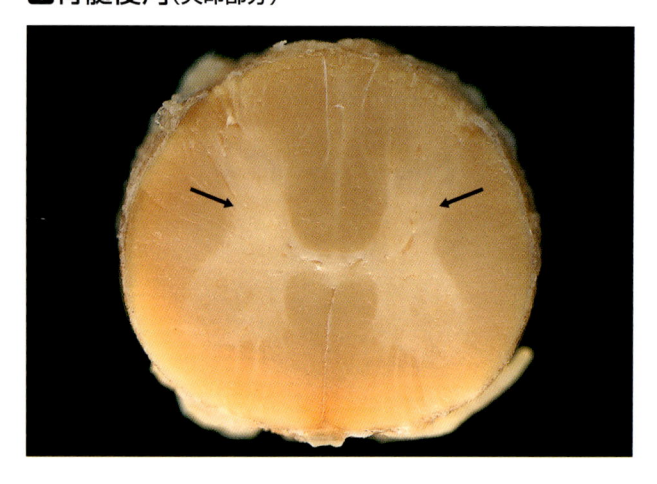

❷脊髄後角に同時進入した痛み刺激と触覚刺激

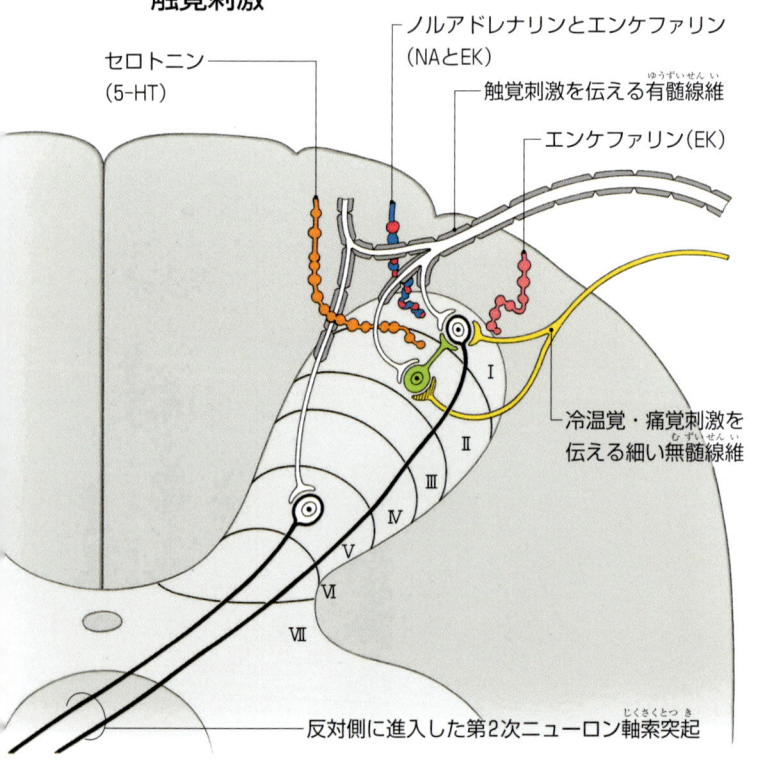

- セロトニン(5-HT)
- ノルアドレナリンとエンケファリン(NAとEK)
- 触覚刺激を伝える有髄線維
- エンケファリン(EK)
- 冷温覚・痛覚刺激を伝える細い無髄線維
- 反対側に進入した第2次ニューロン軸索突起

痛覚系第1次ニューロン(黄色)は,脊髄後角のⅠ層内に細胞体を置く第2次ニューロン(黒色)に対して,興奮性シナプス($\oplus_1$)を介し信号を伝達する.一方,粗触覚系有髄線維(第1次ニューロン)は,後角のⅤ層内に細胞体を置く第2次ニューロンに対して,興奮性シナプス($\oplus_2$)を介し信号伝達を行う.後角Ⅱ・Ⅲ層(別名:脊髄膠様質)にすみついている抑制性介在ニューロン(緑色)は,粗触覚系第1次ニューロンからは興奮性シナプス($\oplus_3$),痛覚系第1次ニューロンからは抑制性シナプス(黄色に黒斜線:$\ominus_1$)をうけ,短い軸索突起を利用して痛覚系第2次ニューロン起始部のはたらきを抑制することができる($\ominus_2$).痛覚インパルスの単独進入では$\ominus_1$で介在細胞が睡眠状態になり,同細胞の抑制機能は発揮されない.しかし粗触覚・痛覚の両系インパルスが同時進入したときには,$\oplus_3$で介在細胞は目覚める.エンケファリン(EK)は延髄網様核(図❺)からの下行線維で痛覚系第1次ニューロンの終末部を抑制し,セロトニン(5-HT:延髄縫線核から下行)とノルアドレナリン(NA:中脳青斑核から下行)は協同して痛覚系第2次ニューロン活動を抑制する.

【湿布の効果】 痛みをひきおこすような刺激が,実際にはたとえ内臓や骨格・筋などのからだの奥まった場所に生じていても,さらにいうならば,第1次痛覚伝導ニューロンから大脳皮質までのどのニューロン箇所で異変(たとえば圧迫による損傷,ヘルペスウイルス感染症など)がおこっている場合でも,皮膚が痛いと感じてしまう奇異現象はしばしば出現します.もしも皮膚痛部分に冷湿布か温湿布をあてるだけでらくになるのであれば,刺激が現実に皮膚自体あるいは皮下の浅層(手足の諸関節など)で生じていると判定できます(冷却は感覚ニューロン活動を抑制し,加温は局所血流を改善することにより催痛物質を洗いながす).

【痛覚と触覚を混ぜあわす】 母親が子どもによくするように,痛む皮膚部分の周囲をやさしくさすってあげる方法も,すばらしい減痛効果をしばしばもたらします.脊髄後角(図❶)あるいは三叉神経脊髄路核(顔の痛みのとき)に痛み刺激と触覚刺激が同時進入したときには,視床へ向かって上行する第2次痛覚伝導ニューロンがうけとる痛み信号の量が,痛み刺激単独の場合にくらべて半減してしまうためです(図❷).このとき他人からやさしくされた心理的満足感が痛みをやわらげる一面もあるでしょうが,しかし自分一人でやわらかなブラシなどを使用して痛む皮膚のまわりを触覚刺激したとしても,減痛が得られるはずです.このような触覚加重法の効力は,冷・温湿布が有効な例でも無効例でもおなじです.ただし湿布が無効で触覚加重法によってはじめてらくになる皮膚の痛みについては,内臓異常あるいはからだの深部での第1次痛覚伝導ニューロン自身のトラブル(脊柱管狭窄,椎間板ヘルニアによる持続性圧迫をうけるなど)が原因疾患として浮上してきます.

【鍼の効果】 第2次ニューロン以降の痛覚信号処理系に原因のある皮膚痛では湿布も触覚加重も無効です.脳腫瘍による圧迫や,信号処理系ニューロン自身の乱調(過敏性にもとづくケースが多い)が原因であるこの種の痛みをやわらげる手段として鍼が登場します.筋肉への鍼が奏効する場合,鍼刺入による神経反射のひとつとして,エンケファリン(EK)と呼ばれる脳内物質(モルヒネの有効成分とおなじもの)をノルアドレナリンといっしょに貯蔵している中脳の青斑核(図❸)の巨大ニューロン(図❹)が,脳・脊髄内の広範囲にひろがる自身の突起を利用してあちこちにEKを放出する現象がおこっていると予想されます.大脳皮質でのEK放出量が十分であれば,一時的にせよあらゆる痛みが完全に消失するでしょう.また脳幹網様体の一部分をなしているEK含有性ニューロン(図❸,❺)は,筋肉運動にともなう関節や筋紡錘の感覚信号をただちにうける関係で(触覚・圧覚,固有感覚参照),それに応じたEK放出活動を示すでしょう.放出されたEKは,すばやく他のニューロンに作用するか,あるいは血液中に回収されてゆっくりと全身に作用をおよぼすか,どちらかの道をたどります.

【エンケファリンがもたらす多幸感】 スポーツや筋肉動作のあとに感じる,さわやかでハイな気分を,やはり脳内のEK増量がもたらします(運動に対する自然のごほうびとしての多幸感).鍼による筋肉刺激効果が自然状態での筋肉活動の結果に一脈通じているという点は,いかにも興味深く思われます.

❸ 青斑核

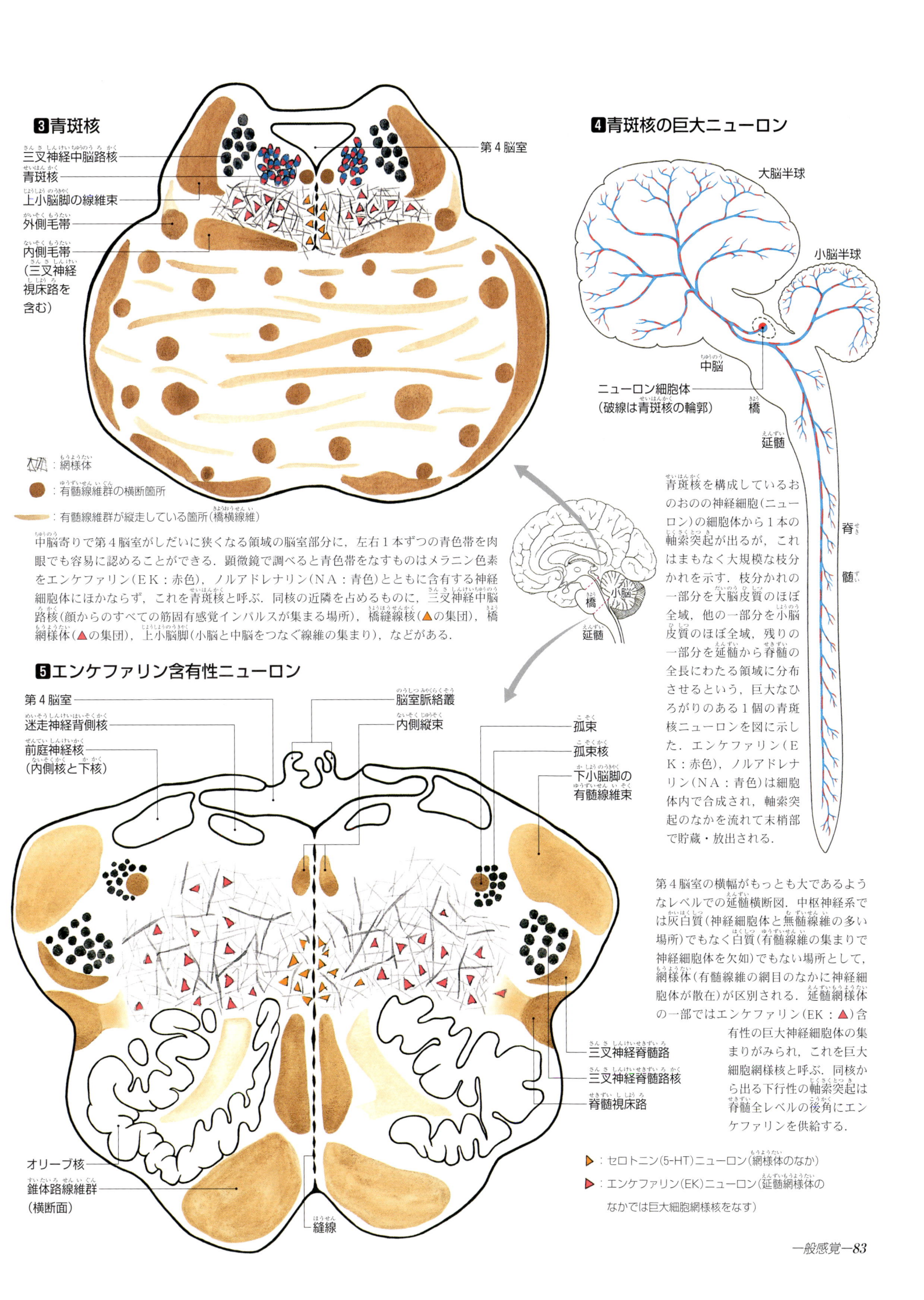

- 三叉神経中脳路核
- 青斑核
- 上小脳脚の線維束
- 外側毛帯
- 内側毛帯（三叉神経視床路を含む）
- 第4脳室

凡例：
- ▦：網様体
- ●：有髄線維群の横断箇所
- ━：有髄線維群が縦走している箇所（橋横線維）

中脳寄りで第4脳室がしだいに狭くなる領域の脳室部分に，左右1本ずつの青色帯を肉眼でも容易に認めることができる．顕微鏡で調べると青色帯をなすものはメラニン色素をエンケファリン（EK：赤色），ノルアドレナリン（NA：青色）とともに含有する神経細胞体にほかならず，これを青斑核と呼ぶ．同核の近隣を占めるものに，三叉神経中脳路核（顔からのすべての筋固有感覚インパルスが集まる場所），橋縫線核（▲の集団），橋網様体（▲の集団），上小脳脚（小脳と中脳をつなぐ線維の集まり），などがある．

❺ エンケファリン含有性ニューロン

- 第4脳室
- 迷走神経背側核
- 前庭神経核（内側核と下核）
- 脳室脈絡叢
- 内側縦束
- 孤束
- 孤束核
- 下小脳脚の有髄線維束
- 三叉神経脊髄路
- 三叉神経脊髄路核
- 脊髄視床路
- オリーブ核
- 錐体路線維群（横断面）
- 縫線

❹ 青斑核の巨大ニューロン

- 大脳半球
- 小脳半球
- 中脳
- ニューロン細胞体（破線は青斑核の輪郭）
- 橋
- 延髄
- 脊髄

青斑核を構成しているおのおのの神経細胞（ニューロン）の細胞体から1本の軸索突起が出るが，これはまもなく大規模な枝分かれを示す．枝分かれの一部分を大脳皮質のほぼ全域，他の一部分を小脳皮質のほぼ全域，残りの一部分を延髄から脊髄の全長にわたる領域に分布させるという，巨大なひろがりのある1個の青斑核ニューロンを図に示した．エンケファリン（EK：赤色），ノルアドレナリン（NA：青色）は細胞体内で合成され，軸索突起のなかを流れて末梢部で貯蔵・放出される．

第4脳室の横幅がもっとも大であるようなレベルでの延髄横断図．中枢神経系では灰白質（神経細胞体と無髄線維の多い場所）でもなく白質（有髄線維の集まりで神経細胞体を欠如）でもない場所として，網様体（有髄線維の網目のなかに神経細胞体が散在）が区別される．延髄網様体の一部ではエンケファリン（EK：▲）含有性の巨大神経細胞体の集まりがみられ，これを巨大細胞網様核と呼ぶ．同核から出る下行性の軸索突起は脊髄全レベルの後角にエンケファリンを供給する．

- ▲：セロトニン（5-HT）ニューロン（網様体のなか）
- ▲：エンケファリン（EK）ニューロン（延髄網様体のなかでは巨大細胞網様核をなす）

一般感覚―83

痛覚 4
痛みの原因と強さ

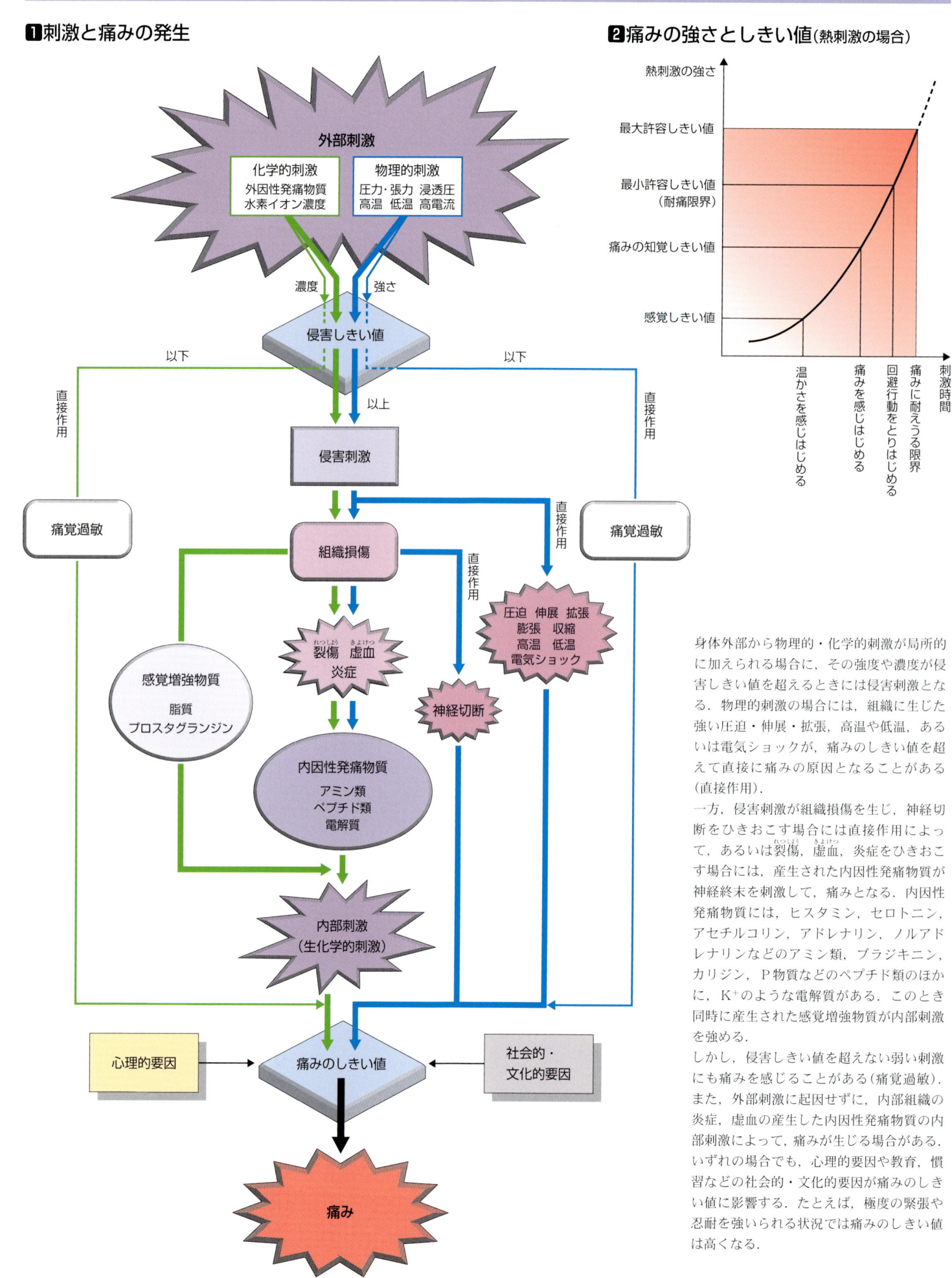

❶刺激と痛みの発生

外部刺激
- 化学的刺激：外因性発痛物質、水素イオン濃度（濃度）
- 物理的刺激：圧力・張力 浸透圧、高温 低温 高電流（強さ）

↓

侵害しきい値 ──以下→ 痛覚過敏 ──直接作用→
↓ 以上
侵害刺激
↓
組織損傷 ──直接作用→
↓
裂傷　虚血　炎症

圧迫 伸展 拡張　膨張 収縮　高温 低温　電気ショック

神経切断

感覚増強物質
- 脂質
- プロスタグランジン

内因性発痛物質
- アミン類
- ペプチド類
- 電解質

↓
内部刺激（生化学的刺激）

心理的要因 → 痛みのしきい値 ← 社会的・文化的要因
↓
痛み

❷痛みの強さとしきい値（熱刺激の場合）

縦軸：熱刺激の強さ
- 最大許容しきい値
- 最小許容しきい値（耐痛限界）
- 痛みの知覚しきい値
- 感覚しきい値

横軸：刺激時間
- 温かさを感じはじめる
- 痛みを感じはじめる
- 回避行動をとりはじめる
- 痛みに耐えうる限界

身体外部から物理的・化学的刺激が局所的に加えられる場合に，その強度や濃度が侵害しきい値を超えるときには侵害刺激となる．物理的刺激の場合には，組織に生じた強い圧迫・伸展・拡張，高温や低温，あるいは電気ショックが，痛みのしきい値を超えて直接に痛みの原因となることがある（直接作用）．

一方，侵害刺激が組織損傷を生じ，神経切断をひきおこす場合には直接作用によって，あるいは裂傷，虚血，炎症をひきおこす場合には，産生された内因性発痛物質が神経終末を刺激して，痛みとなる．内因性発痛物質には，ヒスタミン，セロトニン，アセチルコリン，アドレナリン，ノルアドレナリンなどのアミン類，ブラジキニン，カリジン，P物質などのペプチド類のほかに，K^+のような電解質がある．このとき同時に産生された感覚増強物質が内部刺激を強める．

しかし，侵害しきい値を超えない弱い刺激にも痛みを感じることがある（痛覚過敏）．また，外部刺激に起因せずに，内部組織の炎症，虚血の産生した内因性発痛物質の内部刺激によって，痛みが生じる場合がある．いずれの場合でも，心理的要因や教育，慣習などの社会的・文化的要因が痛みのしきい値に影響する．たとえば，極度の緊張や忍耐を強いられる状況では痛みのしきい値は高くなる．

❸ 痛点の密度

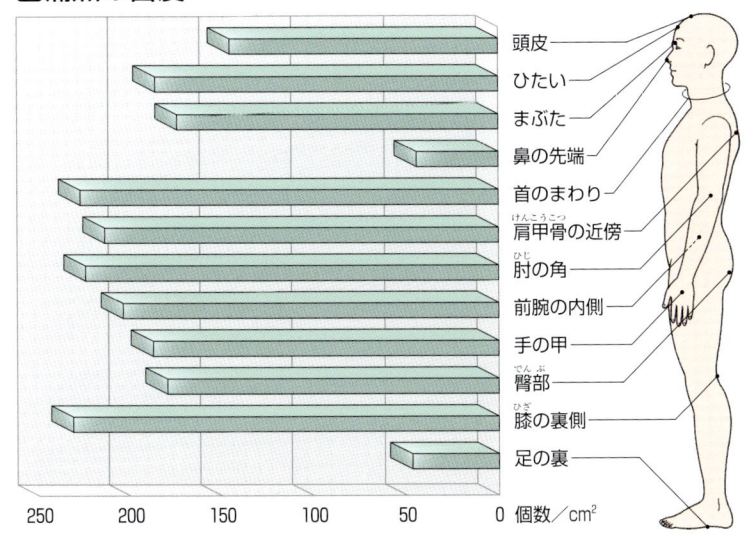

部位	個数／cm²
頭皮	
ひたい	
まぶた	
鼻の先端	
首のまわり	
肩甲骨の近傍	
肘の角	
前腕の内側	
手の甲	
臀部	
膝の裏側	
足の裏	

❹ マギルの疼痛質問表による痛みの強さの比較
（Melzack, 1984）

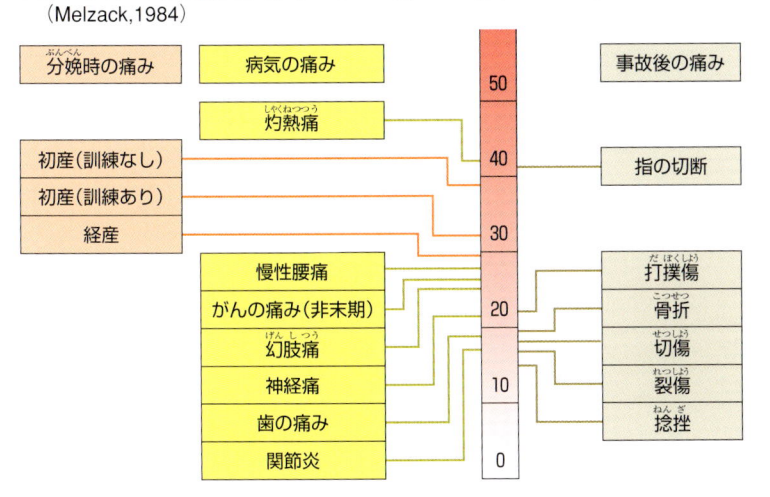

分娩時の痛み：初産（訓練なし）、初産（訓練あり）、経産

病気の痛み：灼熱痛、慢性腰痛、がんの痛み（非末期）、幻肢痛、神経痛、歯の痛み、関節炎

事故後の痛み：指の切断、打撲傷、骨折、切傷、裂傷、捻挫

❺ 痛みの表現

1. 言語表現
（Pain Clinic, Vol.7, No.5, 1986 より）

	日本語	英語
感覚的	ヒリヒリ痛がゆい	tingling, itchy
	触れると痛い	sore
	ズキズキ	throbbing
	ズキンズキン	pounding
	キリキリ痛む	shooting
	締めつけられるような	cramping
	焼けるような	burning
	重苦しい	heavy
	熱いような	hot
感情的	疲労感	tiring
	胸がむかつく	sickening
	疲労感の強い	exhausting
	不愉快な、哀れな	wretched
	息づまるような	suffocating
	たまらないほど	vicious, killing
評価的	やっかいな	troublesome
	哀れな、みじめな	miserable
	耐えがたい	unbearable

2. 視覚表現
（Wong-Baker Face Pain Rating Scale）

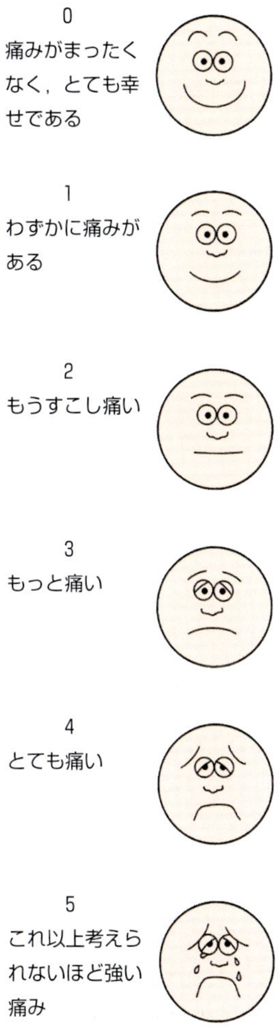

- 0 痛みがまったくなく、とても幸せである
- 1 わずかに痛みがある
- 2 もうすこし痛い
- 3 もっと痛い
- 4 とても痛い
- 5 これ以上考えられないほど強い痛み

痛みは生理的な要因にもとづくばかりでなく，心理的・社会的因子も作用した複雑な感覚です．そして，この感覚と経験は日常生活において，事故による傷害や病気を回避したり，その侵害の警報信号となっています．生まれつき，あるいは病気によって痛みを感じることのできない場合には，このような侵害を認識できず，その後の回避行動をとることができないために，始終危険にさらされているのです．このように，痛みは他の感覚とは異なり，生命の維持に不可欠な感覚なのです．

【痛みの原因となるもの】 皮膚は外界と直接接触している，わたしたちのもつ最大の感覚器官ですが，強い圧迫や鋭い物体からうける圧力または強い伸展を生じさせる張力などの機械的刺激，低温（17℃以下）あるいは高温（43℃以上）の温度刺激，強い電流が流れる電気的刺激，液体と組織の細胞内液との浸透圧の差異などの物理的刺激や刺激性物質による化学的刺激が，痛みの原因になります（図❶）．

他方，外傷，虚血，炎症をおこすと，生体内で合成されたヒスタミン，セロトニン，アセチルコリン，ブラジキニンなどの物質や細胞内に豊富に存在するK^+が放出され，その刺激が痛みの原因となります．これらの物質は，化学的刺激によって痛みを生じさせるので痛み物質と呼ばれます．

しかし，物理的あるいは化学的刺激の強さがある値（痛みのしきい値）を超えなければ，痛みの知覚は生じません（図❶）．

【痛みのしきい値】 痛みは，特殊感覚とは異なり，その感覚だけをおこすような刺激が存在しないこと，また物理的尺度だけでは表現できず，感覚内容の言語表現（図❺）の介在を避けられないために個人差があり，客観的測定は困難です．

痛みのしきい値は，触覚・圧覚を刺激しないように，皮膚上の微小面積に加える電気的刺激あるいは放射熱の強さをしだいに増強しながら測定します．このとき，この刺激に対して痛みを認知しはじめる最小の刺激強度を〈痛みの知覚しきい値〉，刺激を回避する行動をとらせるような最小の刺激強度を〈最小許容しきい値（耐痛限界）〉，それに忍耐可能な最大の刺激強度を〈最大許容しきい値〉と呼んで区別します（図❷）．〈感覚しきい値〉には，人種や文化的背景による差異は認められませんが，〈痛みの知覚しきい値〉と〈最小許容しきい値〉には文化的背景が影響することが報告されています．

痛覚 5
いろいろな痛み

1 頭痛

*図1〜7のグラフは米国プライマリーケア患者の病名別頻度（Harkins et al., 1990）による．

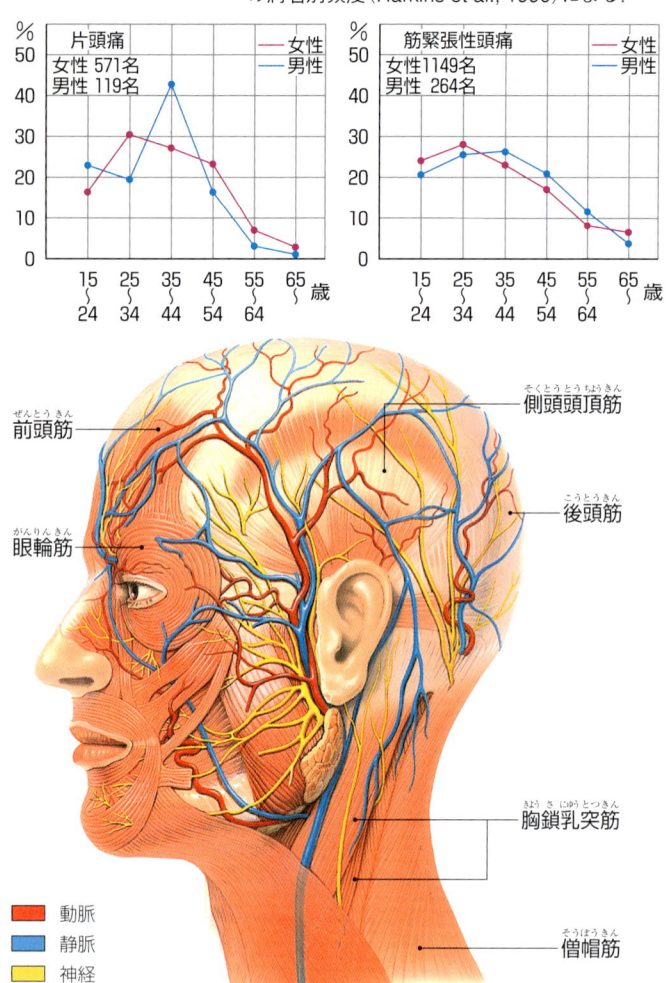

片頭痛　女性571名　男性119名

筋緊張性頭痛　女性1149名　男性264名

慢性頭痛に関連する頭頸部のおもな筋肉・血管・神経

前頭筋、眼輪筋、側頭頭頂筋、後頭筋、胸鎖乳突筋、僧帽筋

動脈／静脈／神経

筋緊張性頭痛は肩こりをともなうことが多く，頭頸部諸筋のうちでも僧帽筋の持続的収縮が原因の大半を占める．血管性頭痛は頭蓋内の脳底動脈輪（痛覚1の図2）や脳硬膜動脈のほか，頭蓋外の図示した動脈群の異常拡張によるものであり，拍動性の痛みをともなう．

2 外傷による血管の変化

血小板（別名：栓球）は血管の傷口に止血栓をつくるときの主役を演じる．その栓の主要成分は赤血球と血小板の死骸，それらを包みこむフィブリン（線維性タンパク）などである．血管の傷口に触れるか，あるいは血管外に出るかした血小板が放出するセロトニンには，①傷口近くでの血管収縮，②血小板同士の集合と相互接着，を促す作用がある．血管沿いの肥満細胞からは，ヘパリンとヒスタミンが放出されるが，これらは傷口からすこし離れた血管部位を拡張させる．

凝血塊（止血栓）／赤血球

3 腰痛

坐骨神経による腰痛　女性128名　男性110名

大坐骨孔、坐骨神経、総腓骨神経、脛骨神経

痛みの出現部位

坐骨神経痛

坐骨神経は大腿の屈筋群（膝を屈曲）と，大腿後面皮膚に枝を出してから，膝の高さで総腓骨神経と脛骨神経に分かれる．

椎間板ヘルニア

脊髄神経の前枝、椎間円板、脊髄神経の後枝、脊髄神経節、馬尾神経、椎骨、背中側、脱出した髄核、圧迫された脊髄神経根

椎間円板（別名：椎間板）は水分の多い髄核と，これを幾重にも囲む丈夫な輪状線維層からなる．髄核の後方脱出が多い．

【外傷の痛み】　外傷により血液が流出すると，血液凝固によって血小板から放出されたセロトニンや細胞内から流出したK^+が，損傷組織中の神経終末を刺激し，その組織の細胞膜を構成するリン脂質の分解で生じたプロスタグランジンが痛みを増幅します（図2）．

【頭痛】　脳脊髄をおおう髄膜や頭蓋と上頸部の神経のような痛み感受性組織が炎症をおこしたり，精神的緊張による頭頸部の筋肉の持続的収縮（筋緊張性頭痛），頭蓋内・外の血管の伸展や拡張（血管性頭痛）などによって，頭痛がおこります（図1）．

【胸部の痛み】　動脈硬化などによって，心臓の冠状動脈への血液流入量が減少する（図6）と，酸素の供給量が不足して痛みしきい値が低下し，ここに心筋の収縮による代謝生成物質としてブラジキニンやプロスタグランジンが放出され，局所的に高濃度の部位が生じるために激痛に襲われます．狭心症の場合には，前胸，左肩，左上腕の体表に投射された関連痛を感じます．

【腹部の痛み】　腸などの消化管に，極度の伸展やけいれん，あるいは粘膜の炎症があると，物理的・化学的刺激が痛みをおこします．食事直後の腹痛は，多くの場合，腸間膜動脈への血液の流入が不十分になる虚血のためにおこります．胆管や尿管などの中腔器官では，その内容物の輸送を妨害する結石があると，臓側腹膜の強い伸展と平滑筋の強い収縮のために，けいれん性の激痛を感じます（胆石症，尿路結石症）．肝臓や脾臓のような実質器官では，損傷や臓側腹膜の急激な伸展が生じると痛みます．とくに内臓に細菌感染や化学的刺激，虚血などによる炎症がおこると，生成されたブラジキニンなどが神経線維を刺激して痛みます．

【腰痛】　下背部の脊椎，靱帯，筋肉の局所的炎症や骨盤，腹部器官の疾患によって，深部筋組織に痛みがおこります．脊柱の椎体と椎間円板のうちで，老化して弾性を失った腰椎の椎間円板に，姿勢や動作によって強い応力が加わると，髄核の一部が輪状線維や靱帯の断裂から脱出して，神経根や脊髄神経節を圧迫し，さら

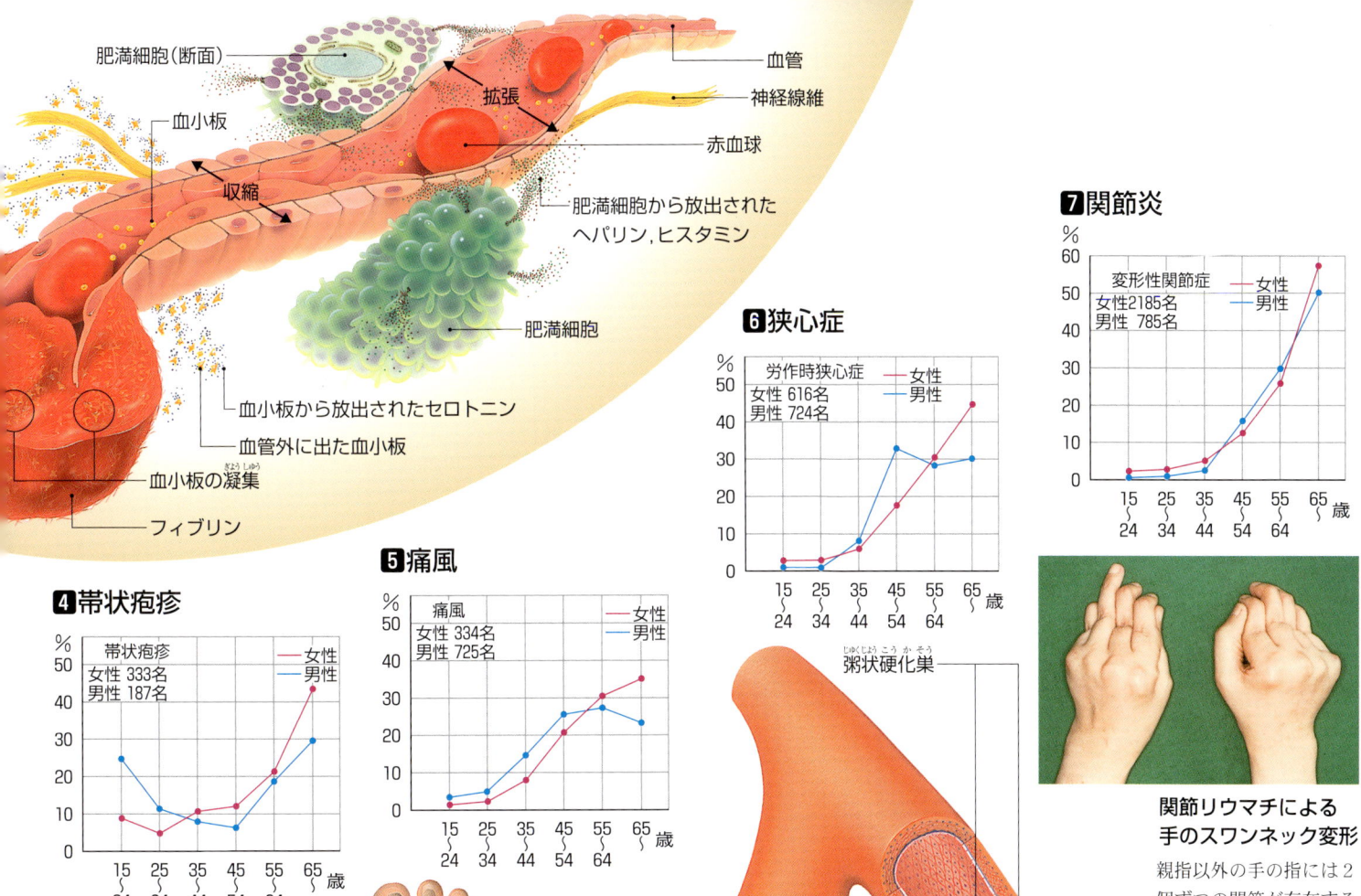

図中ラベル:
- 肥満細胞(断面)
- 血管
- 拡張
- 神経線維
- 血小板
- 赤血球
- 収縮
- 肥満細胞から放出されたヘパリン,ヒスタミン
- 肥満細胞
- 血小板から放出されたセロトニン
- 血管外に出た血小板
- 血小板の凝集
- フィブリン

④帯状疱疹
帯状疱疹
女性 333名
男性 187名

⑤痛風
痛風
女性 334名
男性 725名

⑥狭心症
労作時狭心症
女性 616名
男性 724名

⑦関節炎
変形性関節症
女性 2185名
男性 785名

胸部の帯状疱疹
肋間神経の走路に一致した，帯状の水疱集団がみられる．強い痛みをともなうウイルス感染症であり，そのウイルスは小児期の水ぼうそう(水痘)もおこす．水痘治癒後も体内に残留したものが帯状疱疹をもたらす．

足の親指に生じた痛風結節
痛風は尿酸が体内にたまりすぎる(産生過剰か排泄不良が原因で)病態であり，足の親指の関節の発赤・腫脹・激痛をもたらす．尿酸塩が沈着すれば，そこに痛風結節が生じる．

粥状硬化巣
血管内腔の狭窄部

動脈硬化による血管内腔の狭窄
高脂血症に合併しやすい病態のひとつが血管壁内の脂肪斑形成であり，これが粥状硬化(カルシウム沈着をおこすことによる)に移行しやすい．血管内腔の狭窄は下流域の血流不足をもたらすので危険である．

関節リウマチによる手のスワンネック変形
親指以外の手の指には2個ずつの関節が存在するが，その2個のうちの手掌寄りの関節が過伸展に固定された状態にある．また，遠位の指節間関節は，親指のただひとつの指節間関節とともに，屈曲位にある．

に損傷した椎間円板から痛み物質が放出されるので痛みます(腰部椎間板ヘルニア，図③)．

【筋肉の痛み】 筋肉が収縮するときに十分な血液が供給されない(筋虚血)ときには，ブラジキニンが放出されて神経線維を刺激し，このとき産生されるプロスタグランジンが痛み感覚を増幅します．さらに，痛みのためにおこった反射的な筋収縮と血管の収縮が，虚血の傾向を強めます．心筋の虚血は心筋梗塞や狭心症をおこします．

【関節の痛み】 関節面に損傷や炎症(関節炎)がおこると，神経線維の痛みのしきい値を低下させるので，腫れあがった関節に加わったわずかな圧力の変化に対しても神経終末が刺激されて痛みます(図⑦)．

【がんの痛み】 脳腫瘍が大きくなると，脳脊髄液の停留のために頭蓋内の圧力が上昇し，脳組織が頭蓋底の神経支配組織を圧迫するので，激痛を感じます．腹部がんでは，中腔器官に閉塞が生じたときに内容物を押しだすため，連続した伸展と筋肉の強い収縮によって痛みが生じます．骨腫瘍では，骨組織の吸収などによって骨の周囲の痛み感受性組織への圧力が変化し，直接痛みます．肺がんでは，非常に大きくなるまで痛みを感じません．

【歯の痛み】 むし歯などによってエナメル質に亀裂や欠損が生じると，冷水やお湯が象牙質内の象牙細管中の組織液を収縮・膨張させ，歯髄中の神経線維を刺激します．また，歯髄に細菌感染がおこると，その産生物質の刺激によって痛みを感じます．

【老化による痛み】 加齢にともない脊柱の椎体と椎間円板が老化して，脊髄を囲む脊柱管が腰椎部で狭くなると，直立姿勢では馬尾神経が締めつけられて，下肢にしびれを感じます(脊柱管狭窄症)．そのために老人では腰を曲げて歩くことが多くなります．

【精神的な痛み】 悪環境や対人関係に悩んでいる人では，頭痛，胃痛，胸痛を訴えることがあります．これは精神的な悩みが，痛みとして特定の臓器に投影されたものです．

触覚・圧覚
わずかな圧迫をとらえる名手たち

触覚・血圧監視・満腹感などをもたらす感覚ニューロン群

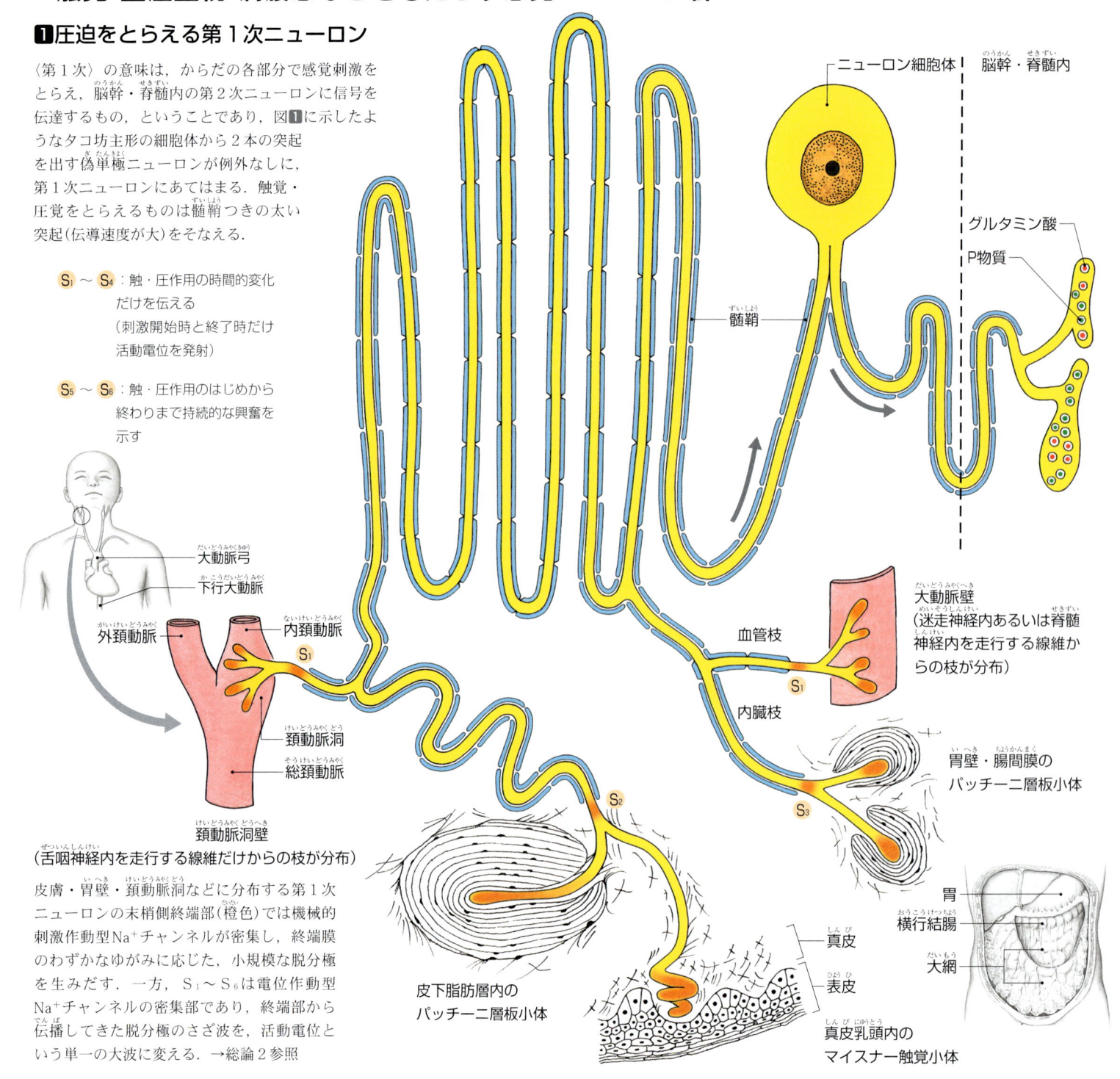

❶圧迫をとらえる第1次ニューロン

〈第1次〉の意味は，からだの各部分で感覚刺激をとらえ，脳幹・脊髄内の第2次ニューロンに信号を伝達するもの，ということであり，図❶に示したようなタコ坊主形の細胞体から2本の突起を出す偽単極ニューロンが例外なしに，第1次ニューロンにあてはまる．触覚・圧覚をとらえるものは髄鞘つきの太い突起（伝導速度が大）をそなえる．

- S_1～S_4：触・圧作用の時間的変化だけを伝える（刺激開始時と終了時だけ活動電位を発射）
- S_5～S_6：触・圧作用のはじめから終わりまで持続的な興奮を示す

皮膚・胃壁・頚動脈洞などに分布する第1次ニューロンの末梢側終端部（橙色）では機械的刺激作動型Na^+チャンネルが密集し，終端膜のわずかなゆがみに応じた，小規模な脱分極を生みだす．一方，S_1～S_6は電位作動型Na^+チャンネルの密集部であり，終端部から伝播してきた脱分極のさざ波を，活動電位という単一の大波に変える．→総論2参照

【マイスナー触覚小体とパッチーニ層板小体】　わたしたちの手の指先で指紋のある皮膚領域では，その場所をわずか1μ（ミクロン：1000分の1mm）だけ垂直にへこますような圧迫でも感じとることができます．この場合，マイスナー触覚小体と呼ばれる特別な終末装置を形成している第1次ニューロン（図❶）がわずかな圧迫を，もののみごとにとらえて脳へ信号を送っているのです．

やはり手の指先や指腹，手掌に数多いパッチーニ層板小体（触覚ではなく，圧覚や振動覚の検出器とされるもの）は皮下組織の脂肪のなかに埋めこまれています．パッチーニ層板小体はさらに胃や腸など，腹部内臓における外表面近くの脂肪層や大網（エプロンのように胃腸の前面に接触するかたちで大きく垂れさがる薄膜）の脂肪層にも分布しています．パッチーニ層板小体の芯に相当する場所を占めているものも，第1次ニューロンの末端部分です．胃がふくれたとき，胃腸の動きが食事とともに急に活発になったときなどには，消化管壁の層板小体も，また消化管に直接触れている大網区域での層板小体も，ともに圧迫刺激をうけることになり，最終的には信号が脳に達することで満腹感のひとつの大きな成因がもたらされます（咀嚼運動をしばらくつづけること，食後に血中グルコース濃度が上昇していることなどが満腹感をもたらすべつの成因）．

❷触覚・圧覚の伝導路

脊髄の後根神経節，舌咽神経の下神経節，三叉神経節の内部に細胞体を置く4種類(赤・青・緑・黄色)の第1次ニューロンと，それらの先の第2次(神経信号を視床核まで伝える)，第3次(視床核内の細胞体からはじまり大脳皮質の中心後回に終わる軸索突起をそなえる)のニューロンを示す．識別性触覚とは対象物の形状，肌ざわりの区別が可能な感触であり，これの伝導路(青色)が，全脊髄レベルから下位延髄にかけての範囲では，粗触覚(軽微な触覚)と圧覚のための脊髄視床路(赤色)とはまったくべつである．しかし青・赤色の両系とも，おなじ視床核ニューロン(紫色)に信号を伝える．顔面の皮膚・粘膜で生じた触覚刺激は，識別性か否かに関係なく，しかも圧覚刺激といっしょに，三叉神経主知覚核を橋レベルで構成している第2次ニューロンに伝わる．このニューロンの上行線維には枝分かれがあり，たとえば顔の右半で生じた触覚・圧覚刺激も左右の視床核経由で両側大脳半球の中心後回に到達する(黄色)．→味覚4・痛覚2参照

❸毛の傾きをとらえる第1次ニューロン

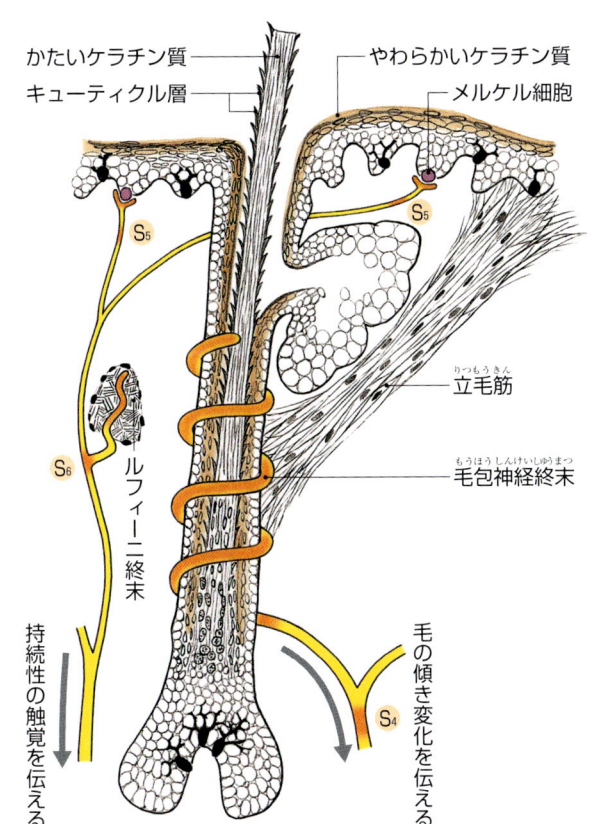

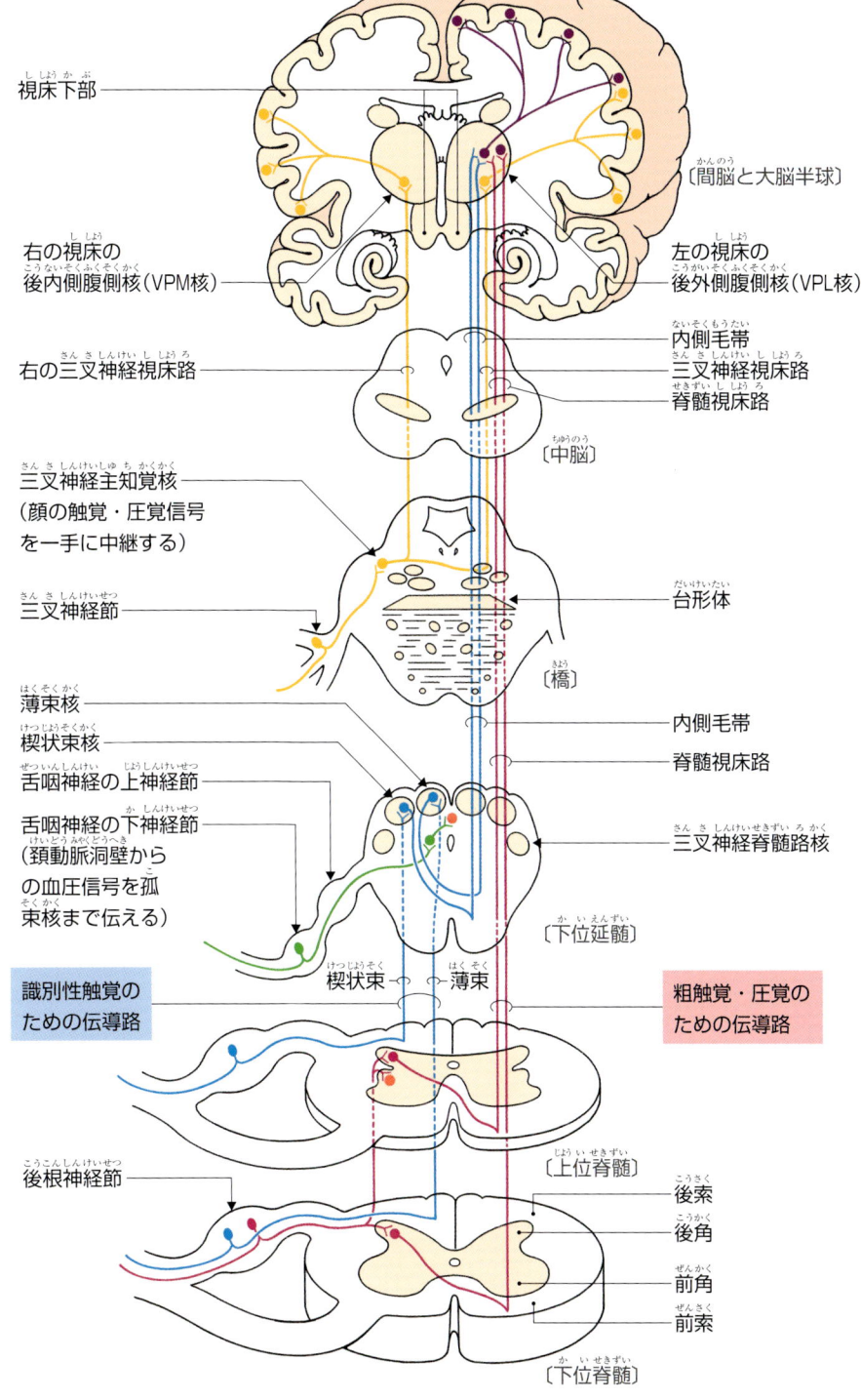

【血圧感受性線維】 内頚動脈の起始部のふくらみ(図❶)は頚動脈洞と呼ばれていて，そこに分布する血圧感受性の線維末端も圧迫をとらえる名手です．血管壁を圧迫する内腔圧力が強まれば減圧反射，弱まれば昇圧反射がそれぞれ自律神経系のはたらきで進行することになります．

頚動脈洞と皮膚(耳介・外耳道の一部分)に末梢枝を送っている第1次ニューロンとしては，舌咽神経(第9脳神経)に属するものが該当するでしょう(図❷)．また心臓に間近な大動脈部分(大動脈弓)の壁には迷走神経(第10脳神経)の線維枝が，それよりも先の大動脈部分(下行大動脈)の壁には各レベルの脊髄神経枝が，それぞれ分布し血圧監視の役割を果たしています．

【毛根など】 皮膚の一部分が特別な変形をとげることによって形成されるものに爪と毛がありますが，毛の根元には毛の傾きを検出する第1次ニューロンが巻きついています(図❸)．毛をすこしだけ傾けさせる弱い圧迫が触覚をもたらすのにちょうど適した刺激であるといえますが，その場合の触覚は，毛の傾きが変化した直後にだけ生じ長つづきしない，という特徴を示します．

これに対して，持続性の触覚をもたらす装置が表皮内のメルケル細胞への接着を示す第1次ニューロン終末，それに真皮内のルフィーニ終末，などです．

固有感覚
わずかな牽引をとらえる名手たち
筋・腱・関節の状態を脳に伝える感覚ニューロン群

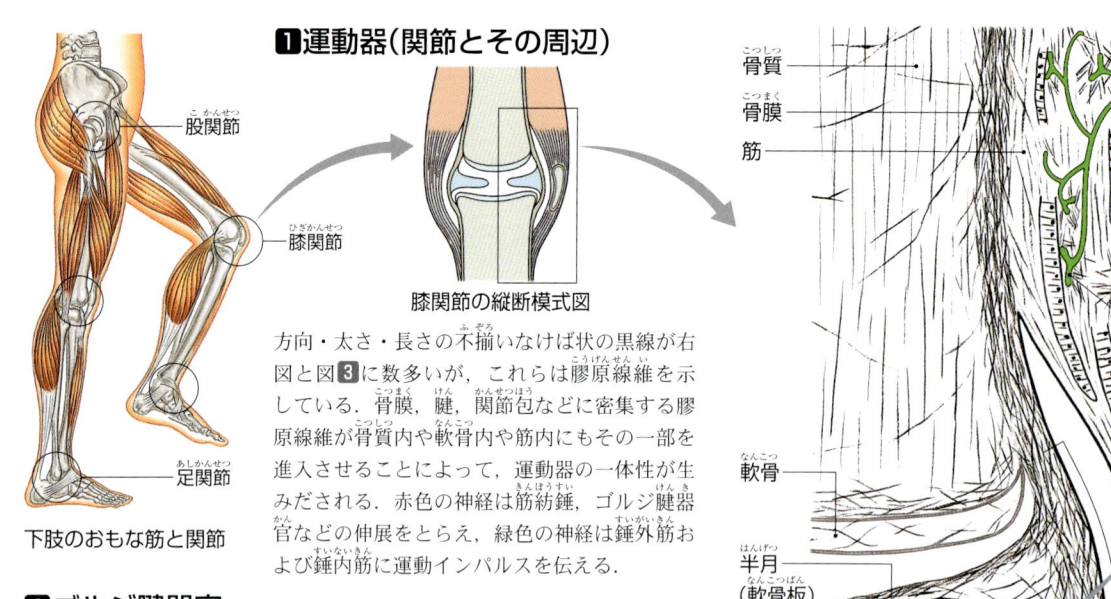

❶運動器（関節とその周辺）

- 股関節
- 膝関節
- 足関節

下肢のおもな筋と関節

膝関節の縦断模式図

方向・太さ・長さの不揃いなけば状の黒線が右図と図❸に数多いが，これらは膠原線維を示している．骨膜，腱，関節包などに密集する膠原線維が骨質内や軟骨内や筋内にもその一部を進入させることによって，運動器の一体性が生みだされる．赤色の神経は筋紡錘，ゴルジ腱器官などの伸展をとらえ，緑色の神経は錘外筋および錘内筋に運動インパルスを伝える．

❷ゴルジ腱器官

腱は筋と骨膜のあいだを橋渡しする丈夫な構造部分であり，膠原（コラーゲン）線維を主成分（80〜90％）としている．ゴルジ腱器官は，その腱内で，伸展受容性の感覚ニューロン終末部（黄色）の枝分かれが多様な向きに走行する膠原線維でぎっしりと囲まれただけのものであり，腱に作用する張力をとらえる．張力過度のときは，その原因をなす筋収縮が反射的に抑制される（走り幅とび助走に100％がんばるととびあがれない）．

- 膠原線維
- フィブロネクチン

右図ラベル：
- 骨質
- 骨膜
- 筋
- 筋紡錘
- 感覚ニューロン
- 運動ニューロン
- ガンマ運動終板
- アルファ運動終板
- 錘外筋細胞
- ゴルジ腱器官
- 腱
- 軟骨
- 半月（軟骨板）
- 骨膜
- 骨質 〕種子骨
- 関節包
- 軟骨
- マッツォーニ小体（別名：球状小体，ゴルジ-マッツォーニ小体）で終わる感覚ニューロン

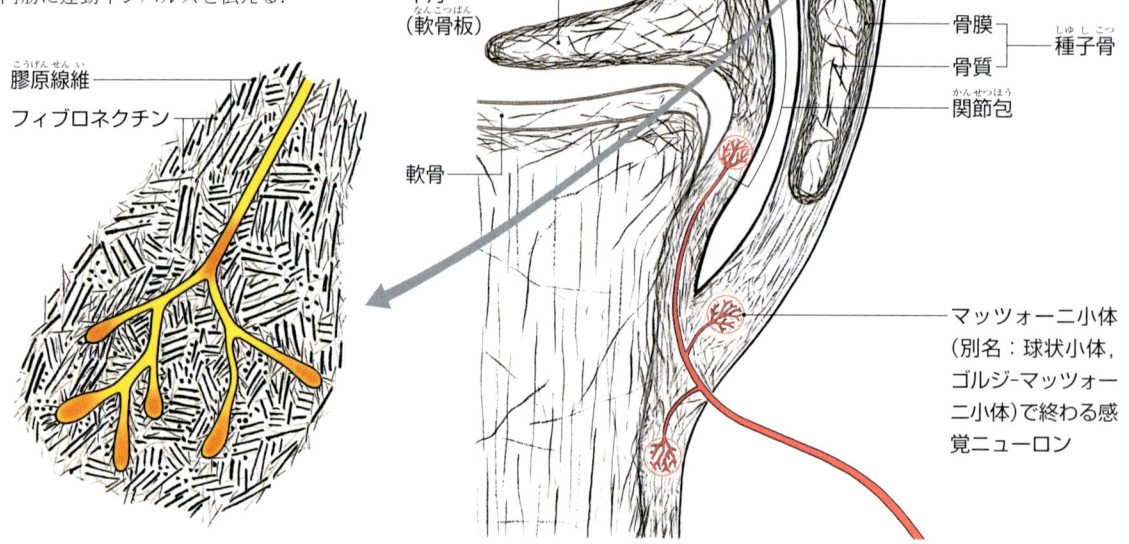

【運動器系のなりたち】 ひとつの骨と，もうひとつのべつの骨との継ぎ目が関節です．筋はかならず1個以上，場合によっては数個もの関節をとびこえて骨につき，あらゆる動作の原動力になるような力（機械エネルギー）を出すので関節は動く，あるいは動かないままで関節をとびこしている筋群が長さを変えずかたくなるだけ，というような日常の諸動作が生まれます．

筋が骨につく場所では，筋が直接骨膜に移行する，筋が腱または靱帯にいったん移行し後者がさらに骨膜へと移行する，などの多様性がみられます（図❶）．

【感覚器としての筋】 筋は骨格を動かす動力発生装置であるとともに，とても立派な感覚器とみなすべきです．ひとつの筋に進入する神経線維の総数は1万前後ですが，その約半数は筋内に分散している100個前後の筋紡錘（伸展受容器官：その1個は米粒ほどの大きさ）と筋外のゴルジ腱器官（これも伸展受容性）のための専用線です．筋力を出すものは錘外筋細胞と呼ばれる，筋紡錘以外の圧倒的にひろい筋内スペースを満たしている巨大横紋筋細胞群（〈お肉〉の主体をなすもの）ですが，この系統に脳や脊髄からの運動指令を伝える神経線維は残りの約半数にすぎません．

【筋紡錘】 おなじ筋での筋紡錘（図❸）については，これは100個ほどの米粒に4000本もの神経線維が達しているのですからたいへんです．1個あたり平均40本も供給されている専用線維の内訳は，錘内筋細胞と呼ばれる10〜15本程度の超小型で縦長な骨格筋細胞おのおのの中央部分（別名：赤道部）でらせん輪状神経終末をつくるもの，中央部よりすこしはずれた位置に房状神経終末をつくるもの，一端に運動終末をつくるガンマ運動線維，という3種類がおのおの約13本です．

らせん輪状と房状の神経終末は第1次感覚ニューロンの末端部であり，錘内筋細胞のわずかな伸びを鋭敏にキャッチすることができます．筋全体の伸びがひとつひとつの筋紡錘の伸びに正確に反映されているという点が重要で，筋内での豊富な膠原線維やフィブロネクチン（接着タンパク）がそれを可能にしています．ガンマ運動線維は筋紡錘専用の運動ニューロン末梢突起であり，錘内筋細胞に対して，それがぴんと緊張した糸のような状態を保つべく収縮刺激を加えています．たるみが出てしまったのでは，そののちのわずかな伸びを検出することがまったく不可能になってしまうからです．

【ゴルジ腱器官】 筋の一端をそのまま骨膜につなぎとめる装置である関係で(図❶)，腱には接続筋の活動程度に応じた張力が100％かかるようになっています．それの時々刻々の変化をとらえるものがゴルジ腱器官(図❶, ❷)です．腱の主要成分は密集配列を示す膠原線維であり，この線維は牽引に対しては非常に頑強で簡単には伸びたり切れたりすることがなく，逆に線維両端を近づけさせるような圧迫にはぜんぜん抵抗できない，という特質があります．

　ゴルジ腱器官では感覚ニューロン終末部と膠原線維の接着関係，それに膠原線維同士のあいだでの接着関係も十分によく保たれているおかげで，腱全体の緊張変化はいろいろな向きの膠原線維1本1本のたるみや緊張の組みあわせ具合に反映されます．

【関節包】 関節の全周を包みこむ丈夫な膜もやはり膠原線維の密集体なので，関節の動きとともにぴんと張るかだらりとなるかをくりかえしています．膝を曲げるとき関節包は前面部分が緊張，後面部分は弛緩し，直立時には膝関節包の前面が弛緩，後面が緊張する，などです．関節包にも伸展受容性の第1次感覚ニューロンの末端(マッツォーニ小体を形成する神経線維など)が分布していて，局部的な張力変化をとらえます．

筋紡錘に分布する感覚ニューロン(赤色)には，被膜内のミニ骨格筋細胞の中央レベル(別名：赤道部)にらせん状に巻きつくものと，同細胞の中央よりもすこし端寄りの区域に房状付着を示すものがある．一方，運動ニューロン(緑色)については，脊髄前角の小形な神経細胞体から発するガンマ運動線維だけが筋紡錘に進入する．脊髄前角の大形神経細胞体から伸びるアルファ運動線維は錘外筋細胞(巨大な骨格筋細胞)を動かす．感覚ニューロンが筋の伸びをとらえた瞬間に，その伸びた筋を反射的に収縮させてもとの長さにもどす機構が存在するおかげで，一定姿勢(ことに立位での)の保持ができる．ストレッチ体操でも，伸びにともなう筋の反射的収縮(ただし関節を動かすような動作をともなわない)がおこっている．

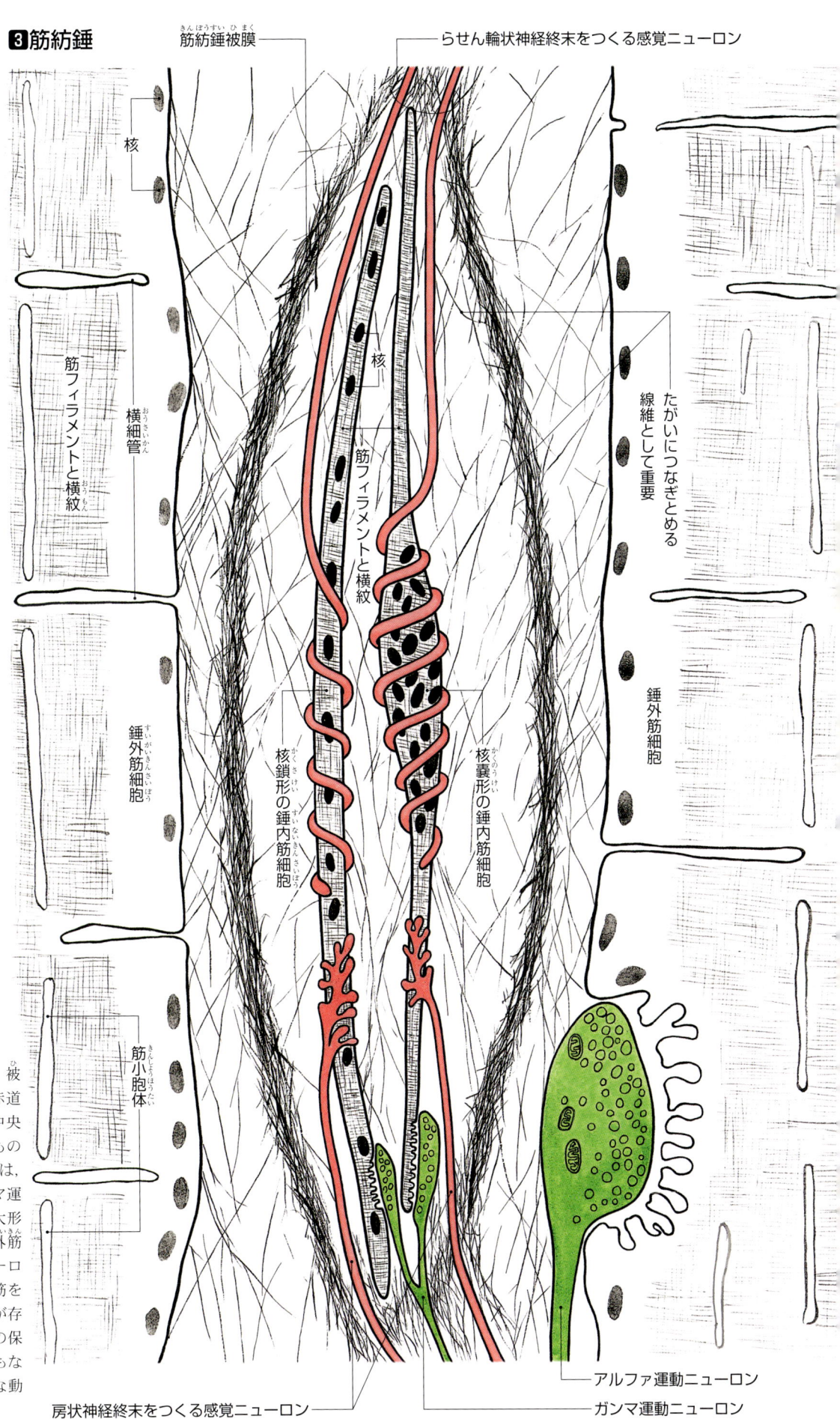

❸筋紡錘

冷温覚
わずかな温度変化をとらえる名手たち

冷覚・温覚をもたらす感覚ニューロン群

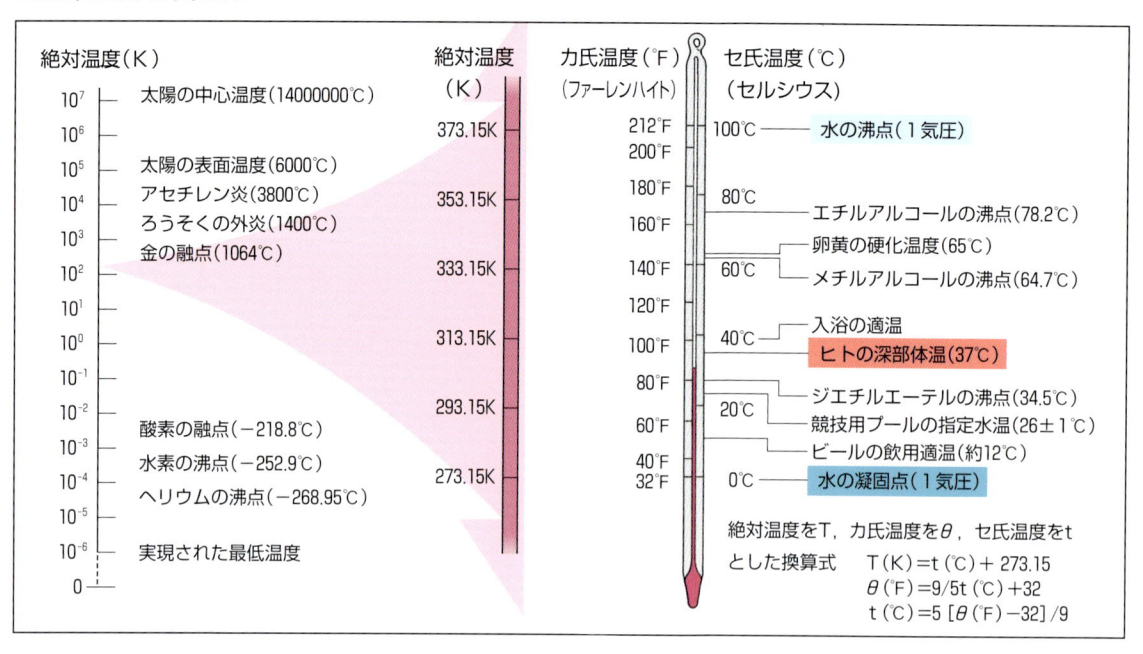

❶熱，温度と目盛り

絶対温度(K)		絶対温度(K)	力氏温度(°F)(ファーレンハイト)	セ氏温度(℃)(セルシウス)	
10^7	太陽の中心温度(14000000℃)		212°F 200°F	100℃	水の沸点(1気圧)
10^6		373.15K	180°F	80℃	エチルアルコールの沸点(78.2℃)
10^5	太陽の表面温度(6000℃)		160°F		卵黄の硬化温度(65℃)
10^4	アセチレン炎(3800℃)	353.15K	140°F	60℃	メチルアルコールの沸点(64.7℃)
10^3	ろうそくの外炎(1400℃)		120°F		
10^2	金の融点(1064℃)	333.15K	100°F	40℃	入浴の適温
10^1		313.15K	80°F		ヒトの深部体温(37℃)
10^0			60°F	20℃	ジエチルエーテルの沸点(34.5℃)
10^{-1}		293.15K	40°F		競技用プールの指定水温(26±1℃)
10^{-2}	酸素の融点(−218.8℃)		32°F	0℃	ビールの飲用適温(約12℃)
10^{-3}	水素の沸点(−252.9℃)	273.15K			水の凝固点(1気圧)
10^{-4}	ヘリウムの沸点(−268.95℃)				
10^{-5}					
10^{-6}	実現された最低温度				

絶対温度をT，カ氏温度をθ，セ氏温度をtとした換算式
$$T(K) = t(℃) + 273.15$$
$$\theta(°F) = 9/5 t(℃) + 32$$
$$t(℃) = 5[\theta(°F) - 32]/9$$

熱(熱エネルギー)は，微視的には物体を構成する多数の原子・分子の不規則な運動の力学的エネルギーの総和である．この値に比例して，考えられる最低温度を0K(−273.15℃)，水の三重点(0.01℃)を273.16Kと定義した温度を絶対温度という．身近な温度計では，温度による液体の体積変化が細いガラス管中での液柱の長さの変化として読みとられる．温度目盛りは低温と高温の基準温度を定め，そのあいだを等分割して目盛ってある．アルコール温度計と水銀温度計とでは，これらの熱膨張率の差異により，この基準温度以外の測定値はわずかに異なる．

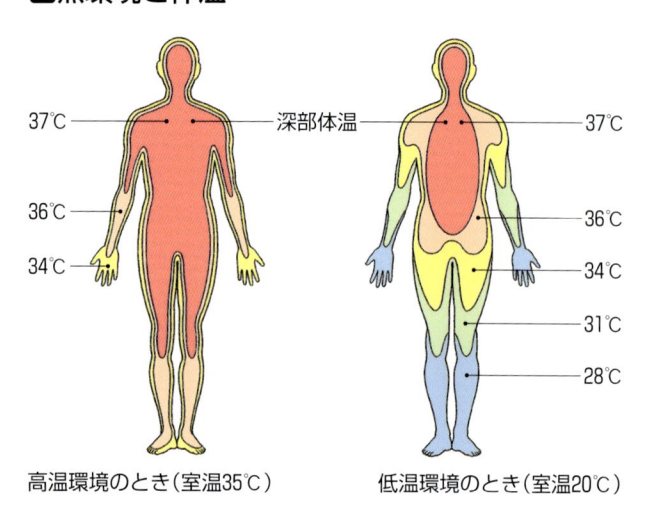

❷熱環境と体温

高温環境のとき(室温35℃)：37℃(深部体温)，36℃，34℃
低温環境のとき(室温20℃)：37℃，36℃，34℃，31℃，28℃

恒温動物では，物質代謝によって発生したエネルギーは運動や仕事に消費される以外に熱として体内に蓄えられ，外界の温度がある範囲内で変化しても，深部体温を一定に維持する機構をそなえている(図❷)．これは体温調節中枢が，体内における熱の発生と環境への放散とのあいだの平衡をつかさどっているからである．ヒトでの熱産生はおもに骨格筋と肝臓で行われ，熱放散は体表からの放射や伝導と対流のほかに，発汗や呼気からの水分の蒸発によっておこる(図❸)．高温の物体は低温の物体よりも多くの熱エネルギーを放射するので，環境温度が体表温度よりも高い場合は，差し引きで環境からうけとる放射のほうが多いため暖かく，逆の場合は体表からの放射がまさり寒く感じる．熱伝導は高温の物体から低温の物体へと温度差がなくなるまでおこるため，皮膚に接触している衣服とそれに包含される空気の温度は体表温度と一致している．裸や大きすぎる衣服のなかでは，体温によって加熱された空気の対流によって熱の放散がおこるので寒い．環境温度が高いときには発汗が促進され，汗が気化するときに皮膚から気化熱を奪い，体温の上昇を防いでいる．直射日光や高温多湿，また，冬山登山や厳冬期の薄着などでは，熱産生と放散との平衡が崩れ，熱射病(日射病)あるいは寒冷障害をおこすことがある．

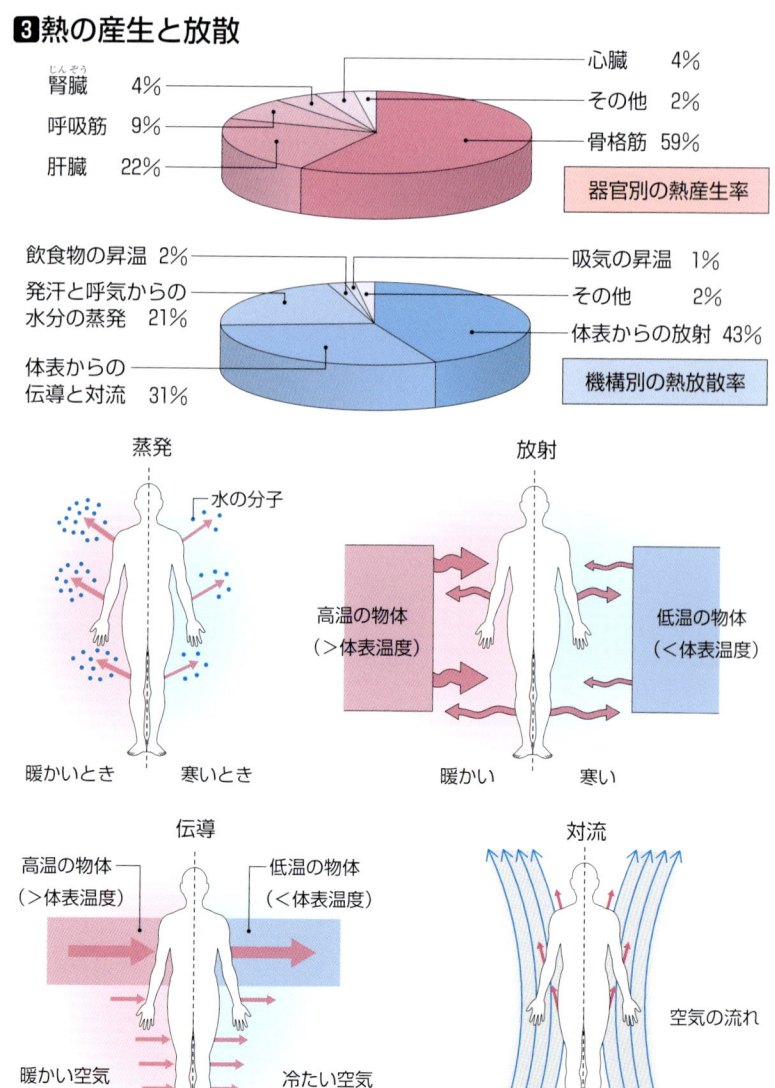

❸熱の産生と放散

器官別の熱産生率：心臓 4%，その他 2%，骨格筋 59%，肝臓 22%，呼吸筋 9%，腎臓 4%

機構別の熱放散率：吸気の昇温 1%，その他 2%，体表からの放射 43%，体表からの伝導と対流 31%，発汗と呼気からの水分の蒸発 21%，飲食物の昇温 2%

蒸発：暖かいとき／寒いとき（水の分子）
放射：高温の物体(>体表温度)／低温の物体(<体表温度)，暖かい／寒い
伝導：高温の物体(>体表温度)／低温の物体(<体表温度)，暖かい空気／冷たい空気，暖かい／冷たい
対流：空気の流れ，体表温度の低下

❹冷点と温点

右図は顔における口周辺の皮膚での，4種類の感覚点の分布状態を示す．冷点とは24℃の金属端面を〈冷たい〉と感じる場所のことである．温点検出には40℃の金属端面，痛点検出には赤外線の細束照射（約47℃），圧点検出には0.1～0.5g程度の点圧迫法などが，それぞれ用いられる．冷点は温点よりも，4～10倍も数多い（2のグラフ参照）．痛点は全身のいたるところでもっとも数多いが，しかし顔での痛点分布密度は体幹や上・下肢基部でのそれよりも低い．圧点は顔および手掌でもっとも数多いとされる．

2. 全身における冷点・温点の密度

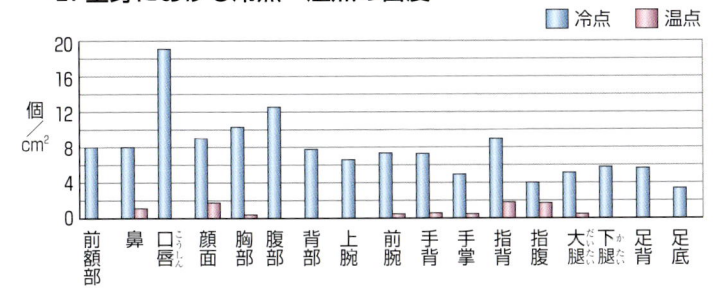

3. 温度受容器の感度

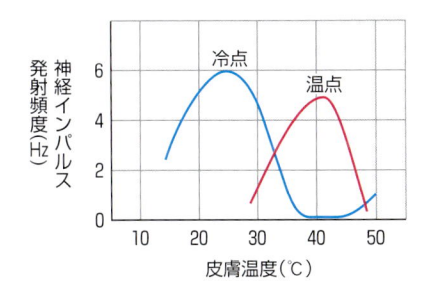

皮膚上の温点受容器は43℃を中心にしてはげしく神経インパルスを発射するのに対して，冷点受容器は25℃付近ばかりでなく，45℃以上でも発射する．両受容器とも，急激な温度変化には敏感であるが，数秒以内に順応する．

1. 顔の皮膚における冷・温・痛・圧点

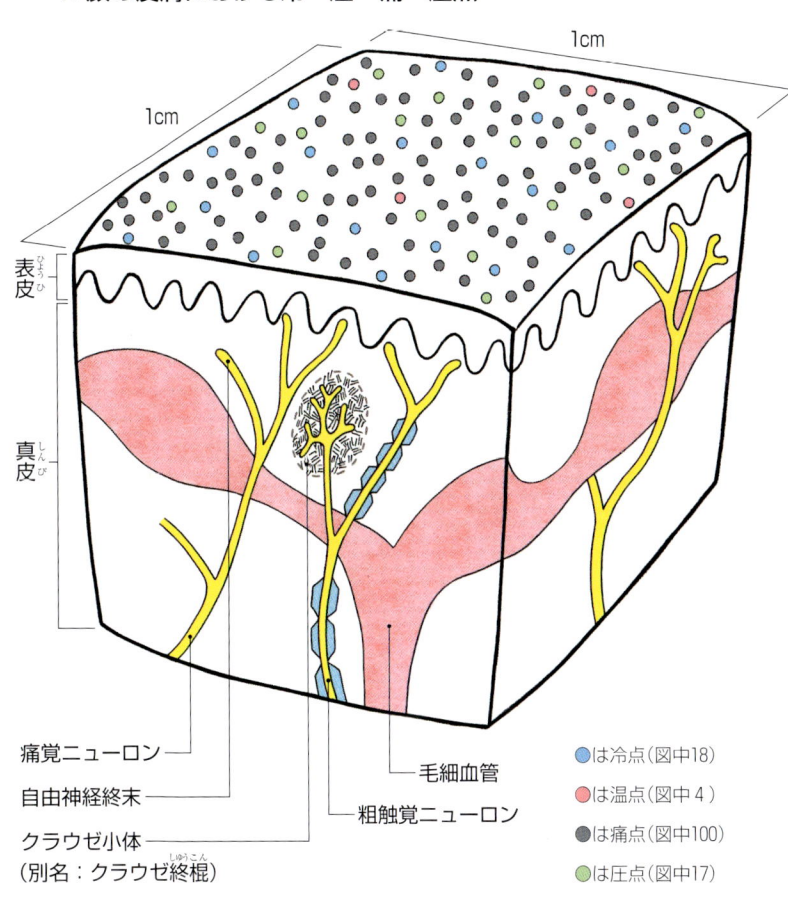

- ●は冷点（図中18）
- ●は温点（図中4）
- ●は痛点（図中100）
- ●は圧点（図中17）

痛覚ニューロン
自由神経終末
クラウゼ小体
（別名：クラウゼ終棍）
毛細血管
粗触覚ニューロン

【いろいろな温度の目盛り】 物体のもつ熱の強さの目安として温度という測定基準を用います．この温度の目盛りとして，セルシウス（Anders Celsius，1701～1744，スウェーデンの天文学者）が提唱した1気圧のもとでの水の凝固点を0℃，沸点を100℃と定める方法にわたしたちは慣れています（図❶）．絶対温度はケルビン（William Thomson Kelvin，1824～1907，イギリスの物理学者）が自然界で考えられるもっとも低い温度を0K（−273.15℃），水の三重点（0.01℃）を273.16Kと定義したもので，273.15K＝0℃，373.15K＝100℃と対応し，両温度目盛りの温度差にはちがいがありません．アメリカでいまも使用されているファーレンハイト（Gabriel Daniel Fahrenheit，1686～1736，ドイツの物理学者）目盛りは，当初は食塩をたっぷり混ぜた水の凍る温度を0℉，若人の正常平均体温を96℉として均等分割したもので，0℉≒−17.8℃，100℉≒37.8℃です．後年になって現在のように高温の基準として水の沸点を212℉と定め，180等分しました．100のかわりに96を選んだのは，96のほうが1と自身以外に割り切れる整数の個数が多いので，等分目盛りをつくるのに便利と考えたからでした．

【体温調節】 冷・温の外来刺激をわたしたちはふつう皮膚あるいは口腔・鼻腔・咽頭の粘膜でとらえます．体内の温度変化については，脳内（間脳の視床下部）の特別な神経細胞が循環血液の温度センサーとしての役目を果たします．体温の低下は蓄熱（皮膚の血流を減らし熱放散を防ぐ，内臓血流を増加させ物質代謝熱の産生効率を高める，筋肉の小きざみなふるえを生じさせ筋による熱産生を亢進させる）を促す神経反射，体温上昇のときは逆向きの効果（とくに発汗による体表からの放熱が重要）をもたらすべつの神経反射，それぞれ視床下部経由で全身に影響を与えるのです．わたしたちの皮膚表面の正常温度は腋窩体温計が示す数値そのもの（36.5℃前後）です（図❷）．したがって，それよりも低い，約17℃までの温度に皮膚がさらされると〈涼しい〉か〈冷たい〉，約43℃までの高温に対しては〈暖かい〉か〈熱い〉という感覚が生まれます．17℃以下あるいは43℃以上のときは温度刺激が痛みのもとになってしまいます．

【自由神経終末，クラウゼ小体】 冷刺激用の神経線維と温刺激用の神経線維はべつらしいとされるのは，皮膚表面に冷・温の片方だけしか感じない場所が，たがいに距離をへだてて存在しているからです（図❹）．第1次感覚ニューロン末端に相当する神経線維のうちで痛覚刺激を伝えるもの（痛覚1参照）や粗触覚刺激を伝えるもの（触覚・圧覚参照）の自由神経終末部分が，ある線維の場合にはもっぱら冷刺激をとらえ，べつの線維の場合は温刺激を専門にとらえると，一般に信じられています．粗触覚ニューロンのひとつの末端部分がクラウゼ小体と呼ばれる，マッツォーニ小体（固有感覚参照）に似た構造を形成することがあり，これも冷刺激をとらえると推測されます．

血液成分感覚
血液成分のわずかな変化をとらえる名手たち

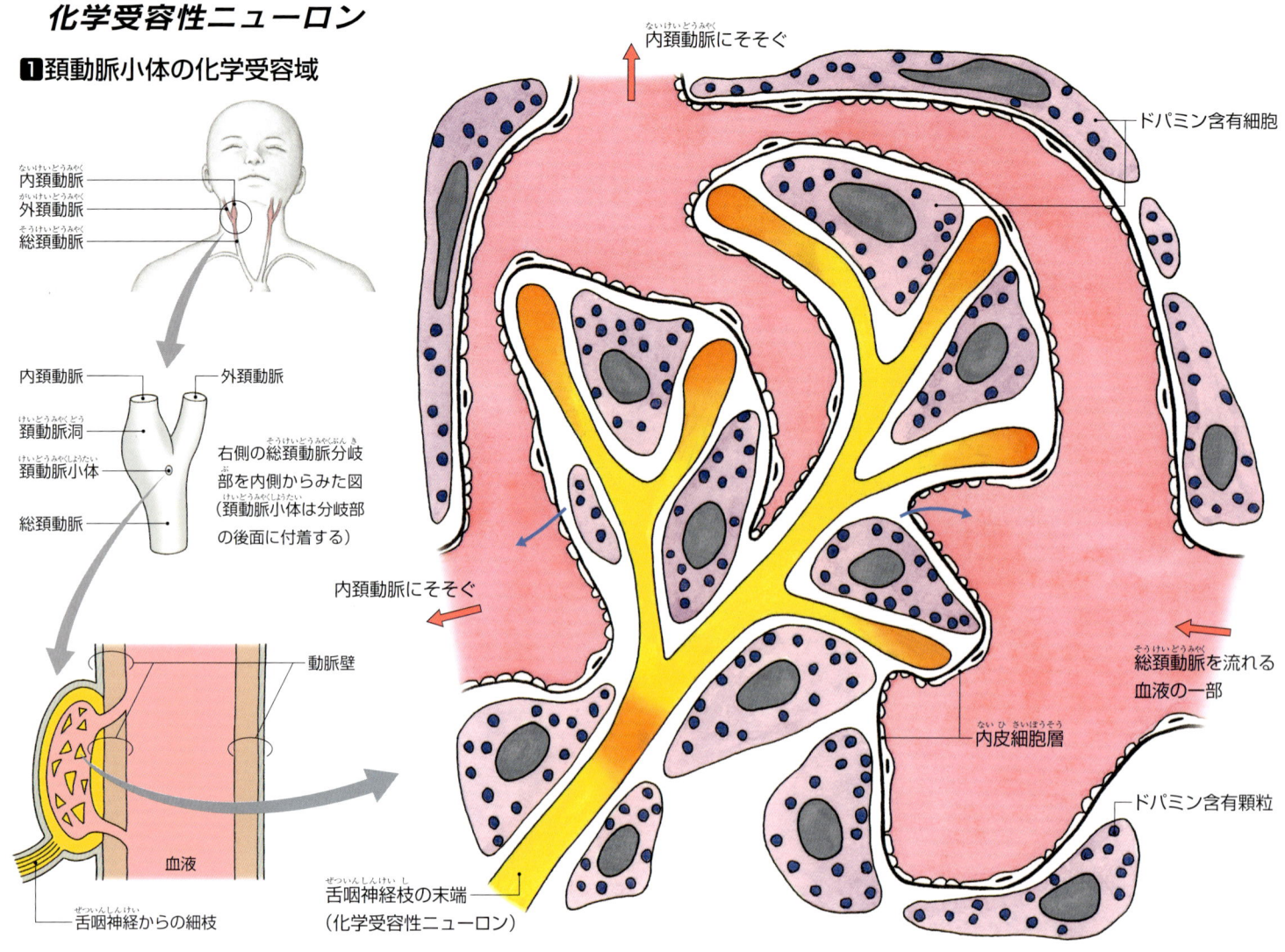

化学受容性ニューロン

❶頚動脈小体の化学受容域

- 内頚動脈
- 外頚動脈
- 総頚動脈

右側の総頚動脈分岐部を内側からみた図（頚動脈小体は分岐部の後面に付着する）

- 内頚動脈
- 外頚動脈
- 頚動脈洞
- 頚動脈小体
- 総頚動脈

- 動脈壁
- 血液
- 舌咽神経からの細枝

- 内頚動脈にそそぐ
- ドパミン含有細胞
- 内頚動脈にそそぐ
- 総頚動脈を流れる血液の一部
- 内皮細胞層
- ドパミン含有顆粒
- 舌咽神経枝の末端（化学受容性ニューロン）

厚い動脈壁に寄生虫のようにへばりつく頚動脈小体（上図左）の内部に11個の三角地帯がえがかれているが，その1個に相当する場所の拡大像を，周囲の血液流路とともに上図右に示した．舌咽神経の一部の線維末端が頚動脈小体での血液成分感受にあずかるが，大動脈小体（大動脈の壁に付着する，同様な血液成分監視装置）には迷走神経の一部の線維末端が進入する．無数のドパミン含有細胞が進入した神経線維末端にからみつくが，これら細胞は原始的なニューロンとみなすこともでき，ドパミン放出量を加減することによって神経線維の感受性を調節する．また，内皮細胞層の切れ目，小孔など（青矢印2ヵ所）を通じてドパミンが血流中に内分泌される．頚動脈小体，大動脈小体は血液成分監視装置であり，同時にドパミン分泌性の内分泌器官でもある．

❸成人の1日あたりの水バランス

水の摂取	（単位はmℓ）	水の喪失	（単位はmℓ）
飲水	1200	尿	1400
固形食中の水分	900	発汗，呼気中の水分	900
酸化による水分	300	便中の水分	100
合計	2400	合計	2400

（Muntwyler, 1973）

【化学受容とは】　わたしたちの血液の量や温度，それに組成はつねに一定範囲内にとどまっていて，非常に安定したものといえましょう．しかし，その範囲内での時々刻々の小さな変化のしかたに注目すれば，それはもうじつに目まぐるしいのです．循環血液の水素イオン濃度（pH），酸素ガス，炭酸，グルコース，水分など化学成分の微小変化をとらえるスペシャリスト・ニューロン群がからだのあちこちに存在しているおかげで，わたしたちは神経反射によるすばやい軌道再修正をたえず行うことができ，巨視的な体内恒常性の維持もはじめて可能になるのです．

【ため息をもたらす頚動脈小体のはたらき】　頚動脈洞の近くで動脈壁に半分埋もれているような，米粒の4分の1ぐらいの大きさの，多数の神経線維と毛細血管のからみあいからなる小塊が頚動脈小体です（図❶）．

そこの毛細血管を流れるものは総頚動脈血であり，これが被検サンプルとなってpHと酸素ガス量の微小変動が化学受容性ニューロン（舌咽神経の下神経節に細胞体を置き，同神経内を通路として利用する神経線維をもつ）の末端部位で鋭敏にとらえられるようになっています（触覚・圧覚参照）．

暗い気分でものごとを考えこんでいるときは呼吸が浅く回数も少なくなりがちですが，そのため動脈血中の酸素量は不足気味となり，炭酸の蓄積とともに血液のpHが酸性に傾くようになります．このようなとき頚動脈小体から舌咽神経を介して脳に伝えられた神経信号は延髄の呼吸中枢を刺激し，無意識のうちにため息という形式での深呼吸が出ます．小体内のドパミン含有細胞は化

❷視床下部の化学受容域

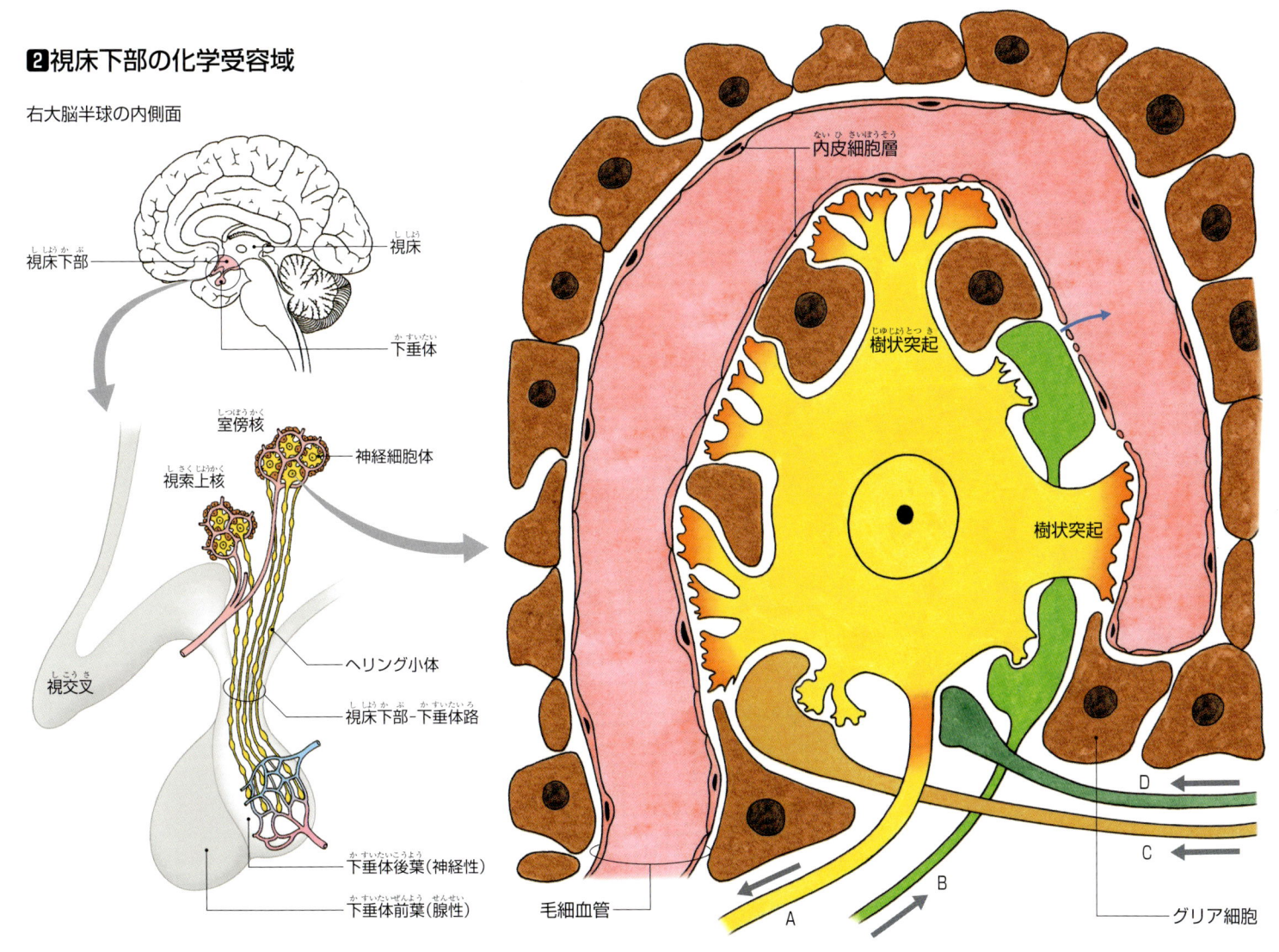

右大脳半球の内側面

視床下部にも，内分泌器官としての機能と血液成分監視能力をあわせもつような神経細胞の小集団がたくさん存在している．図ではそのひとつに該当する室傍核をとりあげ，それを構成する神経細胞体（黄色）1個だけと，その周囲を示した．

毛細血管の内皮細胞層に直接向きあう位置を占める樹状突起先端部分（橙色）が，血液中の水分，グルコース，老廃物質，性ホルモンなどの量変化をとらえると，じわじわとした神経細胞体膜の電位小変化が生じる．その小変化の積みかさなりがA突起基部（橙色帯）での神経活動電位発生につながり，神経信号がA突起の末端に接続するようなべつのニューロンへと伝えられる．B・C・D突起は遠くから到来したニューロン突起の末端部分であり，黄色ニューロンの血液成分変化に対する感受性の調節にあずかる．また，内皮細胞層の切れ目，小孔など（青矢印）を通じて血液中にドパミンを放出するものがB突起であり，これは頸動脈小体におけるドパミン含有細胞とおなじ役割を果たす．

学受容性ニューロンの感度を調節する役割を担っています．

【渇き，食欲，疲労感，性的欲望感をもたらす視床下部ニューロン】 これも化学受容性（脳循環血流の水分またはグルコース量の変動をキャッチする）であり，特定の小グループを形成しています．脳の毛細血管ではその周囲がグリア細胞（図❷，茶色）で完全に埋められていることが多いのですが，化学受容性ニューロンの存在する場所ではそれが不完全であり，ニューロンの樹状突起先端が毛細血管壁に直接触れる状況が生じています．

血液の水分量低下は渇きの感覚をもたらし，グルコース量については，減少が食欲亢進，増加が食思消失を，それぞれもたらします．

わたしたちのからだには，体重の60〜75％に相当する量の水分が含まれていますが，周囲は空気なのでたえず蒸発がおこり，さらに腎臓からは有害な代謝産物を溶かすための水分が失われる，便にも多少の水分は必要，というわけで毎日2.4ℓの水分は補充しなければなりません（表❸）．酸化による水分とは，体内の物質代謝でCO_2とともに最終産物となるH_2Oのことです．赤ちゃんにふくよかでかわいらしい外観を与えるものが豊富な皮下脂肪であり，これの体内分解で生じるH_2Oはからだ表面の乾燥度合いのまだ低い彼らにとっての強い味方です．ラクダのこぶの中身もおもに脂肪です．

べつの小グループを形成している視床下部ニューロンが血液中の老廃物増量をとらえれば疲労感，性ホルモン増量をとらえれば性的欲望感が生じることになります．

さくいん

さくいんは，本文と図および図説明文のなかに出てくる語を五十音順に並べた．

〔例〕
聴覚——7図3, 9図4, **34～47**, 64……とあるのは，聴覚という語が7ページの図3と9ページの図4のなかおよび64ページの本文のなかにあることを示す．太数字の**34～47**は，聴覚が本文および図で集中的に解説されているページであることを示す．

あ

青・黄チャンネル——31図4-2
青錐体細胞——17, 30
赤錐体細胞——17, 30, 31図4-1
赤・緑チャンネル——31図4-2
味——56～61
味の四面体——58, 59図2
味物質——59図3
味わい——58, 59図1-2, 64
アセチルコリン——34図1, 46図1, 84図1, 85
圧覚——7図3, 9図4, 56図1-4, 59図1-1, 63, 80図1
圧点——93図4-1
あぶみ骨——40, 41図1・図3・図5, 45図3
あぶみ骨底——35図4, 41図3
アマクリン細胞——31, 31図4-1, 32, 72, 73図4
甘味——56図1-1, 57, 58, 58図1-1, 59図2, 60図1・図4, 61図5-1
甘味物質——59図3
アルファ運動終板——90図1
アルファ運動ニューロン——91図3
アロマテラピー——69図5
暗順応——27

い

イオンチャンネル——8図1・図3, 9, 61図5, 71図1-5
イオンポンプ——9
痛み——6, 78～87
痛み物質——85
Ⅰ型求心性神経終末——50図1, 53図3
Ⅰ型有毛細胞——50, 50図1, 52図2, 53図3
1次嗅覚領——64, 72, 72図1, 74
1次視覚領——33図6-1・3
1次中枢——11図2
1次聴覚領——46図1, 47, 47図2
一般感覚——6, 7図3
色収差——24図1, 26
咽頭——57, 57図4, 62図1
咽頭腔——39図4-2

う

うま味——56図1-1, 57, 58, 59図1-1
うま味物質——59図3

運動感覚——7図3
運動器——90, 90図1
運動終末——90
運動神経線維——78図1
運動ニューロン——90図1, 91図3

え

ＡＭＰ——8図1-2
ＡＴＰ——8図1-2
ＡＤＰ——8図1-2
エブナー腺——57図2・図3
エリスロプシン——16図1-3
遠近調節——28, 28図1
エンケファリン——82, 82図2, 83図3・図4・図5
エンケファリン含有性ニューロン——83図5
遠視——29図4
炎症——84図1, 85, 86
遠心性神経終末——50図1, 53図3
遠心性線維——34図1, 45, 46図1, 72, 73図4
延髄——46図1, 62図1, 63, 63図3-4, 72図1, 74図1, 83図4
延髄縫線核——82図2
延髄網様核——82図2
延髄網様体——83図5
Cl⁻——8図2
Cl⁻チャンネル——9
遠点——29図4
円板膜——16図1-1

お

黄斑——17, 17図2, 27, 27図2, 30, 31図4-1, 32図5, 33, 33図6-3
横紋——91図3
凹レンズ——25, 29, 29図3-2・図4
大型神経節細胞——31図4-1, 33
遅れK⁺チャンネル——8図3
音——7図3, 34～47
音の3要素——36
音の高さ——36, 36図1-3
音の強さ——36図1-3, 37, 37図3
音の速さ——36
オリーブ核——83図5
音圧——36, 36図1-3, 37図3
音響スペクトル——38, 38図2-3
音色——38, 38図1・図2
温点——93図4
温度——92図1, 93
温度感覚——7図3
温度受容器——93図4-3
音波——7図3, 36, 36図1-1, 41図5, 43, 44図1, 45, 45図3

か

外顆粒層——16図1, 17図3

外境界細胞——44図1
外境界層——16図1, 17図3
開口角——24図2, 25
介在ニューロン——81, 81図4, 82図2
外耳——35, 40, 40図1, 41図5
外支持細胞——44図1
外耳道——37図3, 40, 40図1, 41図4, 81
外傷——85, 86, 86図2
回折——20, 20図1, 28図1
外節——9図4, 16図1, 31図4-1
外側膝状体——31, 32図5・図6, 33
外側縦条——65, 65図2
外側前庭脊髄路——55図4
外側半規管——41図1, 42図2, 49, 49図4, 52, 52図1-1
外側半規管膨大部稜——49図3, 53図3, 54
外側毛帯——46図1, 47, 83図3
外側毛帯核——46図1, 47
外柱細胞——44図1
外直筋——54図1・図2
外転神経——46図1, 54図1, 72図1, 74図1
外転神経核——54, 55図4
外トンネル——44図1
海馬——64図1, 65
外胚葉——12, 12図1・図2
灰白質——55図4, 83図5
海馬采——65, 65図2
海馬足——64図1, 65, 65図2
海馬傍回——10図1-2, 11図2, 64, 65図2
外板——51図3
外部感覚——6, 7図3
蓋膜——43, 44図1・図2, 45, 45図3-1
外網状層——16図1, 17図3
外有毛細胞——34図1, 35, 44図1, 45, 45図3-2
外リンパ——34図1, 40, 43, 43図3, 44図1, 45, 48図1, 49図3, 51図3
外リンパ腔——13図4, 43, 43図3, 51図3, 53図3
化学感覚——58, 69
化学受容——94
化学受容性ニューロン——94, 94図1, 95
化学的刺激——6, 56図1, 57, 58, 58図1-1, 84図1, 85
下丘——32図6-1, 46図1, 47
蝸牛——13図4, 35図4, 41図1, 42, 42図1, 43, 43図3, 45図3, 49図4
蝸牛管——35図4, 43, 43図3, 44図1, 45図3-1
蝸牛孔——35図4, 43, 43図3, 45図3-1
蝸牛枝——45
蝸牛軸——43図3, 45図3, 47
蝸牛小管——35図4
蝸牛神経——34図1, 41図1・図5, 43図3, 48図1
蝸牛神経背側核——46図1, 47
蝸牛神経腹側核——46図1, 47
蝸牛窓——35図4, 41図1・図5, 42図1・図2, 43, 43図3, 45図3-1

蝸牛頂——44図1, 45図3-1
楽音——38, 38図1-2
拡散反射——21図2-4
角膜——16図1-1, 17図2, 22, 23図3, 24, 24図1, 26, 27図2・図2-2, 28, 28図1
角膜支質——13図3
影——20, 20図1-1
力氏温度——92図1
可視光——7図3, 18, 18図2
下斜筋——27図2, 54図1・図2
可視領域——18図2, 23
下神経節——62図1, 89図2, 94
下垂体——32図6-1, 72図2, 95図2
下垂体後葉——95図2
下垂体前葉——95図2
下唾液核——63
可聴範囲——37, 37図3・図4
可聴領域——7図3
下直筋——27図2, 54図1・図2
滑車神経——54図1, 72図1, 74図1
滑車神経核——54, 55図4
活性化Gタンパク——66図2
活動電位——8図3, 9, 9図4, 56図1-3, 58, 66図1, 67, 78図1, 88図1, 95図2
過分極——8図3, 9, 16図1-3, 34図1, 35, 44図2, 48図2, 52
加法混色——30図3
カメラ——26, 26図1
辛味——58, 59図1-1
辛味物質——59図3
K$^+$——8図2, 34図2, 44図2, 48図2-1, 70図1-3, 84図1, 85, 86
K$^+$チャンネル——8図3-2, 44図2
K$^+$リークチャンネル——8図3-2, 9
顆粒細胞——72
Ca^{2+}——8図2
Ca^{2+}チャンネル——9, 9図4, 48図2-2, 56図1-2
渇き——95
眼窩——27図2-1
感覚器——12
感覚刺激受容部——9図4
感覚受容細胞——6, 6図2, 9, 12
感覚神経線維——78, 78図1, 80図1
感覚増強物質——84図1
感覚ニューロン——6図2, 9, 90図1, 91図3
感覚野——7図3
眼球血管膜——13図3
眼球線維膜——13図3
眼鏡——29, 29図4
眼筋——54図1・図2
眼瞼——26, 27図2
関節——90
関節炎——87, 87図7
関節包——90図1, 91
杆体細胞——9図4, 16図1, 17, 27, 27図2, 30, 31図4-1, 32
杆体・錐体層——17図3
間脳——63, 64, 65図2-3, 74, 74図1, 89図2, 93

眼包——13図3
眼房——27図2
眼房水——24図1, 27図2, 28
ガンマ運動終板——90図1
ガンマ運動ニューロン——91図3
顔面神経——57, 62図1, 63, 72図1, 80図2-1, 81
関連痛——79, 79図4, 86

き
記憶——59図1-1, 64図1, 65
機械的刺激——85
偽単極ニューロン——78図1, 88図1
基底細胞——56図1, 73図4
基底板——41図5, 43図3, 44図1・図2, 45, 45図3
きぬた骨——40, 41図1・図3・図5
基本味——58
基本音——38
基本臭——68図1・図2, 70, 70図1-2
ギムネマ酸——61, 61図5-1
嗅覚——7図3, 9図4, 12, 57, 58, 58図1-1, 62図1, 64, 64図1, **66〜75**
嗅球——62図1, 65図2-4, 67図4-1, 72, 72図1・図2, 73図4, 74図1
球形嚢——35図4, 42図1, 45図3, 49図3, 51図3
球形嚢斑——35, 48図1, 49, 49図3・図4, 50, 50図1-2, 51図3
嗅結節——72図1
嗅細胞——9図4, 66図1・図2, 67, 69, 71, 71図3, 72, 73図4, 75
嗅索——62図1, 65図2-4, 72, 72図1・図2
嗅三角——65, 65図2
嗅糸——66図1, 72
吸収——22, 22図2, 24図1
吸収スペクトル——23
吸収線——23
吸収帯——22図2, 23
球状小体——90図1
嗅神経——25図3-5, 57, 66図1, 67, 67図4, 72図1, 74図1
求心性線維——34図1, 45
嗅腺——73図4
嗅粘膜——6
嗅脳——11図2, 72図1
嗅部——66図1, 67, 68図1, 73図4
球面収差——26
橋——46図1, 47, 62図1, 63, 63図3-3, 72図1, 74図1, 75, 83図4, 89図2
橋横線維——83図3
境界細胞——45
胸神経——80図1
狭心症——79, 86, 87, 87図6
矯正レンズ——29
橋縫線核——83図3
強膜——13図3, 17図3, 22, 22図3, 23図3, 24図1
鏡面反射——20, 21図2-3
橋網様体——83図3
虚血——84図1, 85, 86
鋸状縁——24図1, 32

巨大横紋筋細胞——90
巨大細胞網様核——83図5
筋——90, 90図1
近視——29図4
近点——29図4
筋疲労感——7図3
筋フィラメント——91図3
筋紡錘——9図4, 12, 90, 90図1, 91図3
筋紡錘被膜——91図3

く
口あたり——57
屈折——19図4-2, 20, 21図2・図3
屈折光——21図2-1
屈折の法則——20, 21図2-1
屈折率——20, 21図2-1・図3, 22図3, 23図3
屈折力——24, 28, 28図1, 29図4
クプラ——52, 53図3
クモ膜——73図4, 80図1
クラウゼ終棍——93図4-1
クラウゼ小体——93, 93図4-1
クラウディウス細胞——44図1
グリア細胞——95, 95図2
グルタミン酸——34図1, 48図2, 78図1, 88図1
くろめ——22図3
クロロプシン——16図1-3

け
形質膜——9, 48図2-1, 66図2, 67, 69
頸神経——80図1
頸動脈管——42図1
頸動脈小体——94, 94図1, 95図2
頸動脈洞——88図1, 89, 94, 94図1
血圧感受性線維——89
血液成分感覚——**94〜95**
血管枝——88図1
血管条——43, 43図3
血管壁——12
楔状束——89図2
楔状束核——89図2
結膜——24図1
腱——90, 90図1・図2, 91
減圧反射——89
減圧反射センター——89図2
限界値——71, 71図2
限界膜——67, 79
原始的神経細胞——25図3-1・2
原臭——70
減法混色——30図3

こ
鈎——10図1-2, 11図2, 65, 65図2, 72図1
口咽頭膜——12図1
後外側腹側核——55図4, 89図2
口蓋帆挙筋——41図1
口蓋帆張筋——41図1
口蓋扁桃——60図1
後角——78図1, 80図1, 81, 82, 82図1・図2, 83図5,

89図2
岬角──42図2, 43図3
光学異性体──69
交感神経幹神経節──78図1
交感神経線維──78, 78図1
後眼房──13図3・図4, 23図3
口腔──39図4-2
口腔粘膜──6, 12
膠原線維──22, 22図3, 23図3, 90, 90図1・図2, 91
後交連──62図1, 63
後根──78図1, 80図1
後根神経節──78図1, 89図2
虹彩──13図3, 17図2, 20, 22, 23図3, 24図1, 26, 27図2, 28図2
後索──78図1, 89図2
交叉順応──61, 75
交叉増強──61
光子──18図1, 19, 19図5, 27, 30, 31図4-1
後枝(脊髄神経の)──78図1, 86図3
光線──18図1
交通枝──78図1
喉頭──57図4, 62図1
喉頭蓋──57図4
後頭前切痕──33図6-2
後頭葉──10図1, 33図6-2
後内側腹側核──62図1, 63, 63図3-1, 89図2
後脳──25図3-5, 74, 74図1
光波──18図1, 19
後半規管──41図1, 42図2, 49, 49図4, 52, 52図1-2
後半規管膨大部稜──49図3
興奮性シナプス──81図4, 82図2
光芒──20図1-2
硬膜──73図4, 80図1
硬膜枝──78図1
肛門膜──12図1
小型神経節細胞──31, 31図4-1, 32図5, 33
鼓室──41図1
鼓室階──35図4, 43, 43図3, 44図1, 45, 45図3-1
固視微動──32図5
孤束──83図5
孤束核──62図1, 63, 83図5, 89図2
骨半規管膨大部──49図3
骨迷路──41図1, 42図1, 43, 49図3, 51図3
骨らせん板──44図1・図2
鼓膜──35図3, 40, 40図1, 41図1・図2・図5, 42図2
固有感覚──7図3, 9図4, **90~91**
固有感覚野──7図3
ゴルジ腱器官──12, 90, 90図1・図2, 91
ゴルジ・マッツォーニ小体──90図1
コルチ器──6, 34図1, 35, 35図4, 43, 43図3, 44, 44図1, 45, 45図3-1, 46図1, 47
コンタクトレンズ──29, 29図4

さ

cAMP──8図1-2, 9図4, 56図1-2, 66図2
cAMP合成酵素──66図2
cGMP──8図1-2, 9図4
cGMP分解酵素──16図1-3

最大調節時──28, 28図1
再分極──8図3
細胞外液──9
細胞膜──8図1, 9
杯細胞──73図4
雑音──38, 38図1-2
三叉神経──57, 62図1, 63, 66図1, 67, 67図4, 69, 72図1, 73図4, 74図1, 75, 80図2-1, 81
三叉神経視床路──80図1, 81, 83図3, 89図2
三叉神経主知覚核──62図1, 63, 80図1, 89図2
三叉神経脊髄路──83図5
三叉神経脊髄路核──62図1, 80図1, 81, 82, 83図5, 89図2
三叉神経節──62図1, 80図1, 81, 89図2
三叉神経節中脳路核──83図3
三叉神経毛帯──62図1, 63図3
散瞳──27図2-2
三半規管──6, 13図4, 35図4, 41図1, 42図1, 43図3, 48図1, 49, 49図4, 52
三半規管膨大部稜──49
酸味──56図1-1, 57, 58, 58図1-1, 59図2, 60図1・図4, 61図5-2
酸味物質──59図3
散乱──22, 22図1, 24図1

し

シアノプシン──16図1-3
GMP──8図1-2
Gタンパク──8図1-2, 16図1-3, 56図1-2, 66図2
GTP──8図1-2
GDP──8図1-2
GTP結合タンパク──8図1-2
塩味──56図1-1, 57, 58, 58図1-1, 59図2, 60図1・図4
塩味物質──59図3
視蓋──74図1
耳介──40, 40図1, 81
耳介軟骨──40, 40図1
視覚──7図3, 9図4, **16~33**, 58図1-1, 64, 64図1
視角──28図2
視覚性反射中枢──74図1
視覚領──31, 32図5・図6, 33, 33図6-1・3
耳管──41図1・図5
耳管咽頭口──41図1, 67図4
歯間細胞──44図1, 45
耳管軟骨──41図1
しきい値──6, 37図3, 60, 60図4, 70図2, 71, 84図2
色覚──18, 18図2
色材の三原色──30, 30図3
色素上皮層(網膜の)──12, 13図3, 16図1, 17図3, 24, 25図3-4, 31図4-1
識別性触覚──89図2
軸索──9, 47, 66図1, 67
軸索丘──66図1・図2
軸索突起──63, 72, 73図4, 82図3, 83図4, 83図5
刺激──6~9, 84図1
視交叉──32図5・図6-1, 33図6-2, 65図2, 72図2
篩骨──73図4

視細胞──16図1
視細胞層──12, 24
視索──33図6-1
支持細胞──45, 48図1, 56図1, 73図4
脂質二重層──8図1, 71図1-6
脂質膜吸着説──71図1-6
視床──33図6-2, 55図4, 62図1, 63, 63図3-1, 64図1, 65, 65図2, 75, 89図2, 95図2
歯状回──10図1-2, 11図2, 65, 65図2
視床核──54, 80図1, 81, 89図2
視床下部──62図1, 63, 65, 65図2, 72, 75, 80図1, 81, 89図2, 93, 95図2
視床下部ニューロン──95
耳小骨──35図3, 40, 41図1・図3
視床痛──79
糸状乳頭──57図2・図3, 60図1
視神経──13図3, 17, 17図2, 24図1, 25図3-5, 27図2, 31図4-1, 72図1, 74図1
視神経硬膜──13図3
視神経細胞層──16図1, 17図3
視神経線維層──16図1, 17図3
視神経乳頭──24図1, 28図1, 33図6-4
耳石──48図1, 50, 50図2
耳石器──48図1, 49, 50, 50図1
耳石膜──50, 51図3
指節細胞──45
舌──39図4-2, 57図2・図4, 60図1, 62図1
膝神経節──62図1, 80図1, 81
室傍核──95図2
シナプス──9
シナプス後膜──9図4
シナプス糸球──72, 73図4
シナプス小胞──48図2-2
シナプス前膜──9図4
シナプス伝達──57, 72, 73図4
篩板──72, 72図3
渋味──58, 59図1-1, 62図1, 63
渋味物質──59図3
耳包──13図4
視放線──32図5, 33図6-1・3
絞り調節──27図2-2
視野調節──54図3
尺骨神経──79図3, 80図3
自由終末──9図4, 93, 93図4-1
集束レンズ──28, 29図3
終板──65図2-3
終板傍回──65, 65図2
周辺抑制──81
終末小体──9図4
重力感覚──7図3
縮瞳──27図2-2
樹状突起──47, 63, 66図1, 72, 73図4, 95図2
受容体──8図1-2
受容タンパク説──71図1-5
受容タンパク粒子──16図1-3, 56図1-1, 66図2
シュレンム管──23図3
純音──36図1-1, 38, 38図1-2
順応──6, 60, 75, 75図4

昇圧反射——89
昇圧反射センター——89図2
上オリーブ核——45, 46図1, 47
上眼瞼挙筋——27図2
上丘——74図1
上耳介筋——40, 40図1
硝子体——13図3・図4, 16図1, 17図2・図3, 23図3, 24, 24図1, 27, 27図2, 28図1
上斜筋——54図1・図2
茸状乳頭——57図2・図3, 60図1
上神経節——80図1, 81, 89図2
小帯回——10図1-2, 11図2, 65, 65図2
上唾液核——63
小柱——40
上直筋——27図2, 54図1・図2
焦点——29図3
焦点距離——28, 29図3
小脳——54, 55図4, 74図1
上半規管——49図4
小帽——52
食欲——95
触覚——7図3, 9図4, 37図3, 56図1-4, 59図1-1, 63, 64図1, 67, 74図1, 80図1, 82, 88
触覚・圧覚——88〜89
触覚加重法——82
鋤鼻器——67図4-2
視力——28, 28図2
視力矯正——29図4
しろめ——22図3
侵害刺激——84図1
蜃気楼——21図3-1
神経インパルス——6
神経芽細胞——67
神経管——12, 12図2
神経根——80図1, 86
神経細胞——6, 12, 66図1, 67, 81, 83図4
神経節細胞——16図1, 17, 24, 30, 31図4-1, 32図5
神経堤——12, 12図2, 13図4
靱帯——90
伸展受容器官——90
振動感覚——7図3
振動数——18, 36
振動数スペクトル——38図2
振動数範囲——39図3
真皮——12, 88図1, 93図4-1
深部感覚——6
振幅——18, 36, 36図1-3
深部痛覚——7図3
森林浴——69図4

す

錘外筋細胞——90, 90図1, 91図3
髄鞘——78図1, 88図1
水晶体——13図3, 16図1-2, 17図2, 23図3, 24, 24図1, 25図3-4, 26, 27図2・図2-2, 28, 28図1
水晶体牽引筋——25図3-4
水晶体包——13図3
錐体細胞——9図4, 16図1, 17, 27, 27図2, 30, 31図4-1, 32
錘内筋細胞——90, 91図3
水平細胞——31, 31図4-1, 32
頭痛——86, 86図1
スティーブンスの法則——6, 7図4
スネルの法則——21図2-1
スペクトル——18, 18図2・図3, 19図4-2, 20, 30図3

せ

静止時Gタンパク——66図2
静止時膜電位——8図2, 9
声帯——39図4-2
性的欲望感——95
青斑核——63図3-3, 82, 82図3, 83図3・図4
正反射——21図2-3
成分音——38
成分波——38, 38図2-2
正レンズ——29図3
脊髄——54, 80図1, 81
脊髄膠様質——82図2
脊髄視床路——80図1, 83図5, 89図2
脊髄神経——80図1, 81, 88図2
脊髄神経根——86図3
脊髄神経節——78図1, 80図1, 86, 86図3
セ氏温度——92図1
舌咽神経——57, 62図1, 63, 72図1, 80図2-1, 81, 88図1, 89, 94, 94図1
舌下神経——72図1
舌筋——57図3
絶対温度——92図1, 93
舌乳頭——57図3
舌扁桃——57図3, 60図1
ゼラチン質板——45
ゼラチン小帽——48図1
ゼラチン膜——48図1
セロトニン——56図1-2, 79, 82図2, 83図5, 84図1, 85, 86, 86図2
前角——78図1, 89図2, 91図3
前眼房——13図3・図4, 23図3
前交連——62図1, 63
仙骨神経——80図1
前根——78図1
前索——78図1, 89図2
前枝（脊髄神経の）——78図1, 86図3
前耳介筋——40, 40図1
前庭——6, 35, 35図4, 41図1, 42図1・図2, 43図3, 45図3-1, 48図1, 49, 51図3
前庭階——35図4, 43, 43図3, 44図1, 45, 45図3-1
前庭感覚——7図3
前庭小脳——55図4
前庭神経——13図4, 34図1, 41図1, 48図1
前庭神経核——54, 55図4, 83図5
前庭神経節——48図1, 55図4
前庭窓——35図4, 40, 41図1・図5, 42図2, 43, 43図3, 45, 45図3-1・3
前庭膜——43, 43図3, 44図1, 45, 45図3-1
前頭洞——67図4

前頭葉——10図1
前脳——25図3-5, 74, 74図1
前半規管——41, 42図2, 49, 49図4, 52, 52図1-2
前半規管膨大部稜——49図3
全反射——19図4-2, 20, 21図3-2
線毛——9図4, 16図1, 25図3-1, 66図1・図2, 67
線毛細胞——73図4

そ

騒音——38
臓器感覚——7図3
双極細胞——16図1, 17, 24, 30, 31図4-1
双極性神経細胞——47
相対屈折率——20, 29図4
僧帽細胞——72, 73図4
側索——78図1
側線管——35図5
側線器——35, 74図1
側頭骨——35, 35図4, 40図1, 42図1, 43, 49図4
側頭葉——10図1
側脳室——62図1, 63図3-1, 64図1
側脳室脈絡叢——33図6-1, 64図1
側方抑制——81, 81図4
粗触覚——89図2
疎密波——36, 43, 45, 45図3

た

第1脳神経——67, 67図4, 72
体温——92図2
体温調節——93
第9脳神経——74図1, 81, 89
台形体——46図1, 47, 89図2
台形体背側核——45, 46図1
第5脳神経——67, 67図4
第3脳室——62図1, 63図3-1
第3脳神経——74図1
第10脳神経——81, 89
帯状回——10図1-2, 11図2, 64, 65図2
帯状疱疹——87図4
体性知覚——81図2-2
ダイテルス細胞——44図1
大動脈小体——94図1
第7脳神経——74図1, 81
第2鼓膜——35図4, 41図1・図5, 43, 45図3-1
大脳皮質の機能地図——10図1
大脳辺縁系——64, 64図1, 65図2, 72, 75, 80図1, 81
体壁枝——78図1
大網——88, 88図1
第4脳室——46図1, 62図1, 63図3-3, 83図3・図5
第4脳神経——74図1
唾液——58, 60, 61
多極性神経細胞——47
脱分極——8図3, 9, 34図1・図2, 35, 44図2, 48図2, 52, 56図1, 67, 78図1, 79, 88図1
縦波——36
単色光——18
タンパク粒子——8図1, 9

ち

蓄熱──93
チャンネル──9, 34図2
柱細胞──45
中耳──35, 40, 40図1, 41図5
中耳腔──13図4, 42図1
中心窩──17, 17図2, 27, 28図1, 31図4-1, 32図5
中心管──62図1, 63図3
中心溝──10図1, 11図2, 62図1, 65図2-2
中心後回──10図1-1, 11図2, 80図1, 81, 81図2-2, 89図2
中心視野──32
中心前回──10図1-1, 11図2, 81図2
中心被蓋路──62図1, 63図3-2・3
中トンネル──44図1
中脳──25図3-5, 46図1, 47, 62図1, 63図3-2, 65, 74, 74図1, 82, 83図4, 89図2
中脳水道──32図6-1, 46図1, 62図1, 63図3-2
中胚葉──12図1
聴覚──7図3, 9図4, 34~47, 64, 64図1
聴覚領──46図1, 47, 47図2
鳥距溝──10図1-2, 11図2, 32図6-1, 33図6-2・3
蝶形骨洞──67図4
聴歯──44図1
聴放線──46図1
直進──20, 20図1
チン小帯──23図3, 24

つ

対珠筋──40, 40図1
痛覚──9図4, 37図3, 63, 67, **78~87**
痛点──85図3, 93図4-1
痛風──87図5
つち骨──40, 41図1・図3・図5

て

電気的刺激──85
電磁波──7図3, 18, 18図1・図2
電波──18

と

島──10図1-3, 11図2, 47図2-1
動眼神経──54図1, 72図1, 74図1
動眼神経核──54, 55図4
瞳孔──23図3, 26, 27図2, 28図2
瞳孔括約筋──23図3, 27図2-2
瞳孔散大筋──23図3, 27図2-2
瞳孔反射──26
等質核──26
頭頂葉──10図2
等聴力曲線──37図3
動毛──9図4, 48図1, 52, 52図2
特殊感覚──6, 7図3
特殊感覚野──7図3
凸レンズ──25, 29, 29図3-1・図4
ドパミン──94図1
ドパミン含有細胞──94, 94図1, 95図2

トランスデュシン──16図1-3

な

内因性発痛物質──84図1
内顆粒層──16図1, 17図3
内境界細胞──44図1
内境界層──16図1, 17図3
内耳──6, 34図1, 35, 35図3・図4, 40, 40図1・図5, 42, 43, 44, 49, 49図3, 54
内支持細胞──44図1
内耳神経──13図4, 34図1, 35, 41図1, 43図3, 45, 46図1, 47, 51図3, 72図1, 74図1
内耳神経の蝸牛枝──48図1
内耳神経の球形嚢斑枝──51図3
内耳神経の前庭枝──48図1, 50
内耳神経の卵形嚢斑枝──51図3
内指節細胞──44図1
内耳道──42図1
内節──16図1, 31図4-1
内臓枝──78図1, 79図4, 80図1, 88図1
内臓痛覚──7図3
内側膝状体──33図6-1, 46図1, 47, 47図2-1
内側縦条──65, 65図2
内側縦束──55図4, 83図5
内側前庭脊髄路──55図4
内側毛帯──83図3, 89図2
内柱細胞──44図1
内直筋──54図1・図2
内トンネル──44図1
内胚葉──12図1
内部感覚──6, 7図3
内部感覚野──7図3
内網状層──16図1, 17図3
内有毛細胞──34図1, 35, 44図1, 45, 45図3-2
内リンパ──34図1・図2, 35, 43, 43図3, 44図1, 45, 48図1, 49, 49図3, 51図3, 52, 52図1, 53図3
内リンパ管──35図4, 49図3
内リンパ腔──13図4
内リンパ嚢──13図4, 35図4, 49図3
Na⁺──8図2, 70図1-3, 79
Na⁺-K⁺ポンプ──8図1-2・図3-2, 9
Na⁺チャンネル──8図3, 9, 9図4, 16図1-3, 56図1-3・4, 66図2, 79, 88図1
軟口蓋──57図4, 62図1

に

におい──66~75
においのプリズム──68図2
におい物質──66図1, 68図1, 69, 69図3, 70, 72
Ⅱ型求心性神経終末──50図1, 53図3
Ⅱ型有毛細胞──50, 50図1, 52図2, 53図3
苦味──56図1-1, 57, 58, 59図1-1・図2, 60図1・図4
苦味物質──59図3
虹──19図4, 20
2次中枢──11図2
2次聴覚領──47, 47図2
2点識別──81

入射光──21図2-1, 24図1
乳頭溝──57図3
乳頭体──65, 65図2, 72図2
乳突洞──41図1
乳突蜂巣──42図1
ニューロン──6, 9, 12, 66図1, 67, 81, 83図4
ニューロン細胞体──78図1, 80図1, 83図4, 88図1

ね

熱──92図1
熱産生率──92図3
熱放散率──92図3

の

脳幹──80図1, 81
脳幹網様体──54, 55図4, 80図1, 81, 82
脳弓──64図1, 65, 65図2
脳底動脈輪──79図2, 86図1
脳内物質──82
脳梁──33図6-2, 62図1, 63, 63図3-1, 64図1, 65図2-2
乗り物酔い──54
ノルアドレナリン──82図2, 83図3・図4, 84図1

は

倍音──38, 38図2
背外側腹側核──80図1
背内側腹側核──80図1
白質──55図4, 83図5
白色光──18, 18図2・図3, 19図5, 30図3
薄束──89図2
薄束核──89図2
波長──18, 20, 22, 22図1-1, 36, 36図1-3, 41図4
発音体──36, 39図3
発散レンズ──28, 29図3
発声──39図4
パッチーニ層板小体──88, 88図1
波動──18, 18図1, 20図1-1, 36
鼻──67図3
馬尾──80図1
馬尾神経──86図3, 87
半規管──52
半規管膨大部──35
半規管膨大部稜──52, 52図1
反射──20, 21図2・図3, 22, 24図1
反射光──21図2
反射の法則──21図2-1

ひ

P物質──78図1, 84図1, 88図1
被蓋──63図3-3
皮下脂肪層──12
光──7図3, 16~23
光受容タンパク粒子──16図1-1, 24
光速度──20
光の三原色──30, 30図1・図3
光の二重性──19
光の波動説──20図1-1

100

光の分散——17, 18, 18図3, 20, 26
鼻腔——39図4-2, 67, 67図4, 68図1, 75図2
ヒスタミン——79, 84図1, 85, 86図2
鼻粘膜——12, 66図1, 67, 72, 73図4
鼻粘膜嗅部——12, 66図1, 67図4, 69
皮膚——12
皮膚痛覚——7図3
表皮——12, 88図1, 93図4-1
疲労感——95
ピント調節——26, 27図2-2
ピンホール機構——24

ふ
ＶＰＭ核——62図1, 89図2
ＶＰＬ核——55図4, 89図2
フィブロネクチン——90, 90図2
フーリエの定理——38
フェロモン——72
フォトン——19, 19図5
複合音——38, 38図2
副神経——72図1
副鼻腔——67図4
房状神経終末——90, 91図3
物理的刺激——6, 56図1, 57, 84図1, 85
ぶどう膜——13図3
不動毛——9図4, 34図1・図2, 44図1・図2, 45図3, 48図1・図2, 52, 52図2
ブラジキニン——79, 84図1, 85, 86図87
負レンズ——29図3
ブロードマンの分類——10図1, 11図2
プロスタグランジン——79, 84図1, 86図87
分解能——20, 24図2, 25, 27図2-1, 28図2, 33

へ
平衡感覚——7図3, 9図4, **48〜55**
平衡斑——50
閉鎖帯——44図1, 45
ベッチャー細胞——44図1
辺縁視野——32
偏光——18図1
片頭痛——79, 79図2
ヘンゼン細胞——44図1
扁桃核——65図2-4
扁平ひだ——16図1-1
扁平袋——16図1-1
片葉小節葉——55図4

ほ
ホイヘンスの原理——20図1-1
傍糸球細胞——72, 73図4
縫線——83図5
膨大部頂——52
膨大部稜——48図1-1, 49
母川回帰——75図3

ま
マイスナー触覚小体——88, 88図1
膜電位——8図3-2, 9, 45

膜半規管——49図3, 52
膜半規管膨大部——49図3
膜迷路——13図4, 35図4, 42図1, 43, 49図3, 51図3
膜迷路上皮——12
マツツォーニ小体——90図1, 91, 93
満腹感——88

み
ミエリン——78図1
味覚——7図3, 9図4, **56〜65**
味覚受容細胞——56図1, 57, 58
味覚領——62図1, 63
味孔——56図1
味細胞——9図4, 12
緑錐体細胞——17, 30, 31図4-1
耳——40
味毛——9図4
脈絡膜——13図3, 17図3, 24図1, 25
味蕾——12, 56図1, 57, 57図2・図3・図4, 60図2
ミラクリン——61, 61図5-2

む
無髄線維——82図2, 83図5
無調節時——27図2-2, 28, 28図1

め
眼——24〜29
明順応——27
迷走神経——25図3-5, 35, 35図5, 57, 62図1, 63, 72図1, 74図1, 80図2-1, 81, 88図1, 89, 94図1
メニスカスレンズ——29図3
めまい——49, 54
メルケル細胞——12, 89, 89図3

も
毛間フィラメント——48図1・図2
毛根——89
盲点——28図1, 33図6-4
毛包神経終末——89図3
網膜——6, 12, 13図3, 16図1, 17, 17図3, 24, 24図1, 27, 27図2, 28図1, 31図4-1
網膜剥離——17
毛様小帯——17図2, 23図3, 24, 27図2-2
毛様体——17図2, 23図3, 24図1
網様体——55図4, 83図3・図5
毛様体筋——23図3, 24, 24図1, 26, 27図2, 28図1
毛様体支質——13図3
毛様体突起——23図3
模型眼——28図1

や
ヤコブソン器——67図4-2

ゆ
有郭乳頭——57図2・図3, 60図1・図2-3
有髄線維——82図2, 83図3・図5
有線領——31, 33図6-1
有毛細胞——9図4, 34図1・図2, 35, 35図5, 43,

44図2, 45, 47, 48図1・図2, 49, 49図3, 50, 50図1, 51図3, 52, 52図1・図2
油滴——16図1-1・2

よ
葉状乳頭——57図2・図3, 60図1
腰神経——80図1
腰痛——86, 86図3
抑制強弱——31図4-3, 32
抑制性シナプス——81図4, 82図2
横波——18図1
4基本味——60図1
4基本味説——58

ら
ライスナー膜——43, 43図3, 44図1, 45, 45図3-1
らせん血管——44図1
らせん軸——43図3
らせん神経節——34図1, 43図3, 44図1, 46図1, 47
らせん鞘帯——44図1
らせん板鈎——45図3-1
らせん輪状神経終末——90, 91図3
卵円窓——40
卵形嚢——35図4, 42図1, 49図3, 51図3, 52, 52図1
卵形嚢斑——35, 48図1, 49, 49図3・図4, 50, 50図1-1, 51図3
乱視——29図4
ランドルト環——28, 28図2
乱反射——20, 21図2-4
ランベルト-ベールの法則——23

り
立体視——33, 33図6-4
梁下野——10図1-2, 11図2, 64, 65図2
臨界角——20, 21図3-2

る
ルフィーニ終末——89, 89図3

れ
冷温覚——9図4, 58図1-1, 63, 64図1, 67, 80図1, **92〜93**
冷点——93図4
レーリー散乱——22図1
レンズ核——65図2-4
レンズ機構——24

ろ
老眼——29
ロドプシン——16図1-3

イラストレーション

安久津和巳
伊勢隆則
今﨑和広
内澤旬子
四方町子
千田和幸
二階堂聰明

本書中のイラストレーションには，
《医科学大事典》《ナースが視る人体》
《からだの地図帳》《新版 病気の地図帳》
《健康の地図帳》（以上，講談社刊）
より転載したものがあります．

図版

千田和幸
(有)銀河

写真・資料提供

川島　眞（p.87 **4**）
川上　登（p.87 **7**）
養老孟司（p.63 **3**-1）
キヤノン株式会社（p.26 **1**）
(株)世界文化フォト
ネイチャー・プロダクション

写真撮影

大畑俊男（講談社写真部契約）

ブック・デザイン，装幀，レイアウト

志賀エディトリアルデザイン

データ・オペレーション

(有)銀河

カバー・イラストレーション

杉浦幸治

著者紹介

山内昭雄(やまうち　あきお)
1935年，仙台市生まれ．東京大学医学部卒．
東京大学助手，千葉大学助教授，岩手医科大学教授，
東京大学教授を経て，1996年，東京大学名誉教授．
2000年～2003年，東京芸術大学教授．2008年5月逝去．
専門は解剖学．

鮎川武二(あゆかわ　たけじ)
1935年，札幌市生まれ．埼玉大学文理学部卒．
東京工業大学大学院博士課程修了，日本歯科大学助
教授，レーゲンスブルグ大学理学部教官を経て，
1973年～2004年，日本歯科大学教授．専門は物理学．

N.D.C.493 102p 30cm

地図帳・ナース
The Atlas of Human Sense

感覚の地図帳

発行日──2001年11月20日　第1刷発行
　　　　2015年9月18日　第4刷発行

定価はカバーに表示してあります．

監　修──山内昭雄・鮎川武二
発行者──鈴木　哲
発行所──株式会社　講談社
　　　　〒112-8001　東京都文京区音羽2-12-21
　　　　電話　編集　03-5395-3560
　　　　　　　販売　03-5395-4415
　　　　　　　業務　03-5395-3615

印刷所──凸版印刷株式会社
製本所──大口製本印刷株式会社

本書のコピー，スキャン，デジタル化等の無断複製は著作
権法上での例外を除き禁じられています．本書を代行業者
等の第三者に依頼してスキャンやデジタル化することはた
とえ個人や家庭内の利用でも著作権法違反です．

R〈日本複製権センター委託出版物〉
複写される場合は，事前に日本複製権センター（03-3401-
2382）の許諾を得てください．

落丁本・乱丁本は購入書店名を明記のうえ，小社業務あて
にお送りください．送料小社負担にてお取り替えいたしま
す．なお，この本についてのお問い合わせは，第一事業局
企画部からだとこころ編集あてにお願いいたします．

©KODANSHA 2001, Printed in Japan

ISBN4-06-206148-1

●好評発売中　生徒・学生の教材として，家庭・職場の常備図書として最適！

新版 からだの地図帳

監修／佐藤達夫（東京有明医療大学学長，東京医科歯科大学名誉教授）

造本・体裁／A4変型，ソフトカバー，総214頁，オールカラー
定価：本体4000円（税別）

[本書の特色]
- 正確さを追求した700点におよぶイラストで，からだの構造を図解．特に，主要な臓器については精緻で迫力のある実物大イラストを掲載．からだの〈つくり〉が実感をもってイメージできる．
- からだの機能をわかりやすく解説．多数の図表・写真で，複雑な〈はたらき〉がスムーズに理解できる．
- 「おもな病気」や「組織学の基礎知識」も掲載した圧倒的な情報量．

新版 病気の地図帳

監修／山口和克（元杏林大学教授）

造本・体裁／A4変型，ソフトカバー，総182頁，オールカラー
定価：本体4000円（税別）

[本書の特色]
- 脳梗塞，花粉症，バセドウ病，心筋梗塞，乳がん，胃・十二指腸潰瘍，大腸がん，肝硬変，前立腺肥大症，子宮がん，骨粗鬆症，動脈硬化症，エイズ，湿疹（アトピー性皮膚炎），脱毛症，糖尿病，脂質異常症，痛風などの生活習慣病や現代病を数多く収録．
- 患部の精緻なカラーイラストを中心に，検査・診断のための内視鏡写真やレントゲン写真，走査電子顕微鏡写真なども多数掲載．

こどもの病気の地図帳

監修／鴨下重彦（元国立国際医療研究センター名誉総長）
柳澤正義（日本子ども家庭総合研究所名誉所長）

造本・体裁／A4変型，ソフトカバー，総182頁，オールカラー
定価：本体4000円（税別）

[本書の特色]
- 発熱，けいれん，発疹など，こどもに多い主要症状の見方・考え方．
- 髄膜炎，頭部外傷，中耳炎，扁桃肥大，アデノイド，気管支喘息，小児下痢症，腸重積症，夜尿症，麻疹，風疹，アトピー性皮膚炎，起立性調節障害，熱中症，脱水症，スポーツ障害など，日常よくみられる代表的な病気の全体像を徹底図解．
- やけど，誤飲・誤嚥，頭のけがなど，こどもに多い事故とその対応．

健康の地図帳

監修／大久保昭行（元東京大学教授）

造本・体裁／A4変型，ソフトカバー，総182頁，オールカラー
定価：本体4200円（税別）

[本書の特色]
- 体温，血圧，脈拍，呼吸など，からだの基本的なはたらきが一目でわかる．
- 微熱がつづく，動悸・息切れがする，全身がだるい・疲れやすい，太りはじめた，物忘れがひどい，などの身近な症状をどのようにとらえればよいかを，病気との関連でわかりやすく解説．
- 病院で受ける検査の種類，目的，内容，基準値（正常値）を詳しく紹介．

くすりの地図帳

監修／伊賀立二（東京大学名誉教授）　小瀧　一（前国際医療福祉大学教授）
澤田康文（東京大学大学院教授）

造本・体裁／A4変型，ソフトカバー，総170頁，オールカラー
定価：本体4000円（税別）

[本書の特色]
- 〈くすり〉〈からだ〉〈病気〉のすべてが一目でわかる．
- からだの構造や機能，病気の状態がわかれば，くすりの体内での動き，働き，効くしくみ，副作用が納得して理解できる．
- 催眠・鎮静薬，抗うつ薬，抗てんかん薬，眼科用薬，耳鼻科用薬，抗狭心症薬，抗不整脈薬，血圧降下薬，喘息治療薬，抗潰瘍薬，脂質異常症用薬，糖尿病用薬，ステロイド剤など主要薬剤を網羅．

細胞と組織の地図帳

著者／和氣健二郎（東京医科歯科大学名誉教授）

造本・体裁／A4変型，ソフトカバー，総158頁，オールカラー
定価：本体4000円（税別）

[本書の特色]
- ミクロの視点からみた人体器官のしくみと働き．
- 71枚の精緻なイラストレーションで，虫めがねのレベルから電子顕微鏡のレベルまで，人体器官の複雑で美しい微細構造が一目でわかる．
- I章 器官を構成する細胞と組織／細胞，上皮，結合組織，軟骨など．II章 器官の構造と機能／血管，扁桃，胸腺，リンパ管など．

人体スペシャル 脳の地図帳

著者／原　一之（東京証券業健康保険組合診療所名誉所長）

造本・体裁／A4変型，ソフトカバー，総134頁，オールカラー
定価：本体4000円（税別）

[本書の特色]
- 脊椎動物の進化にともなって，原型である脊髄から脳が巨大化し，複雑化していく筋道を明快に解説．脳をどのように理解すればよいかが納得してわかる．
- 脊髄，脳幹，小脳，間脳，終脳，脳室，脳脊髄液，髄膜，血管系など，脳の各部の構築と機能の要点を多数のイラスト，図版等で図解．
- 脳幹，間脳，終脳の精緻な内部構造が一目でわかる図譜を多数収録．

人体スペシャル 胸部の地図帳

著者／佐藤達夫（東京有明医療大学学長，東京医科歯科大学名誉教授）

造本・体裁／A4変型，ソフトカバー，総142頁，オールカラー
定価：本体4000円（税別）

[本書の特色]
- 「心臓や肺はどこにあるのか？」から「心臓や肺はなぜ胸部にあるのか？」までが納得してわかる．
- 心臓，肺，食道，横隔膜，乳腺，胸腺，胸壁の筋・骨の成り立ちや構造をビジュアルに提示．
- 医学専門書にも劣らない臓器・血管・神経・リンパの精緻なカラーイラスト・写真・図版を多数掲載．

講談社

定価は変更することがあります．